临床影像诊断必备丛书

CT读片指南

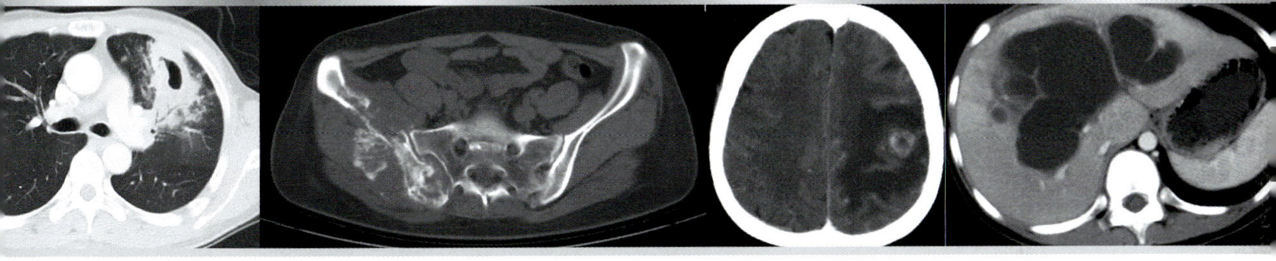

主 编 陈 浪 彭俊红 王 敏

北京大学医学出版社

CT DUPIAN ZHINAN

图书在版编目（CIP）数据

CT读片指南 / 陈浪，彭俊红，王敏主编. —北京：北京大学医学出版社，2017.3（2021.4重印）
（临床影像诊断必备丛书）
ISBN 978-7-5659-1536-9

Ⅰ. ①C… Ⅱ. ①陈… ②彭… ③王… Ⅲ. ①计算机X线扫描体层摄影—诊断学—指南 Ⅳ. ①R814.42-62

中国版本图书馆CIP数据核字(2017)第003813号

CT读片指南

主　　编：陈　浪　彭俊红　王　敏
出版发行：北京大学医学出版社
地　　址：（100191）北京市海淀区学院路38号　北京大学医学部院内
电　　话：发行部 010-82802230；图书邮购 010-82802495
网　　址：http：//www.pumpress.com.cn
E－mail：booksale@bjmu.edu.cn
印　　刷：北京信彩瑞禾印刷厂
经　　销：新华书店
责任编辑：李　娜　**责任校对**：金彤文　**责任印制**：李　啸
开　　本：787 mm × 1092 mm　1/16　**印张**：14.5　**字数**：366千字
版　　次：2017年3月第1版　2021年4月第2次印刷
书　　号：ISBN 978-7-5659-1536-9
定　　价：95.00元

临床影像诊断必备丛书

编 委 会

《CT读片指南》

编 委 会

主　编　陈　浪　彭俊红　王　敏

副主编　王　翔　张　菁　邵明勇

编　委（按姓名汉语拼音排序）

陈　浪　陈发祥　代欢欢　管汉雄

胡　浩　黄　文　蒋栋栋　刘　松

刘思敏　彭俊红　沈亚琪　王　敏

王　翔　王慧明　吴　刚　尹晓云

曾　瑶　张　菁　张　炜　张文娟

周利华

出 版 说 明

医学影像学随着影像设备的发展而突飞猛进，X 线、CT、MRI、超声已成为重要的检查手段，且在临床诊疗工作中日益普及，可为循证医学提供重要、客观的诊断依据。医疗的发展要求放射科医师需要不断学习、不断提高。另外，X 线、CT 检查、超声早已普及到基层医院，但很多基层医生没有机会接受更深入的专业教育，所见病种局限，读片存在困难。目前市场上影像方面的图书或者起点较高（如按专题介绍的诊断及鉴别诊断），或者是针对学生的入门小手册，过于浅显，另有相当多的图书图片质量及印刷质量较差，不能满足实际需要。针对目前现状，我们特邀请华中科技大学同济医学院附属同济医院王仁法教授作为总主编，组织编写“临床影像诊断必备丛书”。经过两年多的艰辛付出，本丛书终于与读者见面。

丛书共 4 个分册，分别是《X 线读片指南》《CT 读片指南》《MRI 读片指南》和《超声诊断指南》，具有下述特点：

1. 以系统分章，以常见病及多发病为主。以《X 线读片指南》为例，各疾病从临床表现、X 线表现、鉴别诊断三方面叙述。

2. 贴近临床实际，注重理论和临床实际的紧密结合。

3. 叙述诊断征象时结合病理改变。

4. 注意医学影像学的统一性与完整性。

5. 以典型的图片资料为主线，用最简明的语言给出读片分析和鉴别思路。

在编写中我们注重老、中、青专家、学者的配合，采用中老年专家与工作在一线的年轻精英组合完成丛书的编写工作。本丛书在编写过程中得到华中科技大学同济医学院附属同济医院、华中科技大学同济医学院附属协和医院、华中科技大学同济医学院附属普爱医院、首都医科大学附属同仁医院、北京积水潭医院等多家医院专家的支持与帮助，在此表示诚挚的谢意。

希望广大读者不吝赐教，多提意见，以便再版时修订完善。

北京大学医学出版社

前　言

近年来，CT 技术发展迅速，已经成为影像医学中非常重要的组成部分。CT 成像速度的加快、扫描时间的缩短、图像质量的提高、操作程序的简化，使得 CT 可以更好地普及基层医院。因此，学习 CT 诊断技术的基层放射科医生越来越多，但很多基层医生没有机会接受更深入的专业教育，所见病种也比较局限，诊断存在困难。针对目前现状，我们编写了这本《CT 读片指南》，总结了各大系统常见病、多发病的临床和 CT 表现，以扩展临床诊断视野。

华中科技大学同济医学院附属同济医院（以下简称同济医院）经过 20 余年的发展，已经拥有了 10 台先进 CT 设备。同济医院作为全国前十的大型综合性医院，病例齐全、病种繁多，这为我们的编写工作提供了良好的条件。全书介绍了 CT 在中枢神经系统、五官、呼吸系统、循环系统、腹部、盆腔、肌肉骨骼等的应用和诊断。各系统的编写涵盖了常见病和多发病的典型表现、不典型表现，少见病的特征表现。本书紧扣 CT 诊断的基本诊断要点，临床实用性强、疾病涵盖面广。

在编写过程中，编者密切联系临床实际工作，尽可能地用简明扼要的语言阐明每种疾病的诊断依据，以培养正确的 CT 诊断思路，并提供了清晰、典型的图片和简单明了的图片说明。本书内容全面、图文并茂、实用性强，基本涵盖了 CT 诊断过程中所涉及的主要知识，适合基层、低年资放射科医生，影像专业的学生及临床各科医师学习、查阅，也可以作为高年资放射科医师和专家作为教学参考，结合自身经验应用于教学中。

本书在编写过程中得到同济医院、武汉市第四医院等多家医院放射科专家的支持与帮助。各位编者均来自于全国不同的教学医院工作在临床一线的技术骨干及专家，在此一并表示诚挚谢意。

由于时间仓促，难免有所疏漏和不完善之处，诚望各位同道批评、指正。

华中科技大学同济医学院附属同济医院

王仁法

目　录

第一章　CT 成像基础

第一节　CT 成像原理及应用

一、CT 机构成

CT 机主要由硬件部分与软件部分构成。硬件部分主要由扫描架、扫描床及控制台三大部分组成。软件部分主要由计算机扫描、后处理及图像工作站软件等构成。

二、CT 成像原理

CT 断层装置是利用 X 线管围绕人体的长轴进行旋转照射，检测吸收通过人体的不同衰减的 X 线并转换成电信号，由计算机重组成图像后显示出横断面图像，亦可重建成矢状、冠状面图像。

三、CT 设备发展及趋势

自第一台 CT 问世后，经历了五代构造性能的发展和改变。

（一）第一代单束平移 + 旋转方式

这类扫描机多属于头部专用机，由一个 X 线管和两个或三个晶体探测器组成。由于 X 线束被准直成像铅笔芯粗细的线束，故又称为笔形扫描束装置。X 线管和检测器围绕受检体做同步平移 - 旋转扫描运动。当平移一个断层后，同步扫描系统转过一个角度（一般为 10°），然后再对同一指定断层进行平移同步扫描，如此进行下去。这种方式的缺点是射线利用率低、扫描速度慢。

（二）第二代窄扇形束平移 + 旋转方式

把第一代单一 X 线束改为扇形线束，探测器数目也增加到 3 ~ 30 个，每次扫描后的旋转角度由 10° 提高至 30° ~ 300°。因一次 X 线投照的窄扇形束同时被多个检测器检测，故一次扫描能获得多个扫描数据，使采样的速度加快。窄扇形束扫描完一个断层的时间可减少为 10 s 左右。这能实现人体除心脏器官外的扫描成像。这种扫描的主要缺点是：由于检测器排列成直线，对 X 线管发出的窄扇形束来说，扇形束的中心射束和边缘射束的测量值不相等，故需校正，否则会有伪影，影响 CT 质量。

（三）第三代旋转-旋转方式

第三代 CT 机有较宽的扇形角（300° ~ 450°），可包括整个被扫描体截面，探测器数目增加到 250 ~ 700 个。X 线管和探测器排成一个可在扫描架内滑动的紧密圆弧形。在扫描过程中，这种排列使扇形束的中心射束和边缘射束到检测器的距离相同，故可减少中心射束和边缘射束的测量差值。由于此种宽束扫描一次能覆盖受检体，扫一次可收集到一个方向上的全部数据，故不需再直线平移，只需 X 线管和检测器做同步旋转运动即可。这种扫描技术性较高，成本和图像质量方面具有较大优势。扫描时间可达到 0.5 s 以内。这种扫描的缺点是：要对每个相邻检测器的接收灵敏度差异进行校正，否则会产生环形伪影。

（四）第四代旋转 – 静止方式

扫描装置由一个 X 线管与 600 ~ 2000 个探测器组成。这些探测器在扫描架内排列成静止的检测环，探测器静止，X 线管发出 50° ~ 90° 宽扇形射束进行旋转扫描。在旋转 - 静止扫描方式中又分为两种，一种是 X 线管旋转轨道设定在探测器环内的普通静止 - 旋转扫描方式，另一种是在探测器环外的转动 - 旋转扫描方式。旋转 - 静止扫描方式中，每一个探测器相继完成多个方向上的投影检测，也就是说在一个探测器上可获得多个方向上的投影数据，故能较好地克服第三代 CT 扫描方式中由于探测器之间的差异所带来的环形伪影，其扫描速度也比前几代有所提高。这种扫描方式的缺点是：对散射线极其敏感。

上述四类一般被称为传统扫描方式，X 线管的供电方式都是由一根电缆连在 X 线管上，扫描时是拖着电缆线对断层扫描，受检体和扫描床静止不动。这种供电方式限制了 X 线管的工作，使 X 线管不能连续工作，无论是平移扫还是旋转扫，每结束一次扫描都要停下来，回到原位，再扫描。此过程中受检体随扫描床移动一小段距离后静止，以便对下一个断层进行扫描。这样不仅延长了工作时间，且会有扫描断层间的间隔。

（五）第五代电子束扫描方式（静止 – 静止扫描方式）

第五代 CT 与前四代 CT 有着本质上的区别。扫描装置由一个特殊的大型 X 线管和静止排列的探测器环组成。扫描方式是在旋转 - 静止扫描模式基础上出现了动态空间扫描（称为动态空间再现机，采用 28 个 X 线管和 28 个检测系统组成扫描机构）和电子束扫描两种方式，这两种扫描方式被称为高速扫描。这两种扫描方式取消了 X 线管和探测器之间的同步运动，取而代之的是利用电子控制的非机械运动式同步扫描。由于扫描没有机械运动，所以大大提高了扫描速度。目前新型的 EBCT 探测器数可达 3456 个，时间分辨率可达 33 ms，mA 值可提高到 1000 mA，空间分辨率为 14 线对 / 厘米（LP/cm）。第五代 CT 在 50 ~ 100 ms 内能完成 216° 的局部扫描，可用于心肺等动态器官的检查。

X-CT 经过不断改进、完善、更新和发展，现已成为临床诊断疾病的重要手段。尤其是多层螺旋 CT 进入临床并有了重大发展之后，使图像质量和成像速度有了很大的提高。CT 应用技术种类的不断拓展，临床 CT 检查技术的不断完善，使医生能更加自如和直观地从图像中去捕捉所需要的诊断信息。其发展方向总体向更低的射线剂量、更快的采集和重建速度、更便捷和多样的重建处理、更好的图像质量、更短的患者等候时间及更人性化的设计方面突破。

四、CT 图像特点

CT 图像是由一定数目由黑到白不同灰度的像素按矩阵排列所构成的。这些像素反映的是相应体素的 X 线吸收系数。不同 CT 装置所得图像的像素大小及数目不同。大小可以是 1.0 mm × 1.0 mm、0.5 mm × 0.5 mm 不等；数目可以是 256 × 256（即 65 536）个，或 512 × 512（即 262 144）个不等。显然，像素越小，数目越多，构成图像越细致，即空间分辨率(spatial resolution)越高。CT 图像的空间分辨率不如 X 线图像高。

CT 图像以不同的灰度来表示，反映器官和组织对 X 线的吸收程度。因此，与 X 线图像所示的黑白影像一样，黑影表示低吸收区，即低密度区，如含气体多的肺部；白影表示高吸收区，即高密度区，如骨骼。但是 CT 与 X 线图像相比，CT 的密度分辨率高，即有高的密度分辨率（density resolution）。因此，人体软组织的密度差别虽小，吸收系数虽多接近于水，也能形成对比而成像。这是 CT 的突出优点。所以，CT 可以更好地显示由软组织构成的器官，如脑、脊髓、纵隔、肺、肝、胆、胰以及盆部器官等，并在良好的解剖图像背景上显示出病变的影像。

CT 图像不仅以不同灰度显示其密度的高低，还可用组织对 X 线的吸收系数说明其密度高低的程度，具有一个量的概念。实际工作中，不用吸收系数，而换算成 CT 值，用 CT 值说明密度。单位为 Hu（Hounsfield unit）。

水的吸收系数为 10，CT 值定为 0 Hu。人体中密度最高的骨皮质吸收系数最高，CT 值定为 +1000 Hu。而空气密度最低，其吸收系数定为 -1000 Hu。人体中密度不同和各种组织的 CT 值则居于 -1000 Hu ~ +1000 Hu 的 2000 个分度。

CT 图像是层面图像，常用的是横断面。为了显示整个器官，需要多个连续的层面图像。通过 CT 设备上图像的重建程序的使用，还可重建冠状面和矢状面的层面图像，可以多角度查看器官和病变的关系。

五、CT 检查方法

CT 检查分平扫（plain CT scan）和造影增强扫描（contrast enhancement，CE）。

（一）平扫

平扫是指不用造影增强或造影的普通扫描。一般都是先做平扫。

（二）增强扫描

增强扫描是用高压注射器经静脉注入水溶性有机碘剂，比如 60% ~ 76% 泛影葡胺 60 ml 后再行扫描的方法。血内碘浓度增高后，器官与病变内碘的浓度可产生差别，形成密度差，可能使病变显影更为清楚。方法主要有团注法和静滴法。

第二节 CT 诊断术语及读片原则

一、CT 诊断术语

1. 平扫。即普通扫描，是不注射对比剂的 CT 扫描方法。

2. 增强扫描。注射对比剂，可显示组织器官及病变的血流状态，有利于病变的诊断及鉴别。

3. 窗宽。表示图像的 CT 值范围，最低可为 -1000，最高为 +4000，观察不同部位或组织可以选择。

4. 窗位。表示图像的 CT 值中心位置，也可以根据不同组织的图像加以选择。

5. CT 值。CT 值代号为 Hu，表示该组织的 X 线衰减系数。组织密度高则 CT 值大，密度低则小。这对病变的定性诊断很重要。

6. 感兴趣区。是在图像上对某部分进行测量、分析的重要区域，其中有三个指标，即平均值、标准偏差及面积。

7. 伪影。即因机器或技术等原因出现了实际上并不存在的各种影像。产生原因有物体运动、骨脑交界处、气体交界处等。读片时必须加以注意，以免误诊。

8. 层厚。即扫描所需层面厚度，可根据不同部位及需要加以利用。一般多采用 10 mm。为了使图像更加精确，可选用 1 mm、2 mm 的薄层扫描。

9. 层间距。即每个层面之间的距离。根据病变不同可设定。一般多采用 10 mm。CT 的层间距可以设置为 0，甚至可以重叠扫描。

10. 多平面图像重建。应用薄层扫描数据，由计算机重建可显示矢状面、冠状面或任何平面的图像。

11. 空间分辨率。是在高对比情况下，CT 图像可鉴别的物体的大小、微细结构，以线对 / 厘米（LP/cm）来表示。

12. 密度分辨率。即对比分辨率，可区分最小密度差的程度，以 mm% 表示。

13. 高分辨率 CT（high resolution CT，HRCT）。机器改进使空间分辨率达到可显示微小病变。

二、CT 读片原则

在观察分析 CT 图像时，应先了解扫描的技术与方法，是平扫还是对比增强扫描。包括窗位和窗宽。分别调节窗位和窗宽，可使某一欲观察组织如骨骼或软组织显示更为清楚。对每帧 CT 图像要进行细致观察，结合一系列多帧图像的观察，可立体地了解器官的大小、形状和器官间的解剖关系。发现病变要分析病变的位置、大小、形状、数目和边缘，还可测定 CT 值以了解其密度的高低。如行对比增强扫描，则应首先明确检查技术，是单期或多期增强扫描，还是动态增强扫描，并分析病变有无密度上的变化，即有无强化。强化程度不同，形式各异，可以是均匀强化或不均匀强化，或只是病变周边强化即环状强化。了解强化的程度及随时间所发生的变化。此外，还要观察邻近器官和组织的受压、移位和浸润、破坏等。

综合分析器官大小、形状的变化，病变的表现以及邻近器官受累情况，就有可能对病变的位置、大小与数目、范围以及病理性质作出判断。还需要与临床资料结合，并同其他影像诊断综合分析，才可作出诊断。

第三节　CT 对比剂及临床应用

一、CT 对比剂药代动力学

在 CT 扫描中，当病变组织和正常组织密度接近时，其对 X 线的吸收差就很小，CT 图像的自然对比度就低，使病变组织不易观察和分析诊断。使用碘对比剂做增强扫描，以增加病变组织与正常组织的密度差别，同时也为了解病变本身的血供等，从而提高了病变的定位诊断率及定性诊断率。

在 CT 检查中，常用的多为水溶性碘对比剂，其分子量低，且无或很少有蛋白质结合的基团或结构。因此静脉注射后，一般极少（<1%）与体内蛋白质结合。大部分未经结合的对比剂从血管腔迅速经毛细血管壁扩散，几乎均匀分布到各组织的细胞外液中（因有血脑屏障而不含脑脊液）。最后通过肾小球渗过从肾排泄（约 90%）；少量对比剂可经肝、胆排出；极少量可经小肠、胃、唾液腺和汗腺排出。若肾功能不佳或大剂量给药，由肝排出的量可增多。对比剂在体内的分布由多到少依次为肾、肝、脾、胃、小肠、心脏、大肠和背部诸肌肉。

根据动、静脉内碘含量的差别可分为三个期相：①快速注射效应期，仅在用快速注射法才出现，血管得到最大限度增强，此期仅持续约 60 s。②非平衡期，在快速注射大剂量对比剂后 1 min 左右出现。以上两期的信息对诊断意义较大，此时扫描可明确显示病变的血供情况。③平衡期，在快速注射后 2 min 出现。此期内用于观察病变的形态和范围。

二、CT 对比剂的分类

根据不同的目的和用途，在 CT 检查中使用的对比剂有以下几种类型：①静脉或动脉用对比剂；②胆系对比剂；③胃肠道口服对比剂；④椎管和脑室造影用对比剂；⑤肝脾特异性对比剂；⑥淋巴系统对比剂。

静脉用对比剂分为水溶性及脂溶性。CT 常用的多为水溶性碘对比剂，可分为离子型和非离子型。

（一）离子型对比剂

本剂是盐，带有电荷，即在水溶液中会电离成大量的阳离子（葡甲胺、钠、钙、镁）和阴离子（三碘本环）。其中碘原子数与溶质质点数之比为 3∶2，即造影剂与盐之比为 1.5，其渗透压高达 1400 ~ 2300 mmol/kg（为血浆渗透压的 5 ~ 8 倍），又称比值 1.5 造影剂或高渗透造影剂。常用者有复方泛影葡胺、泛影葡胺、泛影钠、碘肽葡胺。

由于高渗透性可使血浆渗透压和血容量均升高，导致心脏负荷加重。由于渗透性缺水，红细胞内水分丧失，可塑性减少，导致硬化，在肺微血管中聚集，可引起肺动脉压升高，血管内皮细胞发生类似改变可引起疼痛和烧灼感，还可引起血栓形成和血脑屏障受损。高渗透性除了引起体液转移外，还可发生直接影响，如对窦房结的直接抑制作用可引起心搏徐缓，还可使房室和室内传导及再极化作用减慢。

（二）非离子型对比剂

本剂是单体或双聚体三碘苯环造影剂，不是盐类，在水溶液中不产生离子。其碘原子数与溶质质点数之比为3 ∶ 1，其比值为3，其渗透压为634 ~ 800 mmol/kg（为血浆的2倍），因而又称比值 3 造影剂或低渗透造影剂。常用者有碘苯葡胺、碘普罗胺（优维显）、碘海醇（欧乃派克）、碘曲仑（伊索显）。

因为不带电荷，不带羧基，故化学毒性小；且有许多亲水的羟基，均匀分布在造影剂分子周围，增加了水溶性，降低了静脉毒性及蛛网膜下腔毒性，对血脑屏障、神经系统几乎无影响。因为渗透压约等于血浆渗透压，由高渗透性引起的各种不良反应少，动静脉注入后，皮内损伤更小，则血管活性物质释放少，甚至不释放；对肾影响也甚微。

三、CT 对比剂的副作用及预防

（一）对比剂的毒副作用

按其毒副作用的类型可分为特异质反应和物理 - 化学反应。特异质的全身反应如荨麻疹、血管性水肿和呼吸困难等，与剂量大小无关；而物理 - 化学反应则与剂量呈正相关，主要由于药物的高渗性、电荷和黏稠性引起的局部反应，主要为血管舒缩症状，如恶心、呕吐、颜面潮红、发热等。对比剂的不良反应非单一原因，而是免疫反应、心血管系统和神经系统紊乱的综合结果。

毒副作用按其症状的轻重可分为轻、中、重三级。轻度反应：瘙痒、全身热感、结膜充血、少数红疹、头痛头晕、喷嚏、恶心呕吐等。中度反应：全身荨麻疹、眼睑面颊及耳部水肿、胸闷气急、呼吸困难、发音嘶哑及肢体抖动等。重度反应：面色苍白、四肢青紫、手足发冷、喉水肿、肺水肿、呼吸困难、手足肌痉挛、血压下降、心搏停止、知觉丧失、大小便失禁等，严重者甚至死亡。

（二）对比剂毒副作用的预防

目前尚无理想的预防方法。为了减少毒副作用的发生，注意对比剂的选择及做好造影前的准备工作是必要的。

1 . 造影前的准备

（1）详细询问病史，了解有无高危因素，并严格掌握 CT 造影增强的禁忌证。

（2）根据临床诊断，需要增强扫描的患者，术前 4 h 禁食，并要求家属陪伴。

2 . 注射过程中的注意事项

（1）严格控制对比剂的用量，以能达到诊断目的为标准，尽量少用；还必须掌握好注射速度。

（2）应密切关注患者的反应，一旦表现有不良反应，应立即停止注射或扫描，做好及时抢救的准备工作。

（3）毒副作用的处理：主要是对症处理。

1）轻度反应：可不予处理，放慢注射速度，加紧CT检查。做毕，留在CT室观察片刻，嘱患者安静休息，或服用抗组胺药物。离开时嘱患者大量饮水。

2）中度反应：除终止注射外，应立即静脉注射地塞米松 10～20 mg 或氢化可的松 50～100 mg；对无高血压、心脏病或甲状腺功能亢进的患者可用肾上腺素 0.3～0.5 ml 皮下注射，并注意保暖、给氧气和严密观察发展动态。

3）重度反应：应争分夺秒，立即抢救，必要时可急邀有关科室共同抢救处理。

①立即停止注射，保留该静脉通道便于用药。

②保持呼吸道通畅，给予吸氧。喉头水肿者，可用地塞米松 5 mg、肾上腺素 1 支（1 mg）做喉头喷雾。严重的喉头水肿或痉挛者应做气管插管甚至切开。有呕吐时，患者头部应取侧位并及时清除呕吐物，防止堵塞呼吸道或吸入性肺炎。

③药物的应用：先静脉注射地塞米松 10～20 mg 或氢化可的松 50～100 mg，再在 500 ml 液体中加氢化可的松 100～200 mg 维持滴注。心搏减慢和血压下降者可皮下注射盐酸肾上腺素 0.5 mg，并可用升压药。有休克和昏迷者要及时补液，快速静脉滴注。休克纠正后可用脱水剂，以防脑水肿。如心搏停止或心室纤颤者应行胸外心脏按压及人工呼吸。

四、CT 对比剂的应用方式

对比剂主要采用单次大量注射法，亦称团注法，即在短时间内将足量的对比剂快速注入静脉，并立即进行增强扫描。血浆碘浓度急速上升，使血管影像立即增强，可持续 2～3 min。在给药后 1 min，可观察病变的性质、血供和范围；2～5 min 后可观察病变血管的特征。也用于动态扫描，目前应用最为广泛，但副作用较多。

五、CT 对比剂病理强化的机制

（一）强化的机制

由于异常血管增生而引起的血流量增加，如脓肿壁形成后，其炎性肉芽组织内含有丰富的毛细血管，使局部血液增加，碘含量增多。血脑屏障破坏或有缺口，如高级别星形细胞瘤的毛细血管呈窗状，注入的对比剂可通过不完全或有缺口的血脑屏障漏出血管外而实现强化；脑膜瘤、垂体和松果体瘤均无血脑屏障，可以注药后立即出现强化；脑梗死患者在 1～4 周内，梗死区可出现血脑屏障破坏，亦可出现强化。

（二）强化的效果

不同的病变对血脑屏障的损坏程度和血运丰富程度不同，因而强化效果各异。另外，不同病变含实性部分的多少不一，其强化类型亦有差异。强化程度和类型是病变的重要表现，均有助于诊断。

1．病变的强化程度

（1）明显强化：如胶质瘤、血管畸形、动脉瘤及脑膜瘤，因能影响血脑屏障、血量增加及血运丰富等，均可明显强化。

（2）中度强化：如垂体瘤和松果体瘤。

（3）轻度强化：如星形细胞瘤。

（4）无强化：如Ⅰ级星形细胞瘤。

2. 病变的强化类型

（1）均一强化：指病变强化后密度均匀增高，边界更为清晰。多见于良性肿瘤，如脑膜瘤、垂体瘤。恶性肿瘤如胶质瘤、转移瘤及动脉瘤腔亦可显示。

（2）不均匀强化：病变各部位强化程度不一，其囊变部分不强化，如恶性胶质瘤、转移瘤、部分颅咽管瘤和脑膜瘤。

六、CT 检查适应证

（一）颅脑 CT 检查适应证

1. 颅脑外伤 可诊断脑挫裂伤的大小、形态、范围，为手术提供有力的依据。

2. 脑血管疾病 对蛛网膜下腔出血的准确率很高，尤其对脑出血与脑梗死的诊断。

3. 颅内肿瘤 可了解肿瘤的位置、大小、数目、囊变、坏死、钙化、出血、周围水肿及占位效应。对脑膜瘤的诊断价值很高。对脑内肿瘤类型的诊断能力有限，尤其是幕下肿瘤的诊断。增强扫描可以判断血管与肿瘤的关系。

4. 先天性发育异常 对一些先天性发育畸形有诊断价值，如脑穿通畸形等。

5. 颅内压增高、脑积水、脑萎缩等。

6. 颅内感染 对脑实质感染的诊断有一定的价值，如可确定脓肿的部位、数目、大小及脓肿壁的情况。

7. 脑白质疾病。

8. 颅骨骨源性疾病。

（二）鞍区 CT 检查适应证

1. 鞍内肿瘤及肿瘤侵犯周围结构情况。

2. 颅脑外伤累及鞍区。

3. 鞍区先天性发育异常。

4. 鞍区肿瘤术后复查。

5. 鞍区血管性疾病。

6. 鞍区感染。

7. 鞍区骨源性疾病。

（三）内听道 CT 检查适应证

1. 内听道内小肿瘤。

2. 脑桥小脑三角、内听道区域病变。

3. 内听道先天性发育异常。

4. 观察内听道肿瘤与邻近结构的关系。

（四）眼部CT检查适应证

1. 肿瘤　包括眼内及泪腺、眶内各组织来源的肿瘤，其他部位转移到眼眶及眶部的肿瘤。

2. 外伤　眶骨骨折及眶内软组织损伤的诊断，眼球内和眶内异物的诊断及定位。

3. 血管病变　如血管瘤、颈内动脉海绵窦瘘、静脉曲张等。

4. 眶内各组织炎症　如渗出性视网膜炎、视神经炎、眼外肌炎、泪囊炎、眼眶蜂窝织炎、视网膜脱离等。

（五）鼻窦CT检查适应证

1. 鼻窦肿瘤、鼻窦黏液囊肿。
2. 上颌骨鼻窦区的肿瘤与囊肿。
3. 外伤。
4. 鼻腔息肉或息肉样变。
5. 先天异常。

（六）鼻咽、颅底CT检查适应证

1. 鼻咽部肿瘤。
2. 鼻咽部肉芽肿性病变。
3. 外伤。

（七）腮腺CT检查适应证

1. 良、恶性腮腺肿瘤。
2. 腮腺感染性病变。

（八）颞区（内耳）CT检查适应证

1. 颞骨部的先天性畸形。
2. 颞骨部的炎症性疾病。
3. 颞骨部外伤。
4. 颞骨肿瘤。
5. 耳硬化症。
6. 耳源性脑脓肿。
7. 外耳道炎症、中耳炎、乳突炎、内耳迷路炎等。

（九）喉部CT检查适应证

1. 喉部肿瘤性病变。
2. 喉部囊肿及炎症等。
3. 喉的非肿瘤性疾病（喉息肉、声带息肉、喉膨出等）。

4. 喉部外伤性病变及异物。

（十）颈部（甲状腺）CT 检查适应证

1. 甲状腺病变。
2. 颈动脉鞘内病变的恶性肿瘤。
3. 颈动脉粥样硬化和颈静脉血栓形成、静脉炎、蜂窝织炎和脓肿等。
4. 咽旁、咽后、椎前间隙的良、恶性肿瘤。
5. 颈椎病变、外伤等。

（十一）胸部 CT 检查适应证

1. 肺部良、恶性肿瘤和肿瘤样病变的诊断及鉴别诊断。对肿瘤的大小、数目、范围、内部结构及纵隔淋巴结的情况均能有很好的显示，是肺部肿瘤及肿瘤样病变的主要诊断方法。

2. 肺部急、慢性炎症及弥漫性病变的诊断和鉴别诊断。对病变大小、数目、范围、内部结构以及病变演变、转归有很高的诊断价值。

3. 肺血管性病变的诊断和鉴别诊断。通过增强 CT 多期扫描，可以较清楚地判断肺血管内部病变及与其他病变的关系。

4. 冠脉 CT 检查，了解冠脉的走行、狭窄程度、原因，评估冠脉支架的效果等。
5. 胸膜病变的诊断和鉴别诊断。
6. 纵隔肿瘤和大血管病变的诊断及鉴别诊断。
7. 胸部外伤。
8. 胸部手术后疗效评价。

（十二）纵隔 CT（平扫+增强）检查适应证

1. 纵隔肿瘤。
2. 淋巴结转移及周围解剖结构。
3. 纵隔肿块与血管异常的诊断和鉴别诊断。

（十三）肝 CT（平扫+增强）检查适应证

1. 肝良、恶性肿瘤。
2. 肝囊性病变。
3. 肝炎性病变。
4. 肝外伤。

（十四）CT 肝血管造影检查适应证

1. 小肝癌的早期诊断和鉴别诊断。
2. 肝癌术后复发的诊断和鉴别诊断。
3. 转移癌的早期诊断和鉴别诊断。
4. 肝硬化再生结节的鉴别诊断。
5. 结节增生、肉芽肿性病变（包括结核）及炎性假瘤的鉴别诊断。

（十五）胰腺CT（平扫+增强）检查适应证

1. 胰腺肿瘤。
2. 急、慢性胰腺炎的诊断。
3. 胰腺外伤。
4. 胰腺先天性发育变异。
5. 胰腺囊性病变的诊断及鉴别诊断。
6. 梗阻性黄疸的病因诊断。

（十六）腹膜及腹膜后腔CT（平扫+增强）检查适应证

1. 腹膜、肠系膜、网膜及腹膜腔病变 肿瘤（原发、转移）、外伤（血肿）、囊肿、脓肿、腹腔积液（水、脓、血）的诊断和鉴别诊断。

2. 后腹膜腔病变 肿瘤（原发、转移）、后腹膜纤维化、淋巴结（转移、结核、炎症）、淋巴瘤、腹主动脉瘤（大小、类型、有无破裂）和外伤。

3. 肠病变 肠梗阻。

4. 腹壁病变 肿瘤（原发、转移）、脓肿、血肿、腹壁疝（内容物、腹壁缺损）。

（十七）肾CT（平扫+增强）检查适应证

1. 肾良、恶性肿瘤的诊断和鉴别诊断。
2. 肾先天性畸形。
3. 肾外伤。
4. 肾脓肿和肾周脓肿。
5. 肾梗死。
6. 囊性病变。
7. 肾结石。
8. 慢性感染（肾结核、黄色肉芽肿性肾盂肾炎、慢性肾炎等）。
9. 肾血管病变（肾动脉瘤、肾动静脉瘘、肾血管狭窄和闭塞等）。

（十八）肾上腺CT（平扫+增强）检查适应证

1. 良、恶性肾上腺肿瘤。
2. 肾上腺肿瘤与周围结构的关系。

（十九）膀胱CT（平扫+增强）检查适应证

1. 膀胱和输尿管肿瘤。
2. 膀胱肿瘤与前列腺肿瘤或增生的鉴别诊断。
3. 发育异常（包括畸形、输尿管异位开口、囊肿等）。
4. 膀胱结石。

（二十）前列腺CT（平扫+增强）检查适应证

1. 协助临床分期与明确有无转移。

2. 手术后随访，观察有无并发症。
3. 测量前列腺大小、体积，作为非手术治疗前列腺的随访、观察依据。
4. 测定前列腺有无脓肿形成及显示脓肿液化情况。
5. 观察前列腺增生的间接改变。

（二十一）女性盆腔 CT（平扫＋增强）检查适应证

1. 良、恶性肿瘤的诊断和鉴别诊断。
2. 其他隐匿性病变如脓肿、血肿和肿大淋巴结的诊断。
3. 手术后随访观察。
4. 生殖道先天性畸形。
5. 放疗、化疗后的随访观察。

（二十二）脊柱 CT 检查适应证

1. 脊柱外伤。
2. 各种原因的椎管狭窄。
3. 椎间盘退行性病变和椎间盘突出。
4. 原发性、继发性脊椎骨肿瘤和椎旁肿瘤。
5. 椎管内占位性病变。
6. 脊柱感染性疾病，如脊柱结核、化脓性脊柱炎等。
7. 先天性畸形和发育异常。

第二章 颅脑及五官疾病的 CT 诊断

第一节 脑血管疾病的 CT 诊断

一、脑梗死

脑梗死是指血管阻塞或脑部的血液循环障碍而造成的脑组织缺血性坏死或软化，引起脑梗死的血管阻塞，可以是血栓性或栓塞性阻塞。

【临床表现】

脑梗死最多见于 50 ~ 60 岁。主要临床症状为头晕、头痛，部分患者有呕吐及精神症状，可有不同程度的昏迷。绝大多数患者出现各种不同的脑部损害，如偏瘫、偏身感觉障碍及偏盲，也可表现为失语、抽搐或共济失调的症状和体征。

【病理基础】

脑缺血 6 h 内，神经细胞的 ATP 生成明显减少，依赖 ATP 工作的钠钾泵功能失常，钠在细胞内潴留，使细胞内渗透压升高，细胞外间隙的水分子进入细胞内，使细胞内水分增加，出现早期细胞毒性脑水肿。随着脑水肿的加重，动脉血供氧中断，大脑细胞开始死亡，梗死区血流量降低，脑组织缺血。6 ~ 24 h，血脑屏障破坏，脑细胞坏死，蛋白质等大分子物质渗出细胞外间隙，出现血管源性脑水肿，继之发生的占位效应会阻滞微循环，扩大梗死范围。2 ~ 7 天，脑梗死加重，压迫神经和血管，脑梗死周围血流量超过脑组织代谢需要，呈过度灌注状态。7 ~ 30 天，脑水肿减轻，血脑屏障破坏达高峰，脑细胞坏死区出现胶质细胞增生，髓鞘脱失，坏死区变为囊腔，出现牵拉收缩征象，局部脑室扩大，脑沟增宽。

脑栓塞是栓子进入血循环骤然阻塞脑动脉系统所致的脑梗死，又称为栓塞性脑梗死。脑栓塞占脑梗死的 1/3 ~ 1/2。栓子最易进入大脑中动脉，大脑前后动脉受累较少，椎基底动脉栓塞占 1/5。栓子有三个来源：风湿性心脏病二尖瓣狭窄伴心房颤动、亚急性感染性心内膜炎引起的心源性栓子，动脉粥样硬化斑块脱落引起的非源性栓子以及血管造影、手术引起的医源性栓子。脑血栓往往为永久性动脉阻塞。脑栓塞的动脉阻塞常在 1 ~ 5 天内溶解，缺血区血管床再通，过度灌注易引起出血性梗死。

【CT 表现】

早期 CT 表现为梗死区密度减低，灰白质交界消失。24 h 后，大部分病例可见一边界清晰的低密度灶，无或有轻微占位效应，脑沟消失，中线结构移位，脑水肿累及灰质和白质。一般情况下，梗死部位与闭塞动脉分布区一致，但栓塞性梗死可形成多支大小不等的动脉闭塞，呈多发病灶，有时连成一片，很难以某一动脉闭塞来解释。在缺血性脑梗死发生 2 ~ 15 天内，梗死灶密度降低更明显，且逐渐均匀一致，边界更加清楚，此时组织坏死和细胞水肿达到高峰。根据梗死大小与程度不同，可出现不同程度的脑水肿和占位效应。梗死后第 2 ~ 3 周，低密度区变为模糊不清，呈等密度改变，称为"模糊效应"，主要由于梗死灶内大量毛细血管增生、侧支循环形成和局部充血引起。3 周后，梗死灶再次变为低密度区，坏死组织被巨噬细胞吞噬、移除，仅留下一囊腔。由于胶质增生，这一囊腔稍小于原有梗死灶，邻近侧脑室、脑沟、脑池扩大，皮质萎缩。增强后扫描对于诊断脑梗死有很重要的意义。一般在梗死后 5 ~ 6 天即可出现增强现象，持续 1 个月或更久。梗死区强化是由于血脑屏障的破坏、新生毛细血管和血液灌注过度所致。图 2-1-1 所示为右侧额叶梗死并出血。

CT 灌注成像能发现梗死区和缺血半暗带及有无过度灌注。CT 血管成像显示颅内动脉闭塞具有较高的准确度。

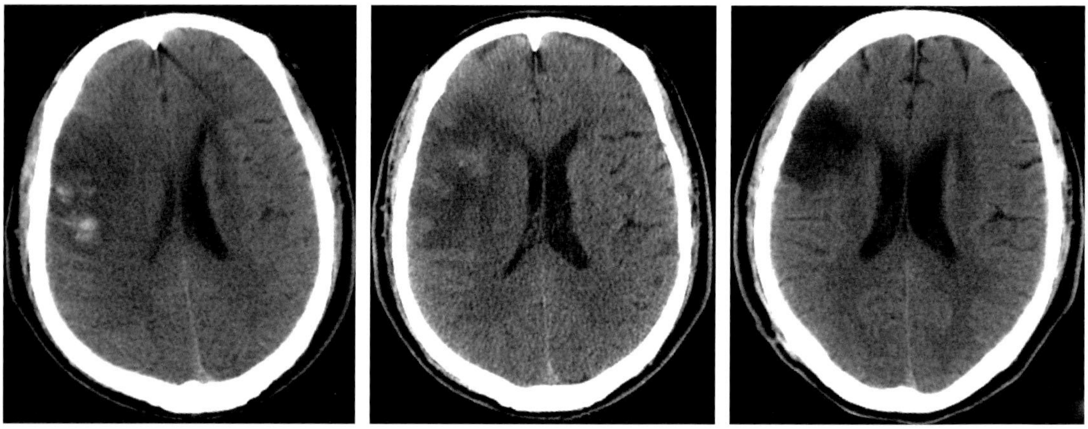

图 2-1-1 右侧额叶梗死并出血

二、腔隙性脑梗死

腔隙性脑梗死一般指脑深部小的穿通动脉供血区域的小缺血性梗死灶，以穿通动脉本身动脉硬化或栓塞所造成的动脉阻塞最常见。

【临床表现】

临床上患者常有高血压、糖尿病、高脂血症及长期吸烟，多在 50 岁以后发病。也有相当一部分患者可以没有明显临床症状。

【病理基础】

腔隙性梗死的好发部位：大脑深部较细的、行程较长的穿通动脉供血的丘脑和内囊，大脑白质深部的穿通动脉供血的中央半卵圆区域，基底动脉的脑干和小脑的某些较细和较长的动脉分支供血区。长期高血压使小动脉发生变性和坏死，病变血管有血液渗入，可穿透全壁，使管腔缩小、阻塞而引起腔隙性梗死。病灶可单发或多发，直径在 2 ~ 15 mm 大小，呈卵圆形或圆柱状。坏死组织被清除后成为一囊性残腔，较小的腔隙灶可因胶质细胞的增生和瘢痕的形成而变小或消失。

【CT 表现】

平扫为圆形、卵圆形或小条状低密度灶，边界清，直径多为 5 ~ 15 mm，一般无占位效应，增强后梗死灶可表现为斑点状或环状强化（图 2-1-2）。

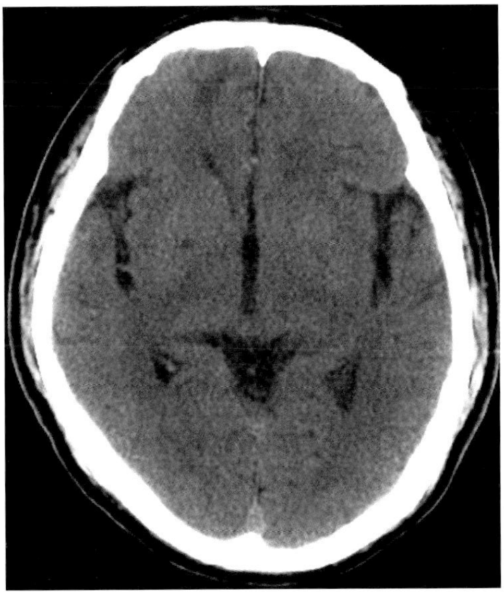

图 2-1-2　右侧豆状核低密度灶，边界清，为腔隙性梗死所致

三、高血压性脑出血

高血压伴发的小动脉病变，在血压骤升时小动脉破裂出血，是脑内出血最常见的原因。

【临床表现】

患者多起病急，常为情绪激动、过劳等因素诱发，常有剧烈头痛、频繁呕吐，视出血量及部位而不同，可在数分钟至数小时内出现不同程度的意识障碍。

【病理基础】

高血压所致脑部小动脉的微型动脉瘤或血管玻璃样变在血压突然升高时破裂出血。出血部位常位于壳核、外囊、丘脑、内囊、脑桥、半球白质。血肿在不同时期的病理改变如下：

1. 急性期　血肿内含新鲜血液、血块，周围脑组织挤压，有一定程度软化，可以点状出血。

2. 吸收期　血肿内红细胞破坏，血块开始液化。血肿周围出现巨噬细胞并逐渐形成肉芽组织，含丰富毛细血管。

3. 囊变期　坏死组织被清除，缺损部分由胶质细胞及胶原纤维形成瘢痕。脑干、丘脑等小灶出血可为上述组织填充，大的血肿则形成囊腔。

【CT 表现】

1. 直接征象　急性期，出血灶均匀高密度影，CT 值 60 ~ 90 Hu，周围水肿及占位效应明显；慢性期，高密度影逐渐缩小，自边缘起密度逐渐减低，周围水肿及占位效应减轻。约 2 个月后，血肿逐步形成囊腔或小的腔隙（图 2-1-3）。

2. 间接征象　①血液进入脑室：少量时，侧脑室内出现沉积现象；②脑积水：可为血肿压迫导水管、室间孔、第四脑室等引起，也可为血液引起脑脊液循环障碍所致；③血液进入蛛网膜下腔；④占位表现：脑室受压、中线偏移，重者可形成脑疝。

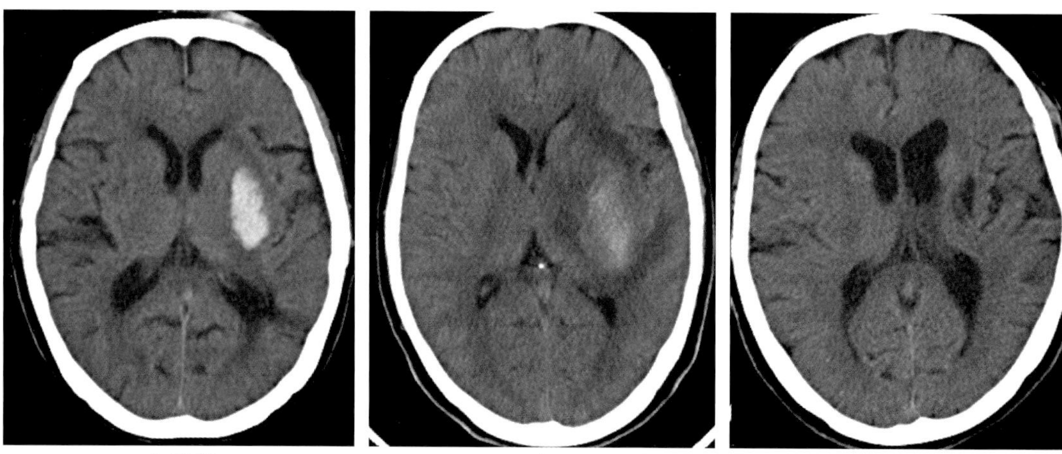

急性期　　吸收期　　囊变期

图 2-1-3　高血压性脑出血

左侧基底节区团状出血灶

四、蛛网膜下腔出血

蛛网膜下腔出血是由于颅内血管破裂，血液进入蛛网膜下腔所致。分为外伤性和自发性。自发性以动脉瘤、高血压动脉硬化、血管畸形最为常见。可发生于任何年龄，成人多发。

【临床表现】

临床表现为三联征：剧烈头痛、脑膜刺激征、血性脑脊液。

【病理基础】

①无菌性脑膜炎；②脑血管痉挛，使得脑组织水肿，重者形成软化；③脑积水，急性期过后形成正压性脑积水，慢性期阻塞蛛网膜颗粒形成；④血肿压迫，如前交通动脉瘤可压迫动眼神经。

【CT 表现】

1. 直接征象　为脑沟、脑池、脑裂密度增高。前动脉破裂，血液主要集聚于视交叉池、侧裂前部；大脑中动脉破裂，血液主要集聚于一侧侧裂（图 2-1-4）。

2. 间接征象　脑积水、脑水肿、脑梗死、脑内血肿、脑室内积血、脑疝等。蛛网膜下腔出血位置常提示动脉瘤存在的部位，大脑外侧裂出血常提示大脑中动脉分叉处动脉

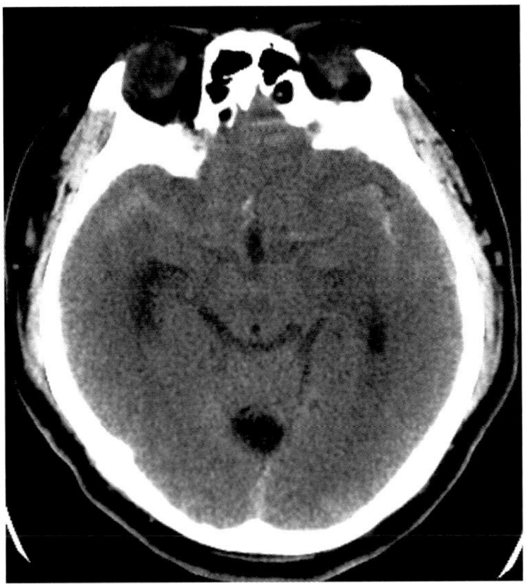

图 2-1-4　双侧大脑中动脉走行区密度增高，脑沟回内见线条状高密度影，为蛛网膜下腔出血所致

瘤；大脑纵裂前部、视交叉周围出血提示前交通动脉瘤或前动脉瘤；脚间池、环池出血提示后交通动脉瘤或基底动脉顶端动脉瘤；鼻咽或鼻腔出血提示虹吸部动脉瘤。

五、脑血管畸形

脑血管畸形是胚胎血管发育不全的结果，一般分为4型：①动静脉畸形(arteriovenous malformation, AVM)；②毛细血管扩张症，由多发扩张的毛细血管组成，其间为正常脑实质；③海绵状血管瘤，由多个扩张的窦样血管间隙组成，其间无神经实质组织；④静脉畸形，其中以 AVM最为常见。

【临床表现】

AVM 是指脑动脉与静脉通过畸形血管团相通的一种先天血管畸形，占脑血管畸形的50%。AVM 一般位于脑表面，但可延至脑室与皮质下区，常见于大脑中动脉供血区的脑皮质，其次在大脑前动脉分布区的脑皮质。多在 20 ~ 40 岁发病，主要临床表现为：①蛛网膜下腔出血或脑叶出血，占 40% ~ 78%；②癫痫，占 30% 左右；③头痛，颇似偏头痛发作，占 20%；④进行性神经功能障碍，如偏瘫、偏身感觉障碍、失语、智力减退及共济失调等，占 10%；⑤颅内压增高。

【病理基础】

AVM 为动静脉之间存在直接沟通而无毛细血管网，由粗大的供血动脉、瘤巢和粗大迂曲的引流静脉组成，畸形血管粗细不等，可有扩张、迂曲，周围脑组织萎缩伴胶质增生及钙化。因血流短路而呈低灌流状态，可致梗死与囊变，以及自发出血。

【CT 表现】

AVM 未破裂出血前，平扫表现为一局灶性高、低密度或低、等混杂密度区，钙化呈斑点状、球形或曲线状（图 2-1-5）。增强扫描呈虫曲状、点状、条索状或小片状强化，病灶

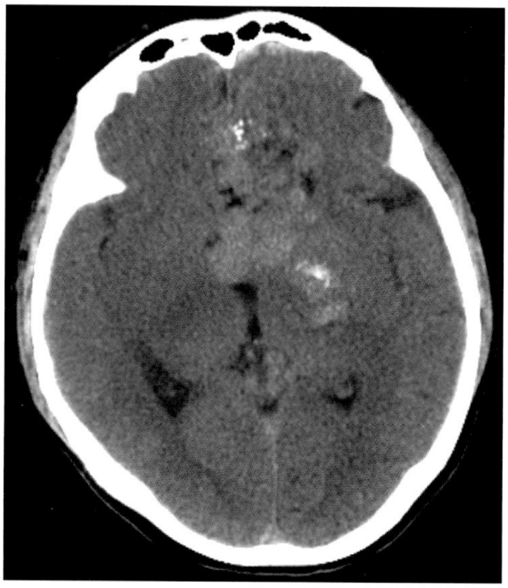

图 2-1-5　脑血管畸形
大脑中线前端局灶性混杂密度区，斑点状钙化，为 AVM 所致

周围可显示畸形血管团或环状强化。

六、皮质下动脉硬化性脑病

皮质下动脉硬化性脑病又称 Binswanger 病，是进行性皮质下血管性脑病。多见于 65 岁左右的老人，在老年人中发病率为 1%～5%。男女发病相等，常伴有高血压、糖尿病、冠状动脉粥样硬化性心脏病（冠心病）、心肌梗死、心力衰竭或心律失常病史。

【临床表现】

患者以精神症状为首发症状，主要为缓慢进行性痴呆，性格改变。逐渐出现记忆力减退、表情淡漠、注意力不集中、计算力下降、行走和动作迟缓，并呈进行性发展。晚期可有尿失禁、偏瘫和四肢瘫。检查时发现面具脸、小步缓慢步态、四肢肌张力升高、四肢腱反射亢进、巴宾斯基征阳性。

【病理基础】

室管膜下的白质是皮质穿动脉的终末区，称边缘带。当动脉硬化时，使管腔狭窄，脑白质斑块状或弥漫变性、变软，边缘区缺血，而发生白质脱髓鞘、水肿及组织坏死。镜下病理表现为神经元肿胀、细胞质固缩，小动脉壁增厚、管径变细，内有血栓形成。白质变性与脑梗死、脑萎缩呈正相关。

【CT 表现】

1. 脑室周围及中央半卵圆中心呈对称性低密度影，以前脚周围明显，白质密度明显低于灰质（图 2-1-6）。

2. 内囊、丘脑和脑干常伴有多个不等的腔隙灶。

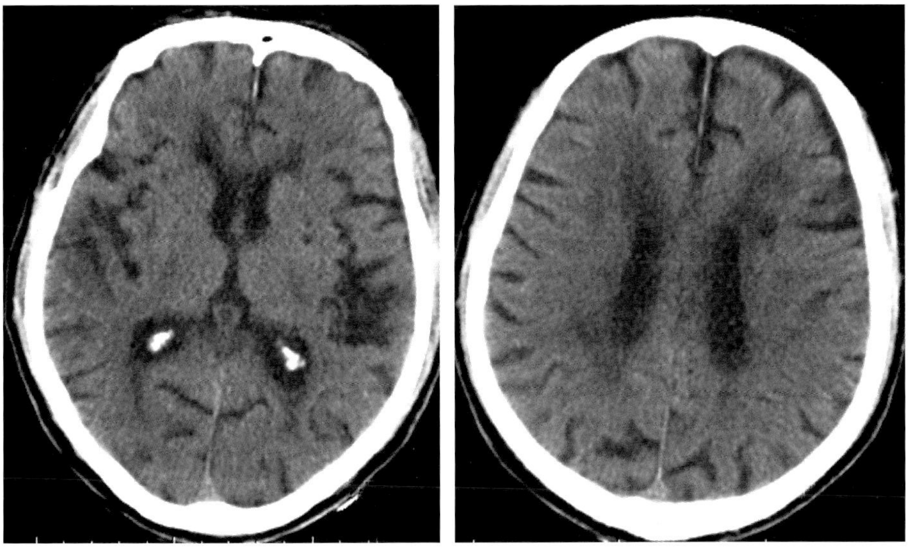

图 2-1-6　皮质下动脉硬化性脑病
双侧基底节区多发腔隙性梗死，白质脱髓鞘及脑萎缩表现

七、烟雾病

烟雾病又称为脑底动脉环闭塞、颅底异常血管网征，是多种原因引起的颅底大动脉严重狭窄或闭锁，由此诱发脑底部形成代偿性异常血管网，在血管造影中可见多条状弯曲的细丝，犹如徐徐上升的烟雾，故而得名。

【临床表现】

颅底大血管闭塞所致的脑梗死和脑软化，突然出现偏瘫、失语、情感异常；血管破裂引起的蛛网膜下腔出血和脑内出血的症状，突然剧烈头痛、恶心、呕吐、昏迷、偏瘫、脑膜刺激征等。

【病理基础】

1. 颅底大血管阻塞致脑梗死、脑软化及囊变。

2. 又可因血管破裂而致脑出血及蛛网膜下腔出血。

3. 脑底异常血管网是在颅底动脉环主干狭窄或闭塞后，各深穿支异常扩张，相互吻合而形成。少数病理资料表明，Willis 环可能先有先天性发育不良，然后有多种后大性病因引起的血管炎、血管狭窄与闭塞，周围侧支动脉继发性扩张、增殖，最后才形成颅底异常血管网。

【CT 表现】

1. 脑梗死、脑软化及脑萎缩：双基底节及额顶叶可见多发低密度区，边界清楚，少有占位效应。后期脑软化及囊腔形成，为低密度伴有牵拉收缩征象，脑室扩大变形，脑沟增宽，脑萎缩，多见于双额叶、外侧裂、纵裂扩大。

2. 脑出血和蛛网膜下腔出血：脑出血多在基底节、额叶底部、颞叶。早期为高密度灶，周围低密度带环绕，有占位效应。随着时间推移，血肿变成低密度，水肿消失。蛛网膜下腔出血最多见，多在鞍上池、两侧大脑外侧裂池及基底池。

3. 增强扫描：可显示 Willis 环侧支循环网，表现为不规则的扭曲成团血管网或斑片状强化影（图 2-1-7）。

4. CTA：可清楚显示血管闭塞的部位，异常血管网的大小、数目和供应范围。

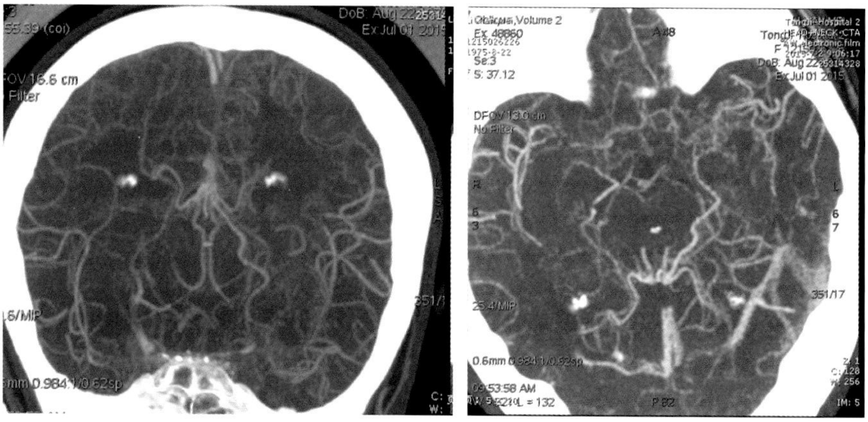

图 2-1-7 烟雾病

双侧大脑中动脉闭塞，Willis 环侧支循环网形成。脑动脉模糊，细小如烟雾状

第二节 颅内感染性疾病

一、脑脓肿

脑脓肿（brain abscess）是化脓性细菌进入脑组织引起炎性改变，进一步导致脓肿形成。常是败血症或中耳炎的并发症。可单发或多发，幕上多见，颞叶占幕上脓肿的 40%。常见的致病菌为金黄色葡萄球菌、链球菌和肺炎链球菌等。

【临床表现】

颅内压增高和脑定位症状，可出现剧烈头痛、呕吐、意识障碍等表现。

【病理基础】

感染进入脑实质后，首先是急性脑炎期，表现为白质区的水肿；随后中央坏死液化，形成脓肿，周围为脓肿壁。水肿开始减轻。脓肿壁内层为炎症细胞带，中层为肉芽和纤维组织，外层是神经胶质层。多中心融合的脓腔内可见分隔，脓肿破溃外溢可形成多房脓肿。

【CT 表现】

急性脑炎期表现为边界不清的低密度区，有占位效应，增强一般无强化。脑脓肿形成期平扫脓肿壁为等密度，脓腔内为低密度，有些脓腔内可见气液平，周围水肿为低密度，水肿逐渐减退。增强扫描脓肿内仍为低密度，脓肿壁强化明显，具有完整、光滑、均匀、薄壁的特点（图 2-2-1）。

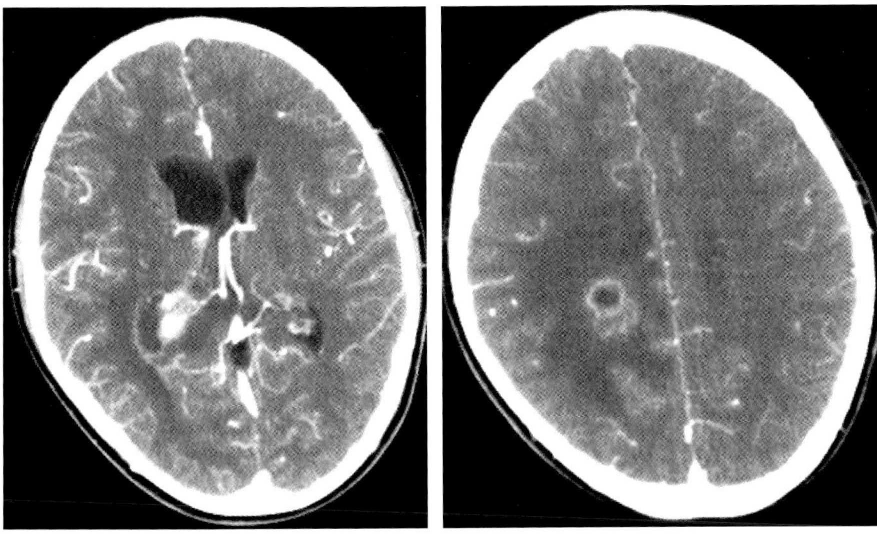

图 2-2-1 脑脓肿

右侧半卵圆区强化明显脓肿，具有完整、光滑壁

二、病毒性脑炎

病毒性脑炎（viral encephalitis,VE）为病毒或其毒素所致，常见感染源为疱疹病毒、麻疹病毒等。影像学上无特异性表现，区分困难。本病发病急、病情重、死亡率高。

【临床表现】

患者发病前有上呼吸道感染史，约 25%的患者口唇有单纯疱疹病史。患者有发热、呕吐、抽搐、精神症状、意识障碍，严重者常于发病后 2～3 日内死亡。幸存者遗有癫痫、偏瘫、健忘等后遗症。

【病理基础】

单纯疱疹病毒是一种嗜神经 DNA 病毒，分为Ⅰ、Ⅱ型，近 90% 是由Ⅰ型病毒引起，余为Ⅱ型所致。病毒先引起 2～3 周的口腔和呼吸道原发感染，然后沿三叉神经分支经轴突逆行至三叉神经节，在此潜伏。颞叶、额叶等部位出血性坏死，大脑皮质的坏死常不完全，以皮质和浅第 3、5 层的血管周围最重，可见病变脑神经细胞和胶质细胞坏死、软化和出血，血管壁变性坏死，血管周围可见淋巴细胞、浆细胞浸润。急性期后可见小胶质细胞增生。软脑膜充血，并有淋巴细胞和浆细胞浸润。

【CT 表现】 。

1 周内，CT 一般为无阳性改变，所以病毒性脑膜炎的 CT 检查应在发病 1 周后进行。

平扫显示脑室旁脑白质内及脑皮质、皮质下片状低密度灶，可以呈多灶性，常不对称，边界不清晰。脑室小可能为唯一的 CT 表现。增强扫描后，多数病灶无强化，少数病灶为脑回样强化、脑膜样强化（图 2-2-2）。

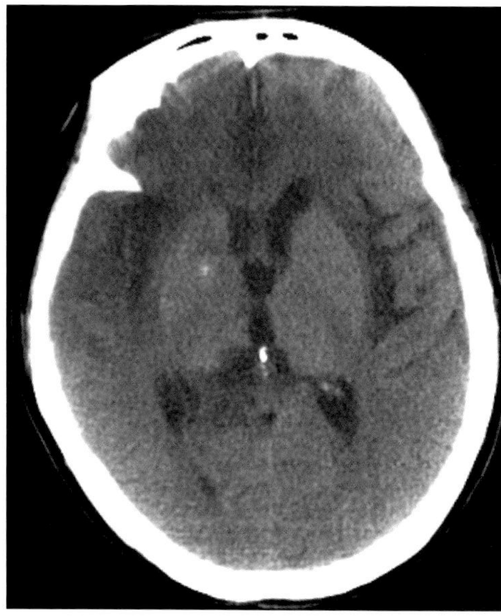

图 2-2-2 病毒性脑炎

双侧额叶及右侧颞叶可见皮质下片状多灶性低密度灶，边界不清

三、脑囊虫病

脑囊虫病（cerebral cysticercosis）是最常见的脑寄生虫病，为猪绦虫幼虫寄生脑部所致，又称囊尾蚴病。

【临床表现】

患者主要有意识障碍和精神障碍、各种类型的癫痫发作及发作后的一过性肢体瘫痪及颅高压等。查体可见皮下结节，多位于头部及躯干部。囊虫补体结合试验可为阳性。

【病理基础】

人误食猪绦虫虫卵或肠道内绦虫节片逆流入胃，绦虫经十二指肠肠壁进入血液循环，进入颅内演变为囊尾蚴。囊尾蚴进入脑内形成囊泡，囊泡内含有液体和白头节。虫体死亡后由炎性细胞包裹形成肉芽肿。后期可由胶原纤维结缔组织修复变成瘢痕，死亡虫体发生钙化。根据病变的部位不同可分为脑实质型、脑室型、脑膜型及混合型。

【CT 表现】

根据囊虫所在部位分为脑实质型、脑室型、脑膜型及混合型。表现为脑实质内直径 0.3 ~ 0.6 cm 的小囊肿，多发性，一般不显示囊壁。囊内见小点状稍高密度影，直径 0.1 ~ 0.3 cm，为囊虫头节。囊腔周围水肿示病变处于活动期。如囊虫死亡，则可形成直径为 0.2~1.0 cm 的钙化灶，仅见交通性脑积水，如图 2-2-3 所示。

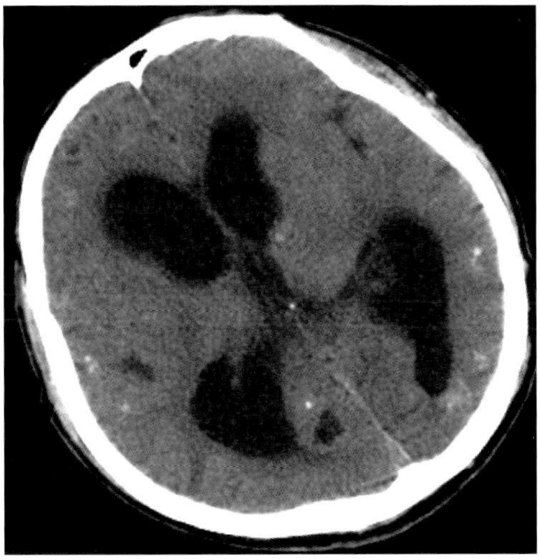

图 2-2-3 脑囊虫病

双侧额颞顶枕叶见多发钙化灶、囊性灶，囊性灶内可见点状高密度影，可见灶周水肿及占位效应，右侧颞极蛛网膜下间隙稍增宽，幕上脑室系统扩大

四、结核性脑膜炎

结核性脑膜炎（tuberculous meningitis）是软脑膜的慢性炎症，是脑内结核的一种常见类型，常由其他部位如肺结核、骨结核和泌尿生殖道结核通过血行播散而来。结核性脑膜炎多与结核性脑炎并存，称为结核性脑膜脑炎。

【临床表现】

除一般脑膜炎的症状外，还可以出现脑梗死的症状，尤其是在豆纹动脉和丘脑穿支动脉的供血区域。双侧梗死的发病率大约为 70%。常可出现脑积水症状。

【病理基础】

结核性脑膜炎主要累及基底池部位的脑膜，局部脑膜增厚并见由多核细胞、纤维蛋白和出血组成的灰色胶样渗出。并可见干酪样坏死、肉芽肿形成、动脉内膜炎以及血管周围脑实质的炎性改变。小的结核性肉芽肿可存在于脑膜或脑实质内，后来可以钙化。在基底池的肉芽肿可累及后组脑神经。由于脑脊液内存在的炎症以及纤维蛋白性凝块，可影响到脑池及脑沟内的脑脊液循环，并且可以危及第四脑室正中孔及外侧孔的通畅，导致交通性脑积水；如果脉络膜丛也受累，可致脑脊液分泌过多，也可导致梗阻性或交通性脑积水。动脉内膜炎可以导致血管腔变窄，影响其分布区域的血供，引起相应部位的脑缺血与脑梗死。

【CT 表现】

平扫示脑基底池、大脑外侧裂池密度增高，增强扫描示脑基底池强化。脑实质内散在粟粒状结节，平扫为等密度，增强扫描为高密度。结核灶周围脑水肿，常于大脑中动脉供血区的脑梗死及出血。如图 2-2-4 所示。

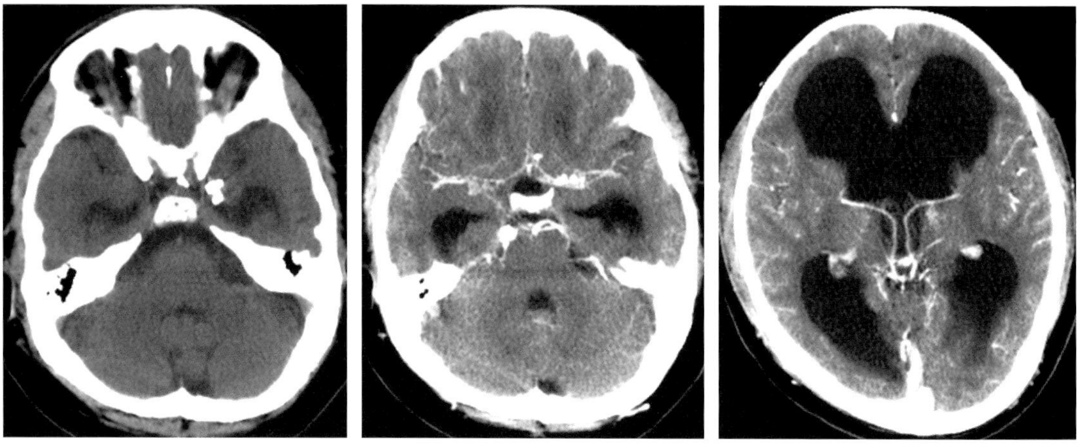

图 2-2-4 结核性脑膜炎

脑积水；鞍上池多发团块状钙化灶，增强可见周围少许片状强化

第三节 颅脑损伤

一、颅内血肿

（一）硬膜外血肿

硬膜外血肿（epidural hematoma）常见于脑外伤的患者。10%～30% 的硬膜外血肿是迟发性的，多在受伤后的 24～48 h 内出现。

【临床表现】

患者表现为外伤后剧烈头痛，伴眩晕、恶心、呕吐，甚至昏迷。

【病理基础】

硬膜外血肿多为骨折导致脑膜中动脉或静脉窦的撕裂。

【CT 表现】

平扫血肿表现为颅骨内板下双凸形高密度区，边界锐利（图 2-3-1）。血肿范围一般不超过颅缝，如骨折超越骨缝，血肿亦可超过骨缝。血肿密度多均匀。不均匀的血肿，早期可能与血清溢出、脑脊液或气体进入有关，后期与血块溶解有关。血块完全液化时，血肿成为低密度。可伴有骨折，需用骨窗显示。血肿压迫邻近的脑血管可出现脑水肿或脑梗死。硬膜外血肿位于颅骨和硬膜之间，其形态呈梭形或双凸形。血肿较大时可以通过硬膜的附着处，但一般不会通过颅缝。

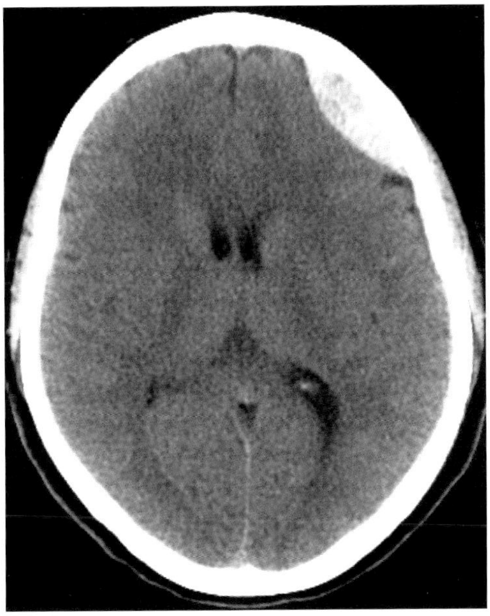

图 2-3-1　硬膜外血肿
左侧额部颅骨内板下双凸形高密度区，边界锐利、清晰

（二）硬膜下血肿

硬膜下血肿（subdural hematoma）是原发性脑外伤的一种表现，常见于儿童，是脑外伤致死的主要原因。

【临床表现】

急性硬膜下血肿临床上病情较重，通常发生于严重颅外伤后，患者有严重意识障碍，发展迅速。由于多合并严重脑挫裂伤，常缺乏局部定位症状，出现中间清醒期或意识好转期者较少。以颅内压增高、病灶侧瞳孔散大、对侧轻偏瘫出现最为重要。腰椎穿刺均为血性脑脊液。

亚急性硬膜下血肿临床表现与急性者相似，相对来讲症状出现较晚。

慢性硬膜下血肿患者年龄较大，只有轻微的外伤史而往往被忽略。外伤后的特征性表现是无脑膜刺激症状，仅有钝性头痛及轻度眩晕。一般多在损伤后数月乃至数年才出现颅内压增高和脑压迫症状。

【病理基础】

由于外力作用，导致横跨硬脑膜的桥静脉撕裂，血液在硬膜下积聚，同时多合并蛛网膜的损伤，使脑脊液进入到硬膜下腔，形成硬膜下腔内血液和脑脊液的混合肿块。硬膜下血肿发生于硬膜与蛛网膜之间。95% 位于幕上，额顶部和颅中窝是最常见的位置。硬膜下血肿可以为双侧性，并可以越过中线进入对侧。

【CT 表现】

急性硬膜下血肿表现为颅板下方新月形高密度影（图 2-3-2）。少数为等密度或低密度。

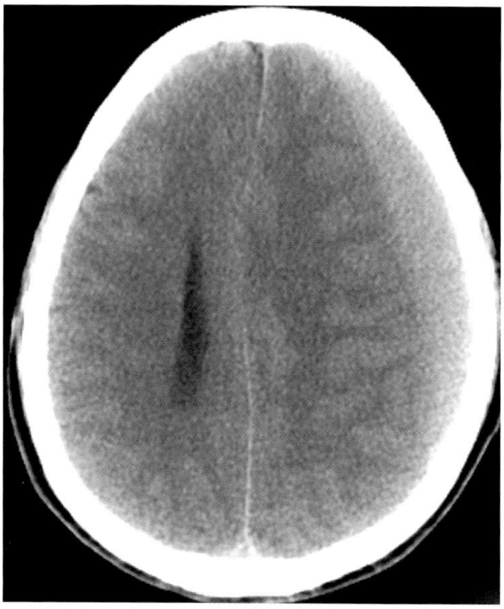

图 2-3-2 左侧额顶部硬膜下血肿，呈新月形

亚急性和慢性硬膜下血肿可表现为高、等、低或混合密度。由于血压块沉淀，血肿上方为低密度，下方密度逐渐升高。血肿的形态可由新月形逐步发展成双凸状，可能与脑组织受压萎缩有关。血肿范围广泛，不受颅缝限制。由于常合并脑挫裂伤，故占位征象显著。增强扫描可看到远离颅骨内板的皮质和静脉强化，亦可看到连续或断续的线状的血肿包膜（由纤维组织及毛细血管构成），从而可清楚地勾画出包括等密度血肿在内的硬膜下血肿的轮廓。

二、脑挫裂伤

脑挫裂伤（laceration and contusion of brain）是指颅脑外伤所致的脑组织器质性损伤。多发生于着力点及其附近，也可发生于对冲部位，常并发蛛网膜下出血。

【临床表现】

患者有头痛、恶心、呕吐和意识障碍，有或无神经系统定位体征及生命体征的变化，多有蛛网膜下腔出血的表现。

【病理基础】

病理基础包括脑外伤引起的局部脑水肿、坏死、液化和多发散在小出血等变化。蛛网膜下腔增宽。

【CT 表现】

1. 损伤区局部呈低密度改变：其大小可从几厘米至全脑，形态不一，边缘模糊，白质区明显。约有 1/3 为多发病灶。数天至数周后，有些低密度区可以恢复至正常脑组织密度，有些进一步发展为更低密度区，提示脑组织软化。挫裂伤重而且范围大，后期可出现脑内囊性病灶。

2. 散在点片状出血：位于低密度区内，形态常不规则，有些可为较大血肿。3～7 天开始吸收，1～2 个月完全吸收为低密度区（图 2-3-3）。

3. 蛛网膜下腔出血：较重的脑挫裂伤常合并有蛛网膜下腔出血，表现大脑纵裂、脑池、脑沟密度增高，但数天后密度即减低、消失。

4. 占位及萎缩表现：挫裂伤范围越大，占位效应越明显。表现为同侧脑室受压，中线结构移位，重者出现脑疝征象。水肿高峰期过后，占位征象逐渐减轻，后期出现脑萎缩征象。

5. 其他征象：如脑内血肿、脑外血肿、颅骨骨折、颅内积气等。

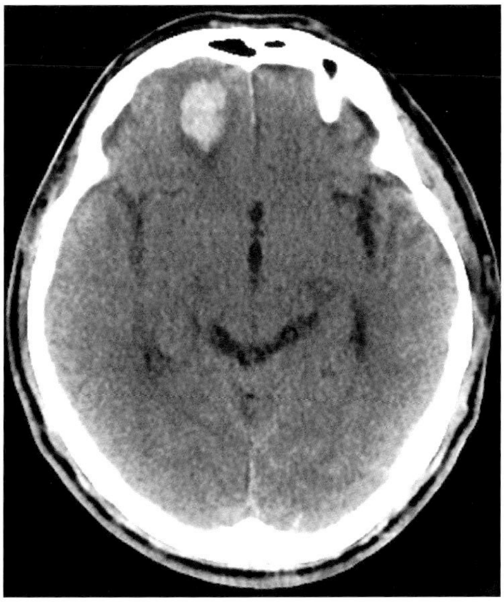

图 2-3-3　右侧额叶片状出血，边缘模糊，为挫伤所致

三、弥漫性轴索损伤

弥漫性轴索损伤（diffuse axonal injury, DAI）或称剪切伤（shear injury 或 shearing injury），它是头部受到旋转暴力致大脑绕中轴发生旋转运动，导致脑白质、灰白质交界区、胼胝体、脑干及小脑等处受到剪切力损伤，引起弥漫性轴索断裂。

【临床表现】

患者伤后即呈现持续性昏迷，可有颅内压增高和蛛网膜下腔出血表现，但无局灶性损害症状和体征。

【病理基础】

头部在受到切线方向暴力时，脑绕中轴发生旋转运动，致使胼胝体、中央白质、脑干和小脑脚等处受到剪应力损伤，引起弥散轴索断裂、点片状出血和水肿。

【CT 表现】

双侧幕上半球弥漫性脑水肿及脑肿胀，灰白质分界模糊，脑室、脑池、脑裂和蛛网膜下腔变窄或消失，胼胝体、第三脑室旁、中央白质、脑干及小脑可有点、片状出血，无中线结构移位，部分病例可见蛛网膜下腔出血、脑室内血或薄层硬膜下出血（图 2-3-4）。

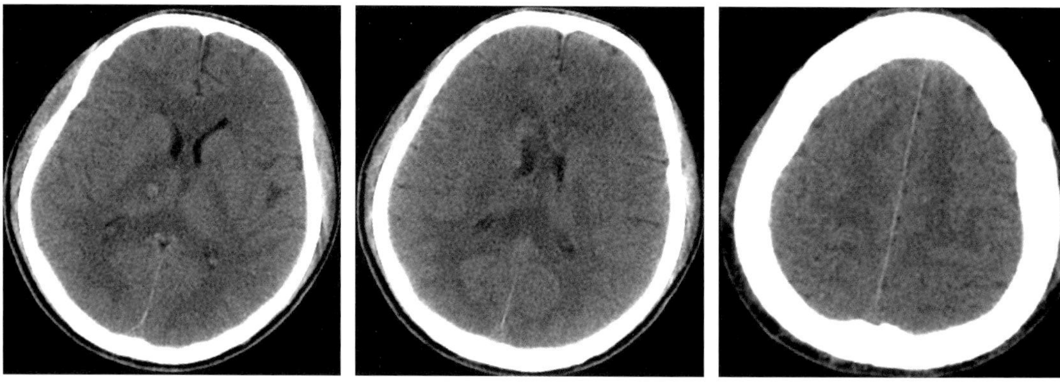

图 2-3-4 弥漫性轴索损伤

双侧幕上半球弥漫性脑水肿及脑肿胀，右侧丘脑、侧脑室旁及左侧半卵圆区多发出血灶

第四节 颅内肿瘤

神经上皮性肿瘤包括神经元、神经胶质、室管膜及脉络丛发生的各类肿瘤，多数位于脑和脊髓内，少数可见于中枢神经系统外。神经胶质瘤是颅内最常见的肿瘤。

一、星形细胞瘤

星形细胞瘤 (astrocytoma) 是神经胶质瘤中发病率最高的肿瘤，本瘤约占颅内肿瘤的 30%，占神经胶质瘤的 70% 以上。男性较多见。20 ~ 40 岁为发病高峰年龄，也可见于儿童，老年少见。

【临床表现】

临床主要症状为癫痫，发生部位不同，可产生不同的临床症状及体征。发生于大脑半球者，常见症状为精神改变、感觉障碍、对侧肢体偏瘫及同向偏盲。发生于脑干者，主要症状为头晕、复视、后组脑神经和椎体束损害引起的声嘶、吞咽困难、眼球外展麻痹、角膜反射消失及肌力减退等症状。发生于小脑者，除步态不稳、眼球震颤外，还易引起恶心、呕吐等颅内压增高的症状。

【病理基础】

儿童和青少年以小脑、下丘脑、第三脑室及视神经交叉部位多见。成人星形细胞瘤多见于大脑，以大脑额叶多见，其次为颞叶和顶叶，枕叶最少。多来自纤维星形细胞和原浆性星形细胞。发病部位和组织学类型密切相关。

肿瘤细胞形态多样。传统分类方法将星形细胞瘤按照细胞形态分为 5 个类型：纤维型、原浆型、大圆细胞型、毛细胞型和弥漫性星形细胞瘤。前二者为良性肿瘤，大圆细胞型性质介于良、恶性之间。如肿瘤细胞出现间变，细胞密度增大，异型性明显，核深染，出现核分裂象，毛细血管内皮细胞增生，则为间变性星形胶质细胞瘤，为恶性肿瘤。星形胶质细胞瘤的细胞骨架含有胶质纤维酸性蛋白，免疫组织化呈阳性反应，是该肿瘤的特异标志。

【CT 表现】

多为团状或片状低密度灶，边界不清晰，其内可见囊变区。偏恶性者囊变较多，且不规则（图 2-4-1）。增强后 CT 良性者强化多为环形，并可见一瘤结节影，表现为“印戒”征。恶性星形细胞瘤多为花环状强化。

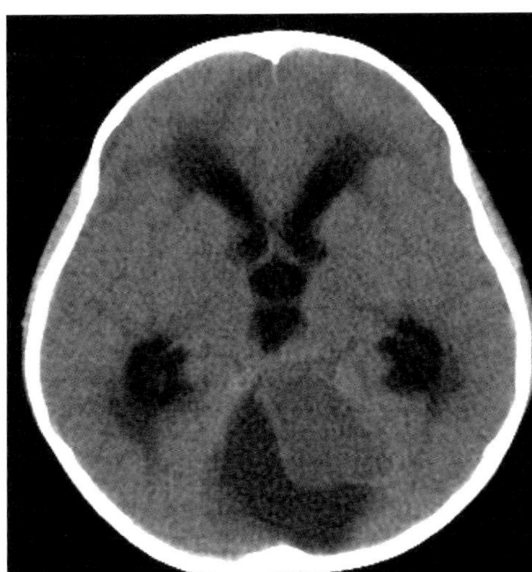

图 2-4-1　小脑毛细胞型星形细胞瘤

见小脑团状低密度灶，部分边界不清晰，其内可见囊变

二、多形性胶质母细胞瘤

多形性胶质母细胞瘤（glioblastoma multiforme，GBM）属于 Kernohan 4 级、WHO Ⅳ级，是脑内中枢神经系统最常见的原发性肿瘤，是恶性程度最高的胶质瘤。肿瘤坏死是 GBM 的显著特征。GBM 占中枢神经系统原发性肿瘤的 15%～20%，占所有胶质瘤的一半，是成人最常见的幕上肿瘤。GBM 多见于 50 岁以上的患者，30 岁以下罕见。但是，与恶性胶质瘤一样，GBM 偶尔可以见于任何年龄段，为小儿（2 岁以下）常见的原发性脑内肿瘤之一。

【临床表现】

临床上，患者可以有多种表现，如癫痫和类似脑血管病的症状。由于 GBM 恶性程度很高，而且播散早、发展快而广泛，因此其预后非常差。其 5 年生存率为 0。GBM 的转移多在中枢神经系统内部，远处转移少见。

【病理基础】

大体标本上，GBM 通常是大的、不均质的肿块伴有中央坏死，囊壁厚薄不均，富含血管，常见肿瘤内出血。肿块的占位效应及瘤周水肿明显。组织学上，顾名思义，GBM 含有多种细胞形态，而且每一种细胞无论从形态、生物活性、转移倾向以及对放射的敏感性都不一样。包括分化不良的纤维型星形细胞瘤、原浆型星形细胞瘤、毛细胞型星形细胞瘤和大圆细胞型星形细胞瘤。在原肿瘤基础上，可见到瘤细胞肥大，数量明显增加，排列紧密，细胞核肥大，染色质丰富，深染；大小形态不一，可呈圆形、卵圆形、梭形、三角形等。异型性明显，可见怪异的单核或多核瘤巨细胞。出血坏死明显，是其区别于间变性星形胶质细胞瘤的特征。毛细血管明显增生，内皮细胞增生、肿大，可见导管腔闭塞和血栓形成。

【CT 表现】

从发病部位看，GBM 常位于深部脑白质，尤其是额叶和颞叶的白质，也可以累及基底节区和胼胝体，并同时累及两侧大脑半球。颅后窝的 GBM 罕见。

CT 示肿瘤呈类圆形或不规则形，平扫呈低密度区或伴有高密度出血，强化后不均匀强化（图 2-4-2）。

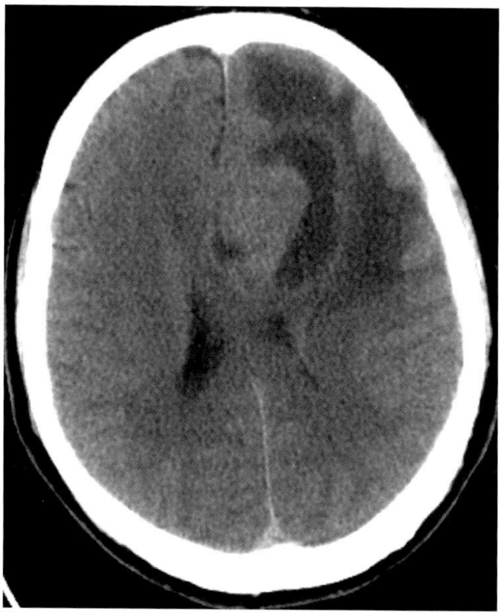

图 2-4-2 GBM 瘤体呈不规则形，部分呈低密度改变

三、脉络膜丛乳头状瘤

脉络膜丛乳头状瘤（choroid plexus tumor）是发生在脉络膜丛的良性胶质瘤，约占脑肿瘤的 1%（占儿童脑肿瘤的 2%～5%），生长慢，预后较好。

【临床表现】

侧脑室脉络膜丛乳头状瘤最易产生头痛等脑积水症状。此类脑积水系脑脊液吸收障碍或分泌过多引起，属于交通性脑积水。第四脑室脉络膜丛乳头状瘤可引起梗死性脑积水、头晕、共济失调甚至脑神经功能障碍。

【病理基础】

肿瘤好发于侧脑室三角区（50%）及第四脑室（40%），少数（10%以下）可以发生在第三脑室或桥小脑角池。儿童好发于侧脑室三角区，成人好发于第四脑室。

肿瘤呈菜花状或圆形生长，一般界限清楚，范围较局限，但有时能累及相邻的脑实质，但并不表示肿瘤为恶性。肿瘤也可以沿脑脊液播散。

【CT 表现】

发生于脑室内的软组织肿瘤边界清楚，分叶。平扫密度均匀，呈等或稍高密度。瘤内可有钙化，呈点或团块状（图 2-4-3）。脑室系统明显扩大。增强扫描肿瘤明显强化。

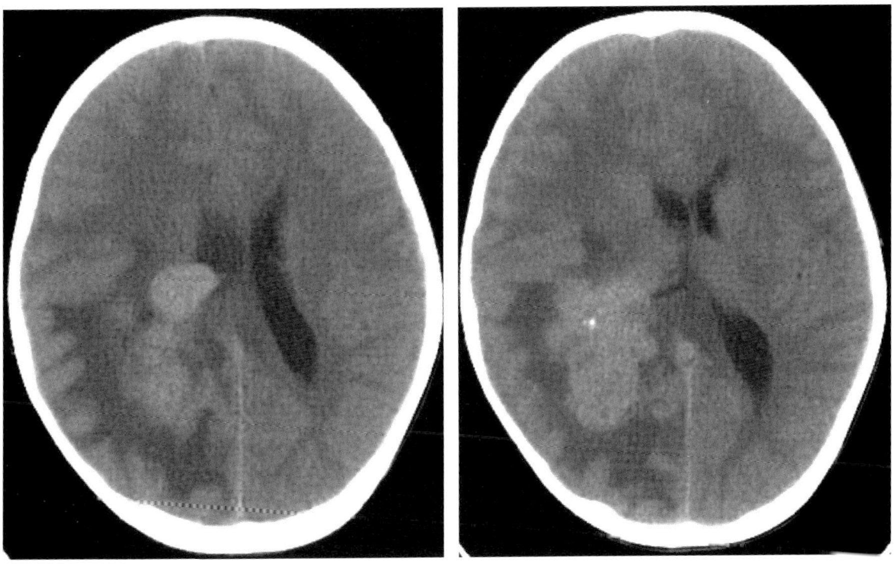

图 2-4-3 右侧脑室后角内脉络膜丛乳头状瘤，边界清楚，分叶，密度均匀，呈稍高密度，瘤内见点状钙化

四、室管膜瘤

室管膜瘤（ependymoma）是起源于室管膜或室管膜残余部分的肿瘤，占脑内原发性肿瘤的 2%～8%，占小儿颅后窝肿瘤的 15%，位居小儿脑内肿瘤的第三位，是儿童常见的肿瘤，其在儿童中的发病率是成人的 4～6 倍。第一个发病高峰在 1～5 岁，第二个发病高峰

在 30 岁左右。

【临床表现】

室管膜瘤常见的临床症状包括恶心、呕吐、头晕、共济失调、眼球震颤等。

【病理基础】

室管膜瘤是起源于衬于脑室壁和脊髓中央管内柱状或立方上皮或脑室周围室管膜巢的一种常见肿瘤（其他来源于室管膜的肿瘤包括间变性室管膜瘤、黏液乳头状室管膜瘤和亚室管膜瘤）。多见于第四脑室，其次为侧脑室、第三脑室和导水管。脊髓病变多发生于脊髓中央管。

室管膜瘤膨胀性缓慢生长，肿瘤多在脑室内生长。球形、分叶状或乳头状，切面灰白色，呈均匀或颗粒状，与脑组织分界不清，可发生灶性出血甚至坏死或囊性变，有时也可发现点状钙化。间变性室管膜瘤可因细胞脱落或手术而发生种植性转移，沿脑脊液通路，可见瘤细胞播散形成新的室管膜瘤体。

【CT 表现】

肿瘤多呈脑室内均质性肿块，60%位于颅后窝，其中的 90%位于第四脑室。界限清晰，分叶状，膨胀生长。第四脑室的室管膜瘤呈塑型样生长，充满四脑室（图 2-4-4），并可进入桥小脑角池或通过枕大池进入颈延交界区的后部。50% 的肿瘤伴沙粒状钙化。

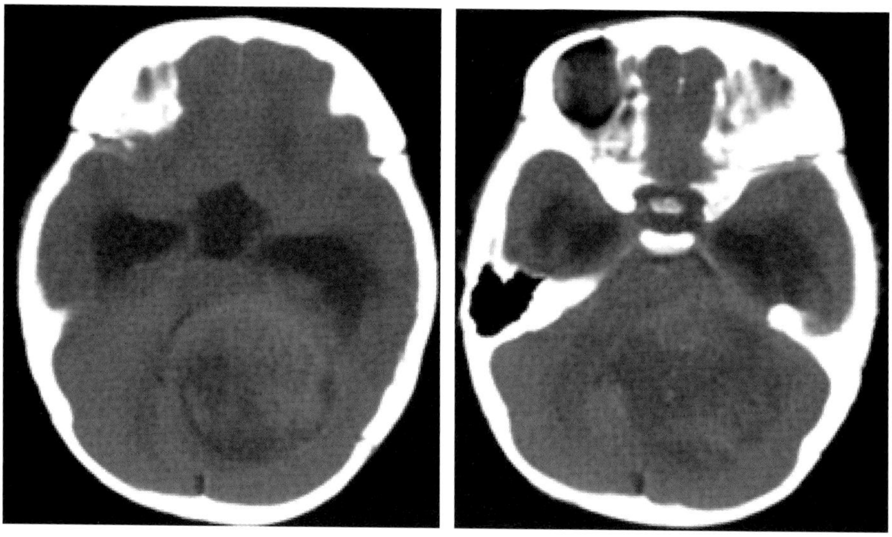

图 2-4-4　室管膜瘤

第四脑室混杂密度肿块，瘤周新月状低密度影，为残存的第四脑室

五、脑膜瘤

【临床表现】

脑膜瘤（meningiomas）大多生长缓慢，良性类型可完全无症状。

【病理基础】

脑膜瘤原发于蛛网膜内皮细胞，凡属颅内富于蛛网膜颗粒与蛛网膜绒毛之处皆是脑膜瘤的好发部位。矢状窦旁、大脑凸面、大脑镰旁者多见，其次为蝶骨嵴、鞍结节、嗅沟、小脑脑桥角与小脑幕等部位，生长在脑室内者很少，也可见于硬膜外。

由于脑膜瘤的组织来源复杂，其组织学图像也可呈现下列基本类型：①脑膜细胞型（融合细胞型）；②纤维细胞型；③过度（混合）型；④血管母细胞型。

大多数脑膜瘤为良性，瘤细胞可引起邻近颅骨的骨质增生或肿瘤浸润，但不引起广泛播散或转移，也不侵入邻近的神经组织。

【CT 表现】

肿瘤呈圆形或分叶状，以宽基底靠近颅骨或硬脑膜。平扫大部分为高密度，少数为等密度，密度均匀，边界清楚。大部分肿瘤有轻度瘤周水肿。瘤内钙化占 10% ～20%（图 2-4-5）。出血、坏死和囊变少见。增强呈均匀一致的显著强化，边界锐利。可有白质塌陷、颅骨增厚、破坏或变薄等脑外肿瘤的征象。

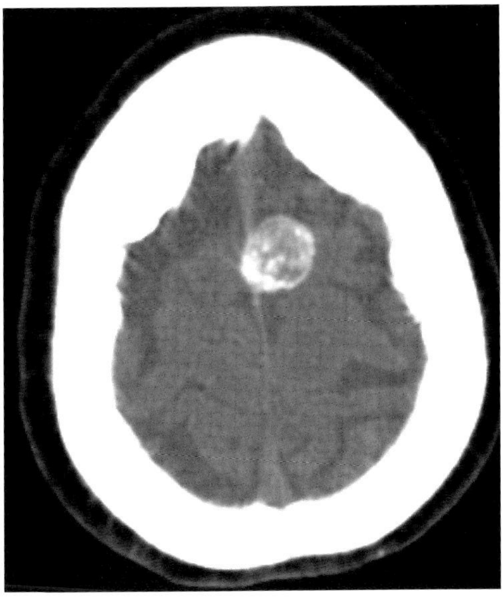

图 2-4-5　脑膜瘤

大脑镰旁类圆形混杂密度影，瘤体内见多发钙化

六、髓母细胞瘤

髓母细胞瘤 (medulloblastoma) 好发于儿童，仅次于星形胶质细胞瘤而占第 2 位，其发生率占儿童颅内肿瘤的 25%，发病年龄 75% 为 15 岁以下，发病高峰为 5 ~ 15 岁，偶见于成人，男性较女性多，发病比例为（2 ~ 3）：1。

【临床表现】

最常见的影像学表现为颅内压增高表现，表现为头痛、呕吐、复视和眼底视神经乳头水肿等。其中呕吐最为多见，可为早期的唯一临床表现。呕吐多见于早晨，同时常伴有过度换气。小脑损害主要表现为躯干性共济失调。因肿瘤的侵犯部位不同而表现为：倾倒、肢体共济失调、眼球震颤。其他表现可为面瘫、强迫头位、头颅增大及破壶音（MQCewen 征）、锥体束征、呛咳、小脑危象、蛛网膜下腔出血。髓母细胞瘤恶性程度高，预后差。

【病理基础】

本瘤来源于小脑蚓部原始神经上皮细胞或小脑皮质的胚胎性外颗粒层细胞，故本瘤主要见于小脑，在儿童多发生于小脑蚓部，在成人则多见于小脑半球。肿瘤转移是髓母细胞瘤的重要特征。可通过脑脊液循环沿蛛网膜下腔发生播散种植，脊髓尤其马尾神经是常见受累部位。肉眼观，瘤组织呈鱼肉状，色灰红。肿瘤界限比较清楚，质地较脆。可见坏死，钙化、囊变少见。

镜下，髓母细胞瘤可分为经典型、促硬纤维增生型、大细胞型、间变型 4 个亚型，临床上最常见的是经典型和促硬纤维增生型。肿瘤由圆形、椭圆形或胡萝卜形细胞构成，胞核着色深，胞质少而边界不清楚，有多少不等的核分裂象。瘤细胞环绕一个嗜银性纤细的神经纤维中心作放射状排列形成典型的菊形团，这对髓母细胞瘤的病理基础诊断有一定的意义。

【CT 表现】

髓母细胞瘤较特征性的表现是肿瘤的部位，CT 表现为颅后窝中线处圆形或类圆形的高密度肿块，边缘较清楚，病灶周围环绕有低密度水肿带。10% ~ 15% 可见斑点状钙化，有较小的囊变区和坏死区，但大片出血者少见（图 2-4-6）。增强扫描肿瘤呈均匀一致的中等至明显强化。

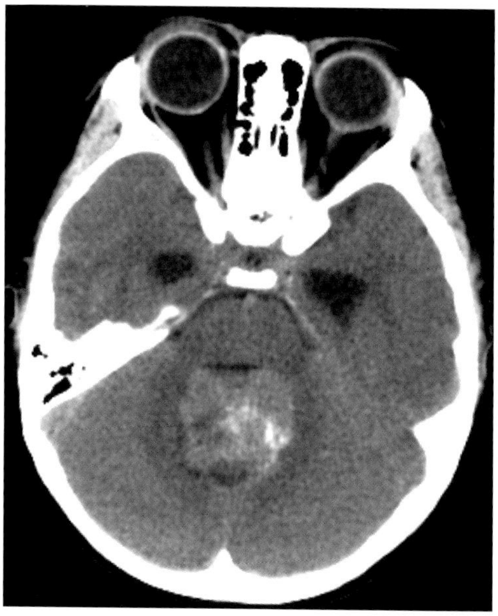

图 2-4-6　髓母细胞瘤

小脑蚓部高密度肿块，边缘清楚，病灶周围环绕低密度水肿带。可见斑点状钙化及坏死区

七、血管母细胞瘤

血管母细胞瘤（angioreticuloma）是一种血管源性的肿瘤，可能来源于原生的血管内胚层或造血干细胞，具体的组织学来源有待于进一步明确。血管母细胞瘤是一种少见的脑内肿瘤，占脑内原发性肿瘤的 1% ~ 2.5%，占成人颅后窝肿瘤的 7%。绝大多数的血管母细胞瘤是散发病例。10% ~ 20% 的血管母细胞瘤是 von Hippel-Lindau 病（VHL）的一部分。血管母细胞瘤通常见于成年人，儿童罕见。出现症状的年龄多在 30 ~ 40 岁。

【临床表现】

常见的症状包括头晕、头痛、平衡不稳、恶心、呕吐等。

【病理基础】

大体标本上，血管母细胞瘤呈边界清楚的肿块。60% 为囊性伴有囊壁结节，40% 为实性，肿瘤内可见出血和坏死。显微镜下，血管母细胞瘤主要由内皮细胞、周皮细胞或基质细胞组成，以前两种细胞占优势。血管成分可以是毛细血管或海绵状血管。肿瘤壁由受压的脑实质和周围增生的胶质组成。

【CT 表现】

囊肿型：小脑较大囊性低密度区，CT 值约 10 Hu（图 2-4-7）。平扫见等密度壁结节，从几毫米到约数厘米，肿瘤界清。

实质型：平扫为等或稍高密度肿块，分叶状，边缘不光滑。肿瘤周围水肿可有可无。增强扫描壁结节及肿瘤实体均匀强化。

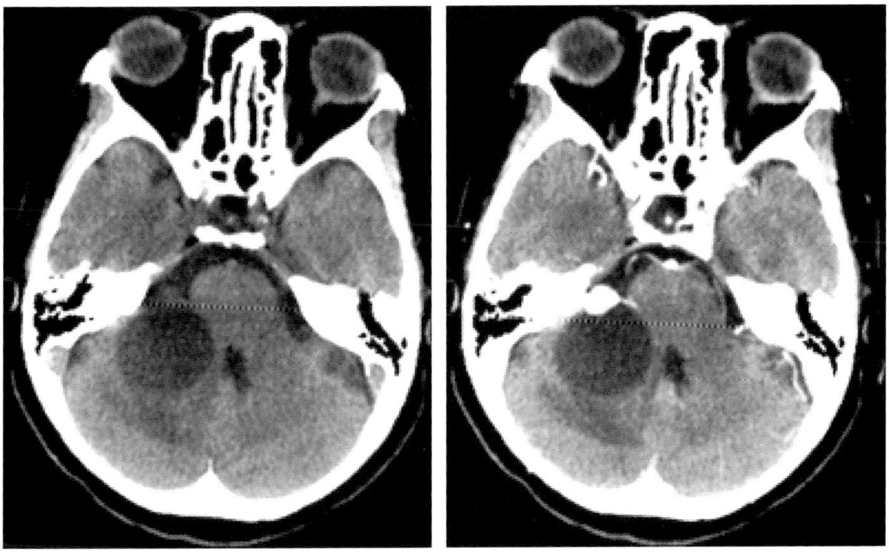

图 2-4-7　囊肿型血管母细胞瘤

八、听神经瘤

听神经瘤（acoustic schwannoma）一般起源于内听道内前庭神经的神经鞘膜，以后沿着神经向阻力较小的内听道外桥小脑角区生长。是桥小脑角区最常见的肿瘤，约占 85%。鉴于听神经瘤生长缓慢，不浸润邻近结构，被列入 WHO Ⅰ级肿瘤。听神经瘤在内听道内生长仅引起内听道的扩大，以后随着肿瘤向桥小脑角池生长，可以引起脑干及小脑半球的受压。听神经瘤通常单独发生。双侧的听神经瘤常是神经纤维瘤病Ⅱ型（NF-2）的表现。绝大多数的听神经瘤发生在 50 ~ 60 岁，儿童少见。男女发病的比例为（1.5 ~ 2）：1。

【临床表现】

听神经瘤的临床表症状早期常为听力下降后丧失。随着肿瘤的增大，可以出现其他脑神经症状、脑干受压或梗阻性脑积水。

【病理基础】

听神经瘤有完整的包膜，外形呈圆形、卵圆形后分叶状。组织学上，听神经瘤有两种不同的组织类型，即 Antoni A 型和 Antoni B 型。Antoni A 型组织由致密的肿瘤细胞组成，细胞呈束状或环行排列，其大小和致密度可以不同。Antoni B 型组织可以与 A 型同时出现，但是分界清楚。Antoni B 型组织无致密的肿瘤细胞，但黏液变及囊变较常见，囊变区域可大可小，有时可见含铁血黄素沉着。

【CT 表现】

桥小脑角区可见等或稍高密度的肿块（图 2-4-8）。钙化及出血不常见。增强扫描可以明显增强。

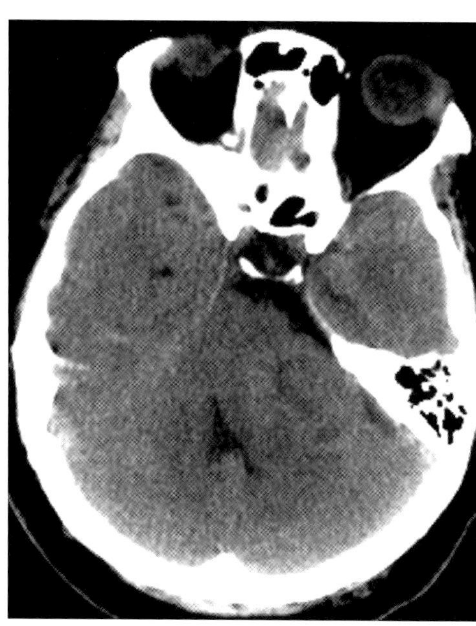

图 2-4-8 听神经瘤

左侧桥小脑角区等密度的肿块，占位效应明显

九、垂体瘤

垂体瘤（pituitary adenoma）约占颅内肿瘤的 10%。此组肿瘤以前叶的腺瘤占大多数，来自后叶者少见。以成年女性最为多见。

【临床表现】

垂体瘤 90% 为良性腺瘤，少数为增生，极少数为癌。微腺瘤临床只有内分泌方面的症状，需做血清内分泌素含量测定才能作出确诊。大腺瘤除内分泌症状外，还可能引起视神经或邻近压迫症状。可能有以下几种症状表现：肿瘤压迫症状，如头痛、视力视野改变、眼睑下垂、眼球运动障碍、三叉神经痛、幻嗅、幻味、轻偏瘫、失语等症状；内分泌功能障碍症状，如月经紊乱、停经、泌乳、肢端肥大症、巨人症、库欣（Cushing）病、纳尔逊（Nelson）综合征、甲状腺功能亢进等。

【病理基础】

垂体瘤是一组垂体前叶和后叶及颅咽管上皮残余细胞发生的肿瘤，系脑外肿瘤。依据肿瘤的大小，将垂体腺瘤分为微腺瘤与大腺瘤。直径小于 10 mm 者称为微腺瘤，大于 10 mm 者称为大腺瘤。按细胞的分泌功能分为催乳素腺瘤（PRL 瘤）、生长素腺瘤（GH 瘤）、促肾上腺皮质素腺瘤（ACTH 瘤）等。

【CT 表现】

鞍内呈圆形软组织密度，平扫为等密度或稍高密度，增强多明显强化。蝶鞍扩大，蝶鞍底下凹变薄，骨质破坏（图 2-4-9）。

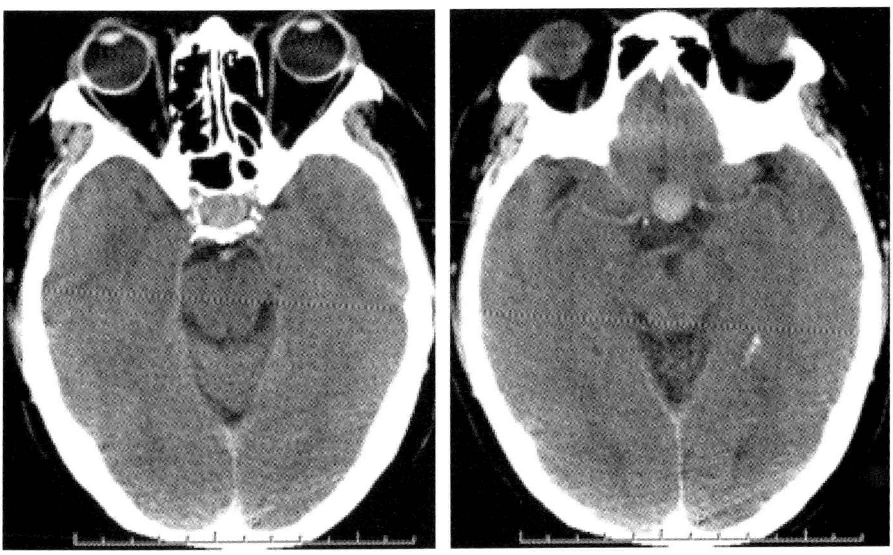

图 2-4-9　垂体瘤

鞍内呈圆形软组织密度，界清，蝶鞍扩大

十、脊索瘤

脊索瘤（chordoma）是起源于残余脊索组织的一种肿瘤。发病年龄广，高峰年龄在20～40岁。男性多于女性，发病比例为2∶1。

【临床表现】

患者可有头痛、进行性脑神经麻痹和锥体束征，肿瘤较大时可有颅内压增高的症状。

【病理基础】

颅底脊索瘤在病理基础上有两种基本类型：一种属于良性，生长缓慢，常常偶然被发现；另一种属于恶性，肿瘤呈破坏性生长。

脊索瘤以骶尾部多见。颅底脊索瘤大多数位于斜坡，常常累及鞍下、鞍旁区。肿瘤向前可延伸到鼻咽部，向上可通过硬膜进入颅中窝或颅后窝压迫大脑、脑干或小脑。肿瘤质地软硬不一，取决于其内部结构。有的肿瘤可以含有较大的钙化灶或多个出血灶等。脊索瘤的一个显著特点是对骨组织呈浸润性破坏。

【CT表现】

脊索瘤的CT表现为以斜坡为中心或居中颅窝底的圆形或不规则肿块，呈混杂密度。邻近骨质呈溶骨性骨质破坏（图2-4-10）。肿瘤常常伴有钙化。增强扫描肿块为中度不均匀强化，也可以不强化。

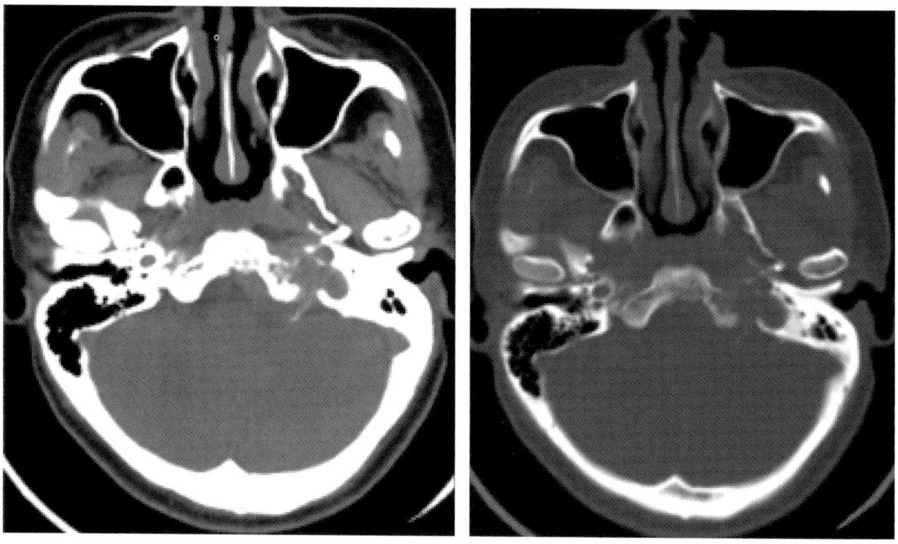

图2-4-10 脊索瘤

以斜坡为中心不规则肿块，邻近斜坡骨质呈溶骨性骨质破坏

十一、脑转移瘤

脑实质转移瘤（parenchymal metastases）是常见的脑内肿瘤。原发于脑外的恶性肿瘤常转移到脑内，尤其以肺癌、乳腺癌和恶性黑色素瘤最为常见。转移瘤常见于成人，儿童少见。

【临床表现】

转移瘤患者的症状取决于转移灶的大小、位置以及转移灶数量的多少。部分患者可以无脑部症状而被偶然发现。

【病理基础】

转移瘤为圆形的、边界清楚的肿块。内部可以囊变，其内容物为黏液样物、出血或坏死。瘤周水肿常见，但水肿的程度与转移灶的大小不成正比。

【CT 表现】

肿瘤常位于大脑皮质下区，圆形，平扫为等或稍低密度，其内可有高密度出血灶。增强扫描病灶呈中至明显强化。灶周水肿明显，范围较大，占位效应明显（图 2-4-11）。

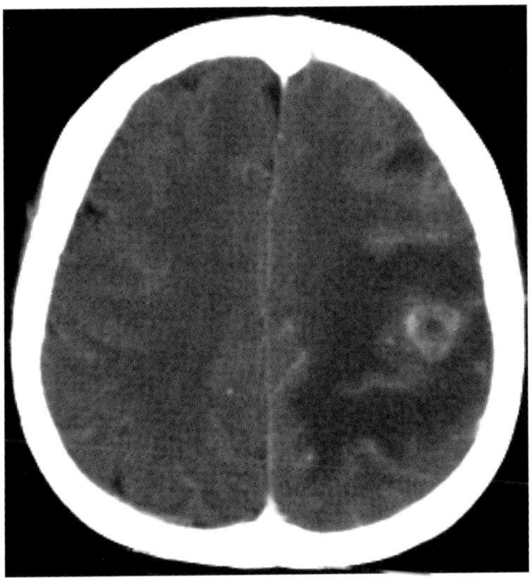

图 2-4-11　脑转移瘤

左侧半卵圆皮质下明显强化结节，灶周水肿明显

十二、颅咽管瘤

颅咽管瘤（craniopharyngioma）起源于胚胎时期的 Rathke 囊的残余鳞状上皮，占原发性颅内肿瘤的 3% ~ 5%。是小儿常见的脑内肿瘤，约占该时期鞍区肿瘤的一半以上。约 40% 的颅咽管瘤发生在 8 ~ 12 岁。颅咽管瘤的第二个发病高峰在 40 ~ 60 岁的成人。

【临床表现】

颅咽管瘤患者常有头痛。由于肿瘤压迫，推移视交叉，患者常有视力障碍、视野缺损；累及室间孔常常导致脑积水。儿童的颅咽管瘤可造成垂体性的侏儒。部分患者可有中枢性尿崩症。

【病理基础】

颅咽管瘤最常见于鞍区，发生在其他部位的颅咽管瘤罕见。约 3/4 的颅咽管瘤完全位于鞍上；或形成以鞍上为主的肿块，小部分位于鞍内；完全位于鞍内的颅咽管瘤罕见。

典型的颅咽瘤是边界清楚的伴有壁结节性肿块，也可以是囊实性肿块。囊内含有胆固醇结晶、角蛋白脱屑以及正铁血红蛋白。

【CT 表现】

CT 可见鞍区分叶状、伴有壁结节的囊性肿块。几乎所有儿童的颅咽管瘤都有结节状的或环形的钙化（图 2-4-12）。成人出现钙化的概率约在 50%。囊内容物的密度较脑脊液稍高。增强扫描 90% 以上的患者可以同现结节状或环形强化。

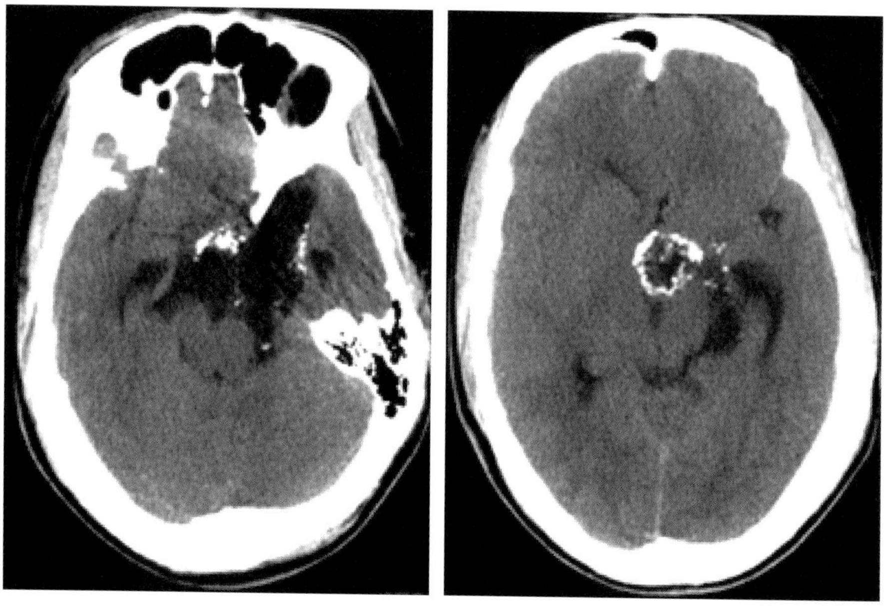

图 2-4-12　颅咽管瘤
鞍区分叶状囊性肿块伴环形钙化

十三、表皮样囊肿

表皮样囊肿（epidermoid cyst）也称胆脂瘤，是一种囊性、非肿瘤性病变。其发病原因可以是先天性的，即胚胎发育过程中外胚层残余组织异位所致，也可以是外伤后的结果。多见于 20～60 岁发病，高峰年龄在 30～40 岁。

【临床表现】

患者常可以表现为头痛、癫痫等。表皮样囊肿的大小可以因为上皮脱屑及腺体分泌而增大。囊肿破裂可以造成化学性脑膜炎，引起癫痫、血管痉挛、脑梗死甚至死亡。

【病理基础】

表皮样囊肿为境界清楚的分叶状肿块，外形常呈花瓣状，囊内含有黏稠蜡样的、由囊壁分解的角化物。囊肿通常沿蛛网膜下腔裂隙呈匍匐钻孔生长，可包绕血管，部分病例可以侵犯相邻的脑实质深部。

【CT 表现】

90% 的表皮样囊肿位于硬膜下。旁中线的位置是最常见的部位。40%～50% 位于桥小脑角池。中线位置的表皮样囊肿少见。10% 的表皮样囊肿位于硬膜外。

绝大多数的表皮样囊肿表现为边界清楚的分叶状肿块，其密度与脑脊液相仿。偶尔，表皮样囊肿可表现为较高密度影，可能与囊内出血、囊内高蛋白质成分及含铁物质的沉积有关（图 2-4-13）。一般注射对比剂后不增强。

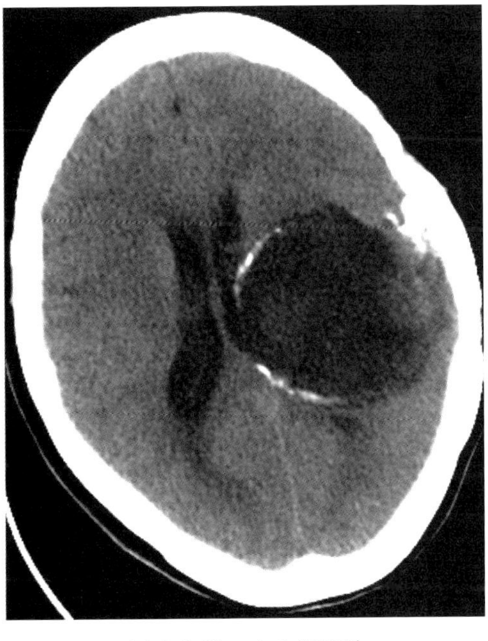

图 2-4-13　表皮样囊肿

左侧侧脑室旁区囊性水样密度肿块，界清，壁钙化

第五节 脑变性疾病

一、一氧化碳中毒性脑病

一氧化碳是最常见的窒息性气体，广泛存在于生活环境和生产环境中。据统计，一氧化碳中毒（CO poisoning，COP）的发病率及死亡率均居职业危害的第一位。

【临床表现】

10% 的幸存者有明显的神经精神症状（痴呆、遗忘症候群、帕金森病、舞蹈症、失语、失用、皮质盲、癫痫、幻觉、精神异常），更多患者有轻微神经精神缺陷，包括人格异常和认知障碍。

在许多急性一氧化碳中毒（acute carbon monoxide poisoning，ACOP）患者可出现心肌不同程度的损害和严重的迟发性神经精神后遗症（delayed neuropsychiatric sequelae，DNPS），尤其是迟发性中毒后脑病（delayed postanoxic encephalopathy，DPE）。

【病理基础】

一氧化碳中毒性脑病的脑组织病理学是大脑白质弥漫性脱髓鞘。脑组织充血水肿，苍白球常出现脱髓鞘，两侧可不对称，以苍白球内侧部的前上方最为常见，小者犹如一道裂隙，大者可延及内囊、苍白球外侧部和壳核。大脑皮质可见分层坏死，多累及第二层细胞，或表现为血管周围的局部缺血性坏死。海马、黑质网状带以及小脑皮质亦可有类似病变。镜下见大脑皮质和海马 hl 段（Somer 段）神经细胞以及小脑浦肯野细胞多数呈缺血性变性，细胞皱缩深染，胞质尼氏小体消失，核固缩，核内微细结构消失。星形胶质细胞显著肿胀，血管周围出现环状出血或缺血软化。软化灶中心神经细胞及胶质细胞坏死，毛细血管内皮细胞肿胀，管壁破坏，并出现吞噬类脂或含铁血黄素的吞噬细胞（格子细胞）。

【CT 表现】

脑 CT 可显示 COP 后广泛性脑部改变，以基底节结构中的苍白球、壳核和尾状核的异常率最高（图 2-5-1、2-5-2）。侧脑室旁核皮质下脑白质改变也很常见。其他发现有病变的脑区包括海马、胼胝体、内侧颞叶、小脑、顶叶、枕叶和额叶。其表现较具特征性，较轻者常首先累及两侧基底节区，以苍白球最为明显，严重者亦可表现为两侧广泛的白质为主的脑水肿。在 COP 的急性期，人脑白质比灰质对缺氧更敏感；而在 COP 后期，基底节改变才会出现。

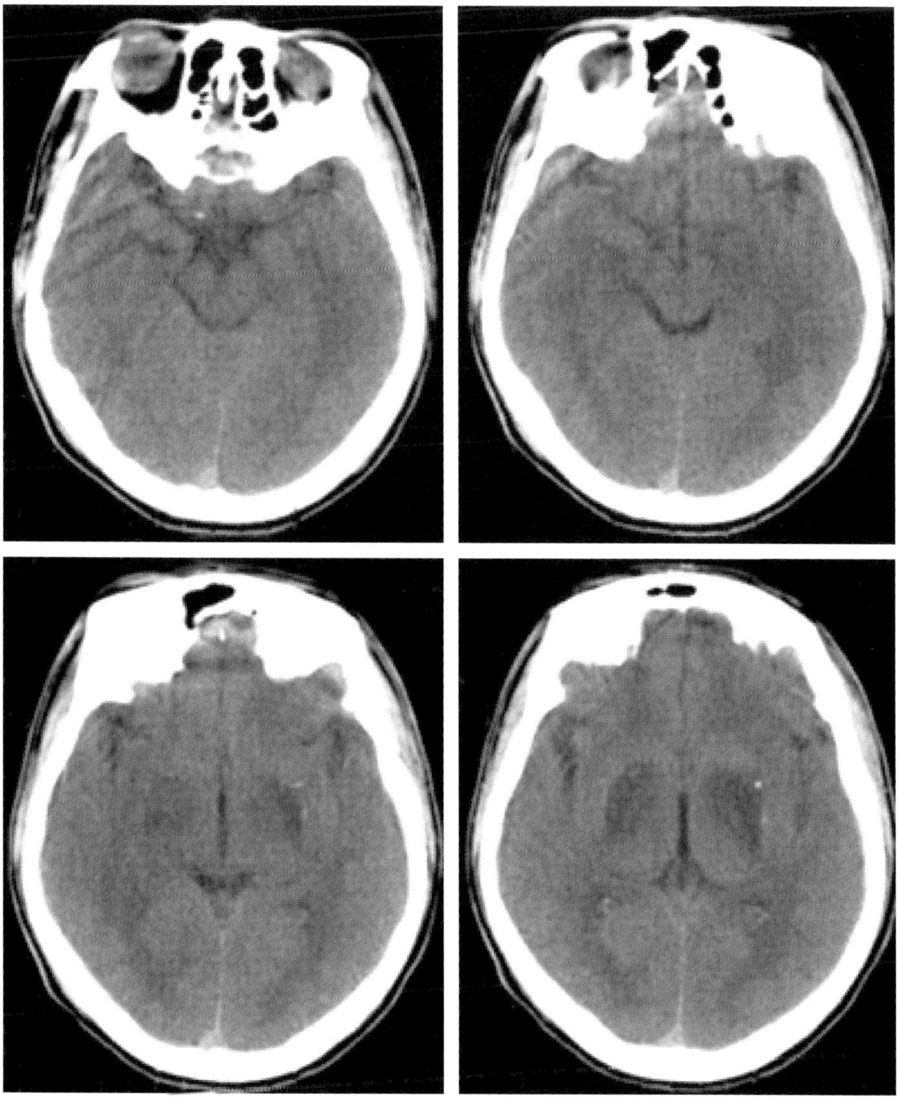

图 2-5-1　一氧化碳中毒性脑病 CT 改变

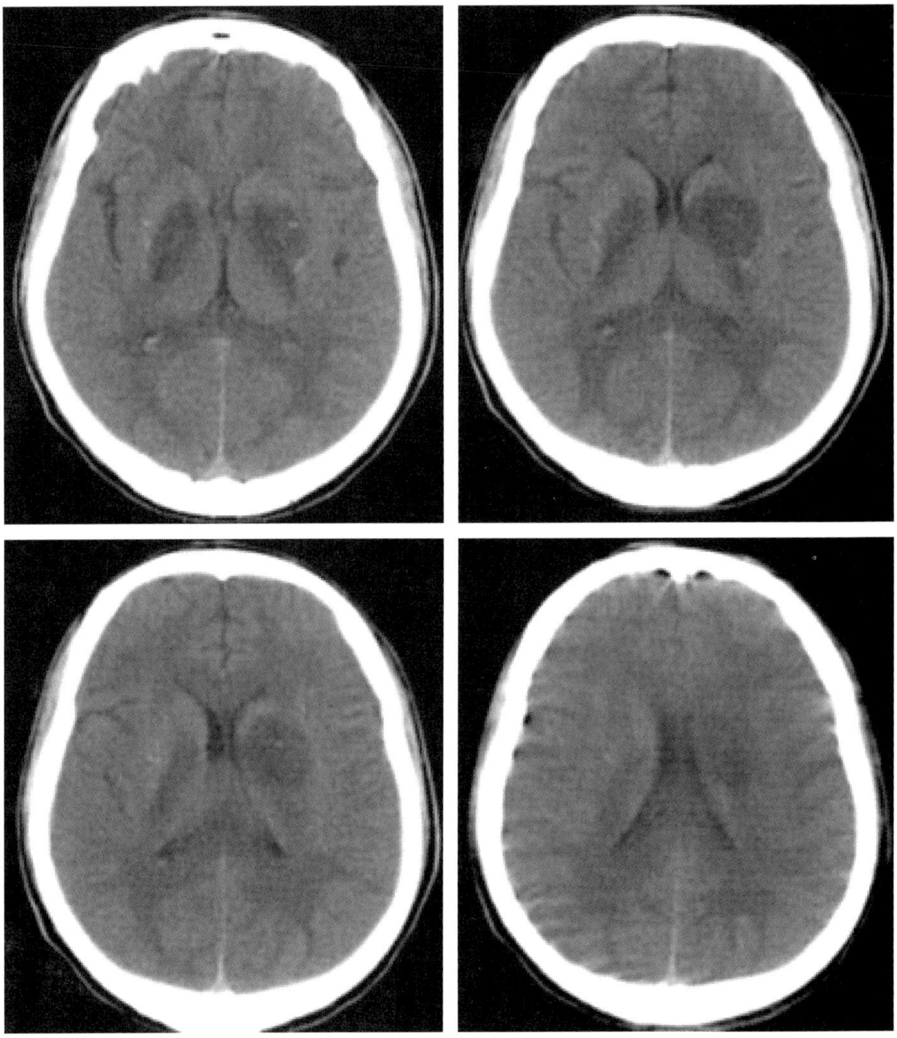

图 2-5-2 CT 示一氧化碳中毒性脑病急性期

二、肝豆状核变性

肝豆状核变性（hepatolenticular degeneration ，HLD）也称 Wilson 病，是一种少见的常染色体隐性遗传性疾病，系由于铜代谢异常，血清铜蓝蛋白降低，导致肝、脑、肾、角膜等部位异常铜沉积。发病年龄多在 8 至 16 岁，无明显性别差异。肝豆状核变性累及脑部可出现特征性的改变。

【临床表现】

肝豆状核变性累及脑部常见构音障碍、震颤、共济失调、肌张力异常及运动障碍等，角膜 K-F 环阳性，有关铜代谢性的实验室检查出现异常等。

【病理基础】

铜沉积好发于基底节区（苍白球、壳核、尾状核等）、丘脑、脑干等处，造成脑组织内反应性水肿、神经元及胶质细胞缺失、海绵样变性和胶质增生等，继续发展可引起不可逆的空腔和囊性变。不少病例在额叶、丘脑、内囊等处出现软化灶。

【CT 表现】

基底节区（苍白球、壳核、尾状核等）、丘脑、脑干、小脑半球白质呈对称性低密度病变，脑干、尾状核呈弥漫性萎缩，侧脑室扩大（图 2-5-3）。增强扫描为低密度病变，不强化。

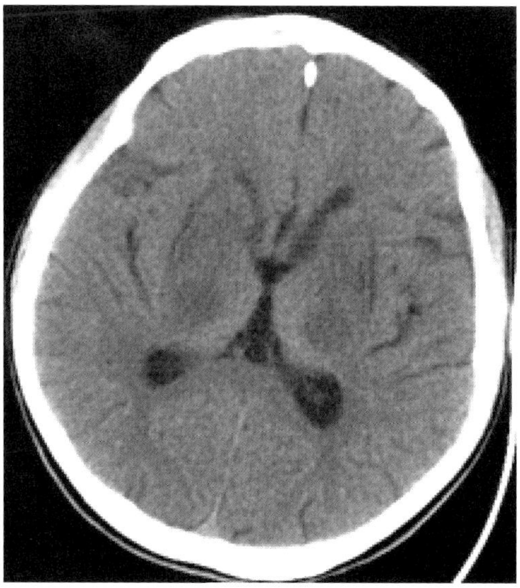

图 2-5-3　肝豆状核变性

双侧尾状核、壳核、苍白球、丘脑外侧部均匀、对称的低密度影

第六节　眼和眼眶疾病

一、色素膜黑色素瘤

色素膜黑色素瘤是成年人眼球内最常见的恶性肿瘤。主要发生于 40～50 岁的成年人。大约有 90% 起源于睫状体或脉络膜或同时累及二者，其余 10% 起源于虹膜。起源于脉络膜者位于眼球后极最为常见。

【临床表现】

临床表现与肿瘤的位置和体积密切相关。若位于后极部，早期即出现视力减退或视物变形；如位于眼球周边部，早期多无自觉症状。

【CT 表现】

CT 主要表现为局灶的、边缘清楚的等密度肿块（与眼外肌等密度），增强后轻至中度强化，无特征性。位于睫状体者多呈结节状，而位于脉络膜者多呈蘑菇样突入玻璃体，常伴有继发的视网膜脱离和玻璃体内转移。脉络膜黑色素瘤根据大小常可分为：小肿瘤（高度≤10 mm），为典型圆盘状并局限于脉络膜；中等大小肿瘤（高度 11 ~ 15 mm），常为典型的蘑菇形，这是由于肿瘤穿破 Bruch 膜而形成；较大肿瘤（高度＞15 mm），可占据整个眼球。睫状体和虹膜黑色素瘤较小。

【鉴别诊断】

色素膜黑色素瘤的 CT 表现无特征性，且如伴有视网膜脱离，其密度与肿瘤密度相等，两者在 CT 上无法区分，而且 CT 很难显示较小的黑色素瘤。

二、脉络膜骨瘤

年轻女性好发，单侧居多，多位于视盘附近。

【临床表现】

本病发展缓慢，初期无任何症状。当肿瘤逐渐增大时，出现视力下降、视物变形及病变位置对应的视野缺损等症状。

【CT 表现】

眼球后极部卵圆形、弧形或半环形致密影，向玻璃体腔内突入，CT 值 200 Hu 以上，呈骨性密度，边缘光滑锐利，较具特征性（图 2-6-1）。少数可伴有视网膜脱离。

【鉴别诊断】

脉络膜骨瘤的 CT 表现较具特征性：①好发于眼球后极；② CT 呈骨性密度影，边缘清晰。

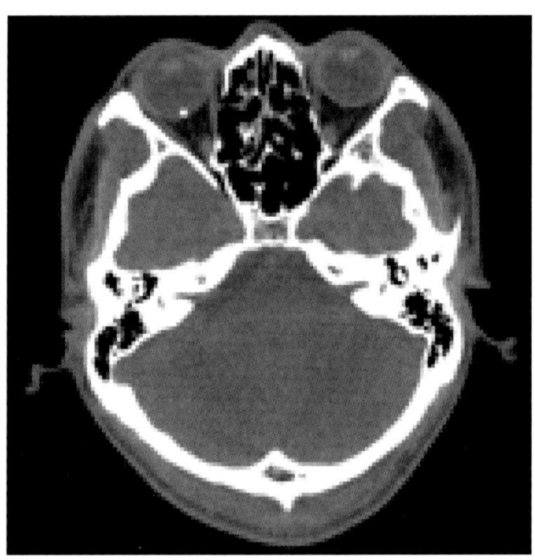

图 2-6-1 脉络膜骨瘤

右眼球后极部小类圆形致密影，边突向玻璃体腔

三、视网膜脱离

视网膜脱离是许多疾病如炎症、外伤、血管性疾病等并发的疾病。视网膜神经上皮层和色素上皮层分离，液体漏入两层之间的潜在性间隙形成视网膜下积液（其内含有蛋白质

成分），从而出现视网膜脱离。

【临床表现】

初发时临床表现为眼前漂浮物，某一方位有“闪光”感。

【CT 表现】

视网膜脱离的 CT 表现为眼球内新月形或弧形高密度影，密度均匀。典型的视网膜脱离呈“V”形，尖端连于视盘（图 2-6-2）。脱离的视网膜很薄，在 CT 上不能显示，但视网膜下积液与玻璃体腔内液体之间可勾画出现视网膜的轮廓。

【鉴别诊断】

特征性的 V 形，尖端与视盘相连。

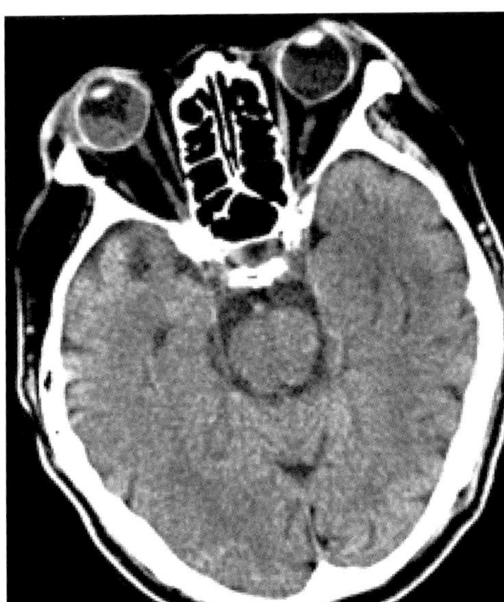

图 2-6-2　右眼视网膜脱离

右侧眼球内“V”形高密度影，尖端与视盘相连

四、视网膜母细胞瘤

视网膜母细胞瘤（retinoblastoma，Rb）是婴幼儿最常见的眼球内恶性肿瘤，具有先天性和遗传性倾向。90% 发生于 3 岁以前，双眼发病占 30% ~35%。另外，若双侧视神经母细胞瘤同时伴发松果体瘤或蝶鞍区原发性神经母细胞瘤，称为三侧性 Rb。肿瘤位于视网膜，多呈灰白色或白垩色，易碎，常有钙化或坏死。钙化是由钙质沉着所致，尤其在退变或诱导退变的病例中明显可见。

【临床表现】

Rb 主要表现为白瞳症。

【CT 表现】

眼球玻璃体内形态不规则，不均匀密度肿块，与玻璃体相比为高密度，95% 有钙化，钙化可呈团块状、片状或斑点状，为本病特征（图 2-6-3）。

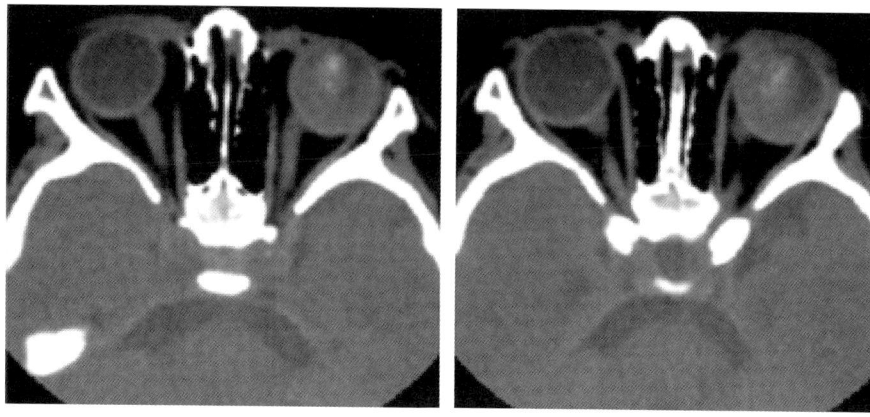

图 2-6-3 视网膜母细胞瘤

左侧玻璃体腔内不规则软组织密度肿块影，密度高于玻璃体，病灶内见钙化

【鉴别诊断】

诊断依据：①好发于 3 岁以下儿童；②发病部位多位于晶状体后方或玻璃体腔内；③多伴有钙化。

五、白内障

晶状体混浊称为白内障。当各种原因引起房水成分和晶状体囊通透性改变及代谢紊乱时，晶状体蛋白变性，纤维间出现水隙、空泡、细胞上皮增殖等改变，透明晶状体则变混浊。

【临床表现】

白内障是常见的主要致盲性眼病。其主要的临床表现为视力障碍。

【CT 表现】

正常两侧晶状体 CT 值相差 0 ~ 7 Hu。白内障主要表现为患侧晶状体密度减低，CT 值平均较健侧减低 30 Hu，这主要与晶状体蛋白质变性有关。

【鉴别诊断】

一般临床检查即可诊断，影像学方法作为辅助诊断。

六、眼球及眼眶的软组织损伤

来自眼眶前面及侧方的钝性暴力作用于眼睑、眼球及眶内软组织，造成损伤。

【临床表现】

晶状体破裂及眼球穿通伤多见，前者引起外伤性白内障、视力下降或丧失；后者致眼球破裂，最终眼球萎缩。眼外肌损伤表现为眼球运动障碍。视神经损伤则视力立即丧失。

【CT 表现】

CT 可全面显示眼球及眼眶的损伤情况。

晶状体破裂致外伤性白内障的 CT 表现除与其他原因引起的白内障相同外，有些还可见晶状体变大或变小。

眼球破裂表现为眼球变小、变形，玻璃体密度增高，甚至看不到清楚的眼球轮廓。有急性球内炎者，表现为眼球壁均匀增厚，球内容物及球外脂肪混浊。

眼外肌损伤主要包括断裂、出血、嵌顿及萎缩等情况。眼外肌断裂表现为眼外肌的连续性中断；出血表现为眼外肌轮廓增粗，密度稍增高。严重的眶壁骨折时，可发生眼外肌嵌入骨折处，从而导致眼球运动受限。CT 可显示眼外肌的异常形态及密度改变；单纯的视神经挫伤在 CT 上仅可见视神经增粗、扭曲，病程长者尚可见视神经与周围组织粘连而变形。

【鉴别诊断】

诊断依据：①有明确外伤史；②典型的 CT 表现。

七、眼部异物

除了眼部异物位于表面外，几乎所有眼部异物都要进行影像学检查以明确异物性质、数量、部位及继发的眼部损伤等。

【临床表现】

眼球内异物的主要临床表现为视力障碍、眼球疼痛等。眶内异物若损伤了视神经则表现为视力障碍，若损伤眼外肌则可出现复视、斜视和眼球运动障碍。

【CT 表现】

金属异物在 CT 表现为异常的高密度影，周围有明显的放射状金属伪影（图 2-6-4）。

【鉴别诊断】

有明确外伤史不难诊断。首选 CT，CT 探测眶内异物方便、无痛苦，密度分辨率高。

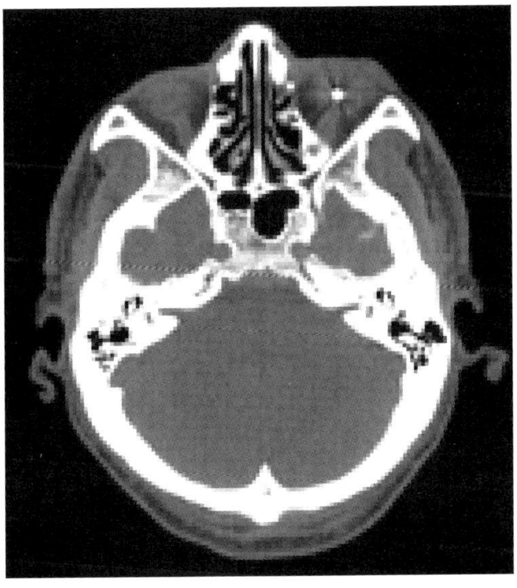

图 2-6-4　左眼球内异物

CT 示左眼球内一颗粒状高密度影，周围可见放射状金属伪影

八、眶壁及视神经管骨折

在眼外伤中，眶壁及视神经管骨折较为常见。

【临床表现】

眼眶骨折的主要临床表现包括复视、眼球突出、眼球固定及斜视等。视神经管骨折表现为视力明显下降或失明。

【CT 表现】

CT 是诊断眼眶及视神经管骨折最准确的方法（图 2-6-5），可直接显示眼眶及视神经管骨质的连续性中断、粉碎及骨折片移位等直接征象，并可以显示骨折引起的间接征象，包括眼外肌增粗、移位或嵌顿、血肿形成经骨折处疝入邻近鼻窦内。

【鉴别诊断】

有明确外伤史及典型影像学资料不难诊断。

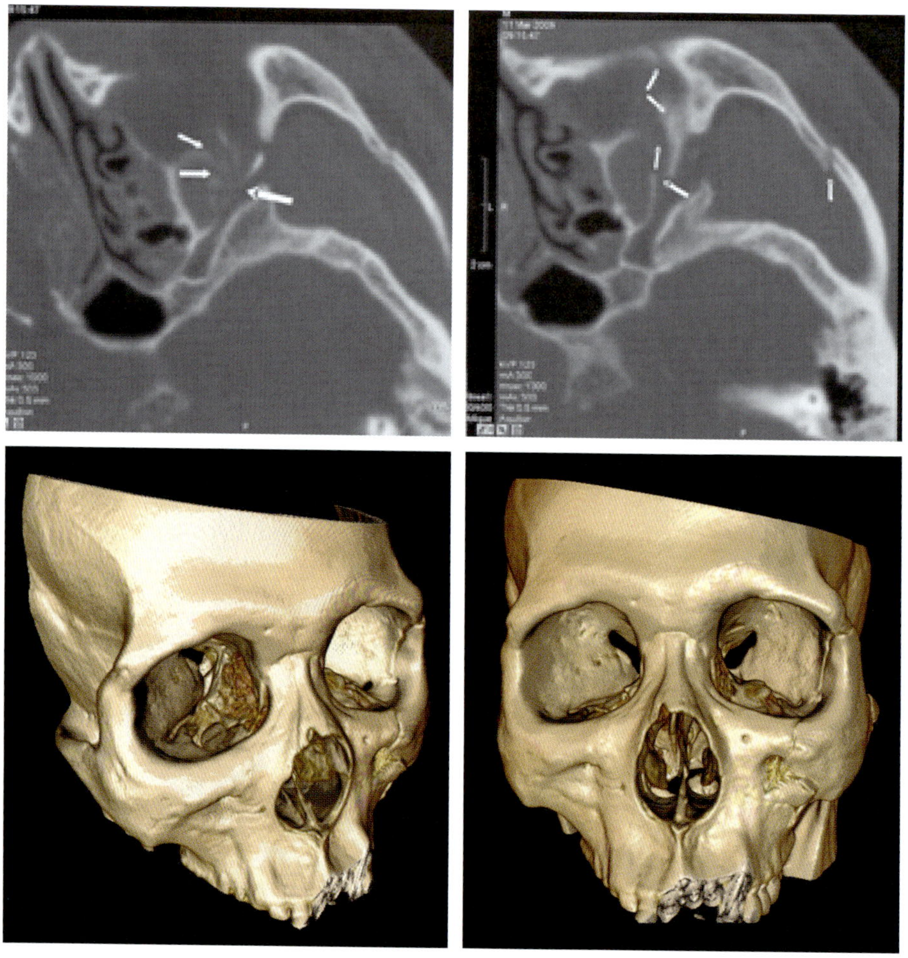

图 2-6-5　眼眶及视神经管骨折

CT 示左眼眶内侧壁多处骨折，视神经管近段稍狭窄

九、眼眶蜂窝织炎

本病起病急，是发生于眶内软组织或骨膜下的急性化脓性炎症。

【临床表现】

除发热及全身症状外，局部有眼痛、眼睑红肿、球结膜水肿、眼球突出及运动障碍。炎症局限者形成眶内脓肿，病情严重者可引起颅内感染，并发海绵窦血栓性静脉炎、脑膜炎等。儿童时期由于免疫功能发育不全，较成人易发生眶内感染。

【CT 表现】

眼眶蜂窝织炎早期炎症局限于肌锥外，可见眼外肌增厚和边缘模糊，球后脂肪可见点条状软组织密度影。随病情进展，眶内密度弥漫增高，眼睑软组织肿胀，眼球突出，部分伴有眼环增厚。

【鉴别诊断】

由于眼眶蜂窝织炎的影像学特点不具有特异性，应结合临床急性炎症症状来诊断。

十、炎性假瘤

炎性假瘤又称特发性眼眶炎症，是原发于眼眶组织的非特异性增殖性炎症。多数学者认为本病与免疫反应有关，无特异性或局部特定原因。其病理特点是眼眶内组织，尤其是眼外肌肿胀，形成肿瘤样病变。镜下可见淋巴细胞、浆细胞弥漫性浸润，纤维结缔组织增生，血管增生、管壁变性等。

【临床表现】

临床上以中年男性多见，常为单侧，急性起病，但发展缓慢，可反复发作。典型的临床表现是眼眶痛、眼球运动障碍、复视和眼球突出、眼睑和结膜肿胀充血。激素治疗有效，但易复发，此为与真性肿瘤不同之处。

【CT 表现】

1. 弥漫炎症型　病变范围弥漫，无明显肿块影，表现为眼外肌增粗、泪腺增大、眼环增厚。

2. 肿块型　可见到边界清晰的炎性组织肿块影，多位于肌锥内外，呈软组织密度，增强呈轻、中度强化。

3. 泪腺炎型　病变局限在泪腺附近，表现为泪腺肿大，可超出眶缘之外，但无局部骨质破坏。冠状位图像可见眼球受压，向内下移位。

4. 肌炎型　表现为一条或数条眼外肌增粗、肥大，以下直肌和内直肌多见，且一般是整条眼肌肥大，以肌腱近眼球处明显，边缘模糊（图 2-6-6）。

【鉴别诊断】

诊断依据：①临床表现；②激素治疗有效，但亦复发；③相关影像学检查。

需要与以下疾病鉴别：①淋巴增生性病变，可为多结构受累，部分包绕眼球生长，需与弥漫型炎性假瘤鉴别，治疗后短期复查有助于鉴别，明确诊断需活检；②转移瘤，表现为眼外肌结节状增粗；③结节病，眼部表现为葡萄膜炎，需与巩膜周围炎性假瘤鉴别。结节病多为双侧性，此外尚可见肺门、纵隔内增大淋巴结。

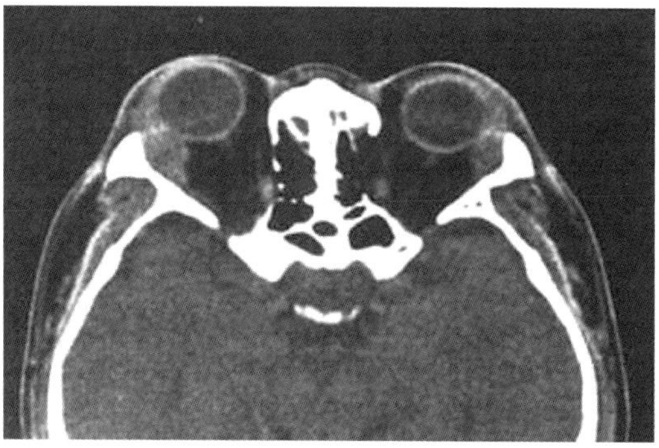

图 2-6-6 眼眶炎性假瘤（肌炎型）
CT 示双侧外直肌增粗，边缘稍模糊。眶壁骨质无破坏

十一、格雷夫斯眼病

格雷夫斯眼病又称甲状腺相关性眼病，是引起成人单眼或双眼球突出最常见的原因。病变几乎总是限制于眼外肌的肌腹，眼外肌前 1/3 的肌腱部分不受累。首先受累的眼外肌常为下直肌，其次为内直肌，再次为上直肌，外直肌较少受累。

【临床表现】

上眼睑退缩、迟落、复视、眼球突出等。

【CT 表现】

眼外肌增粗，主要为肌腹增粗，附着于球壁上的肌腱不增粗（图 2-6-7）。增粗的肌肉密度均匀一致，增强后有不同程度强化。冠状位 CT 有助于判断眼外肌和视神经的改变。

【鉴别诊断】

诊断依据：①有甲状腺功能异常病史；②好发部分多仅限于肌腹。主要是与肌炎型炎性假瘤和颈动脉海绵窦瘘鉴别。

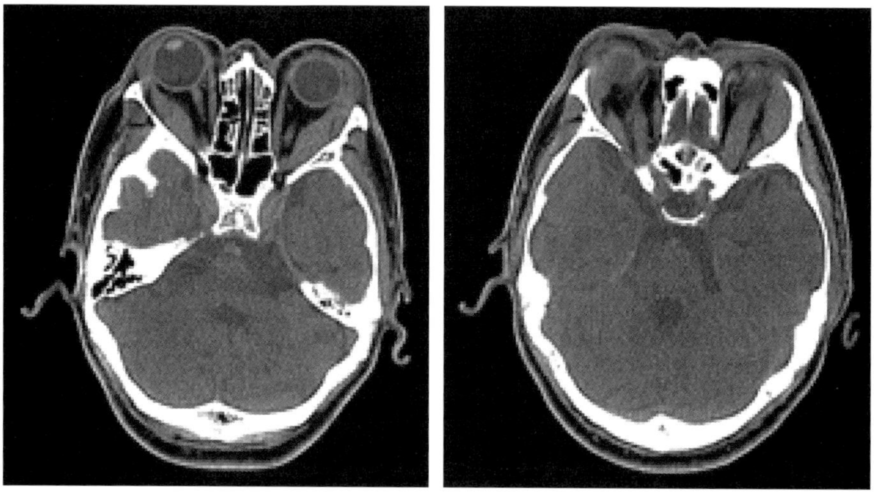

图 2-6-7 格雷夫斯眼病
CT 示双侧眼外直肌增粗，以肌腹增粗为主

十二、慢性泪囊炎

慢性泪囊炎多见于中老年女性，单侧多见，病变进展缓慢。

【临床表现】

患者表现为泪腺肿大，可引起轻微眼胀痛、复视，但很少引起眼球突出。

【CT 表现】

泪腺弥漫性增大，增强可有强化，一般无眶骨的压迫或破坏。

【鉴别诊断】

主要与泪腺肿瘤相鉴别。一般泪腺肿瘤呈结节状软组织影，且可致泪窝扩大、眶骨变形。

十三、视神经胶质瘤

视神经胶质瘤起源于视神经内神经胶质，属于良性或低度恶性肿瘤。多见于 10 岁以下的儿童，为良性肿瘤；成人少见，多为恶性。本病多为单侧，生长缓慢，部分可发生恶变，但一般不引起血行和淋巴道转移。肿瘤可发生于眶内或颅内，多起自视神经附近，然后向眶内和颅内生长。

【临床表现】

肿瘤位于眶内者，可表现为视力下降、眼球突出，且视力下降多发生于眼球突出之前，这是其特征之一；位于颅内者，可出现头痛、呕吐、眼球运动障碍及颅内压增高等。

【CT 表现】

视神经梭形或管形增粗、迂曲，边界清楚，与脑白质呈等密度，有轻至中度强化。视神经管内段受累时，可表现为视神经管扩大。若肿瘤同时累及视神经眶内段、管内段及颅内段，可表现为“哑铃征”。

【鉴别诊断】

诊断依据：①临床上视力下降早于眼球突出之前出现，这是其特点之一；②增强扫描呈轻中度强化，与视神经脑膜瘤强化程度不同。

鉴别诊断包括：①视神经鞘脑膜瘤，其主要见于成年人，CT 表现主要为等或略高密度，可见钙化，边界光整，肿瘤强化明显，而视神经无强化，形成较具特征的轨道征；②视神经炎，主要指周围视神经鞘的炎性病变，有时与视神经胶质瘤不易鉴别；③视神经蛛网膜下腔增宽，见于颅内压增高，一般有颅内原发病变。

十四、视神经鞘脑膜瘤

视神经鞘脑膜瘤多发生于中年，以女性居多，单侧多见。视神经鞘脑膜瘤最常发生于眶尖，沿视神经分布，少数位于肌锥内间隙或肌锥外间隙而与视神经无关。

【临床表现】

临床表现为眼球逐渐向正前方突出，视力下降发生于眼球突出之后。严重的视力减退是视神经鞘脑膜瘤的主要症状之一。

【CT表现】

CT表现为沿视神经生长的管形肿块，也可呈梭形或偏心性生长。增强后肿瘤明显强化，强化较均匀，而其内被包绕的视神经不强化呈低密度，表现为“双轨征”。恶变表现为肿瘤广泛侵犯眶内组织及眶骨破坏。

【鉴别诊断】

诊断依据：①严重的视力减退；②增强扫描肿瘤明显强化，而视神经不强化，表现为“双轨征”。主要与视神经胶质瘤鉴别。

十五、眼眶海绵状血管瘤

海绵状血管瘤是成人眶内最常见的良性肿瘤，多于中青年时期发病，女性稍多。多位于眼眶肌锥内，绝大多数为单发，极少数为多发，生长缓慢，视力一般不受影响。

【临床表现】

常见体征为无痛性、慢性进行性眼球突出。视力一般不受影响，少数肿瘤压迫视神经，可有相应的视野缺损。

【CT表现】

肿瘤多位于肌锥内，呈圆形或卵圆形，部分有分叶，边界清晰。一般为单个肿瘤，少数可有多个病灶。大多数海绵状血管瘤与眼外肌等密度，密度均匀，少数肿瘤内可见小圆形高密度钙化，其实是静脉石形成。肿瘤内的钙化对鉴别诊断并无太大的价值。

【鉴别诊断】

诊断依据：①肿瘤位于肌锥内，边缘光滑；②增强扫描具有“渐进性强化”的特征，这在直径大于1.5 cm的肿瘤中表现尤为明显。

眶内海绵状血管瘤需与神经鞘瘤鉴别：后者的典型CT表现呈较低密度且不均匀，增强后为轻、中度快速强化；神经鞘瘤发生在眶尖时，还可经眶上裂形成眶颅沟通性肿瘤。

十六、眼眶静脉曲张

眼眶静脉曲张是常见的眶内血管畸形，不是真正的肿瘤。大多数发生于青年，常为单侧。

【临床表现】

典型的临床表现为体位性眼球突出，在低头、弯腰、咳嗽或憋气时，由于颈内静脉压力增大，引起患侧眼球突出，至直立或仰卧时恢复正常或轻度内陷。

【CT表现】

CT表现为不规则软组织影，边界较清楚，与眼外肌呈等密度，密度不均匀，部分可见静脉石，增强后明显强化，强化不均匀。采用仰卧位头低冠状面扫描或颈部加压病变可较横断面中所示明显增大。

【鉴别诊断】

诊断依据：①增强明显强化；②改变体位或颈部加压明显增粗。

十七、颈动脉海绵窦瘘

颈动脉海绵窦瘘一般是指颈内动脉海绵窦段本身或分支破裂，与海绵窦之间形成异常的动静脉交通，大多数由外伤引起。

【临床表现】

临床表现为搏动性突眼，患侧眼眶、额部、颞部及耳后血管杂音，球结膜水肿和充血，眼球运动障碍等。

【CT 表现】

CT 表现为眼上静脉增粗、海绵窦扩大、眼球突出、眼外肌增粗、眼睑肿胀。增强扫描显示增粗的眼上静脉与扩大的海绵窦明显强化（图 2-6-8）。脑血管造影或 DSA 可确诊本病，可明确显示瘘的部分及大小、静脉引流及颈外动脉供血情况，并可同时进行介入栓塞治疗。

【鉴别诊断】

临床有外伤史，CT 显示眼上静脉增粗和海绵窦扩大，可提示诊断。CT 上主要与海绵窦肿瘤继发的眼上静脉增粗鉴别。

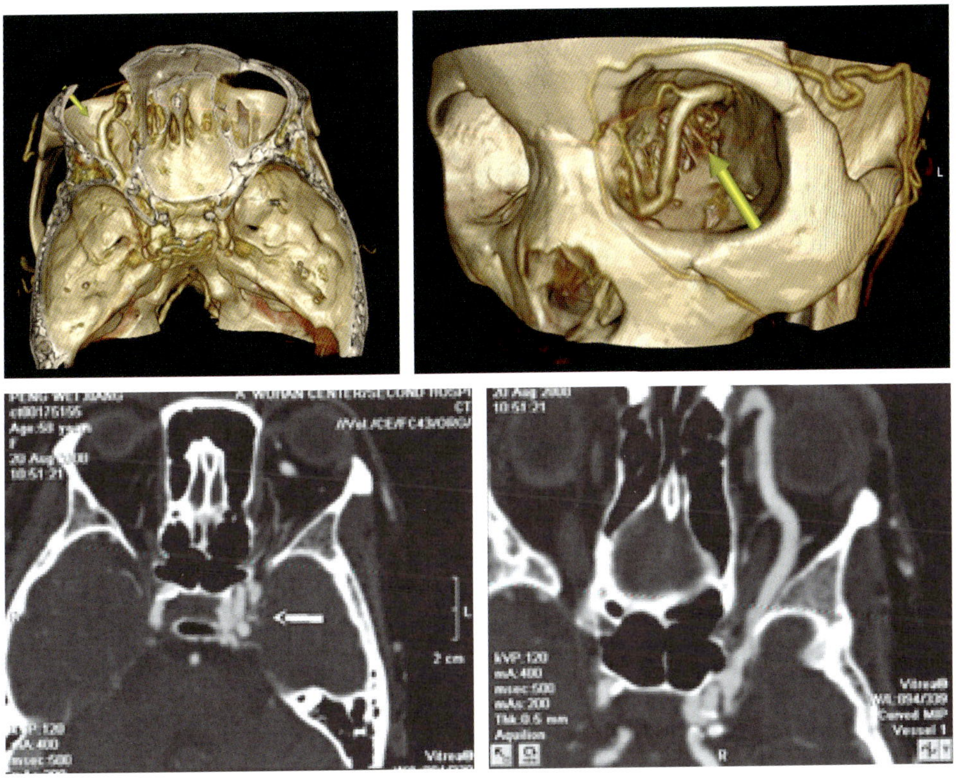

图 2-6-8　颈动脉海绵窦瘘

64 排 CTA 三位重建及 MPR 示左眼上静脉明显增粗强化，与颈动脉海绵窦段的异常分支相联通

十八、眼眶神经鞘瘤

眼眶神经鞘瘤是成人眼眶内较常见的肿瘤，男女发病率基本一致。肿瘤多为良性，极少数为恶性，一般为单发，肌锥外间隙多见，眶上方明显多于下方，颞侧多于鼻侧。

【临床表现】

其临床表现主要包括缓慢渐进性无痛性眼球突出，常发生复视和斜视。如果视神经受压，则可引起视力下降。

【CT 表现】

CT 表现为球后肿块，可位于肌锥内、外间隙，以上直肌上方及肌泪腺区的肌锥外间隙居多，与感觉神经分布有关。其形状多为长圆形，与颅内沟通时形成哑铃形，边界清楚光整，肿瘤实质密度较低，CT 值为 35 Hu 左右，其内有不规则低密度区。增强扫描时，肿瘤呈中度强化。

【鉴别诊断】

本病主要与海绵状血管瘤、局限性神经纤维瘤病及视神经脑膜瘤等鉴别：海绵状血管瘤一般不累及眶尖，故眶尖正常脂肪存在；局限性神经纤维瘤病一般呈等密度，轻中度均匀强化；视神经脑膜瘤围绕视神经生长，CT 上呈高密度，有时有钙化，增强后可见“双轨征”。

十九、泪腺混合瘤

泪腺混合瘤也称多形性腺瘤，较为常见，绝大多数起源于泪腺眶部，极少数发生于泪腺睑部或异位泪腺。以 40 ~ 50 岁最多见，女性稍多于男性。

【临床表现】

临床表现为眼眶外上缘无痛性、缓慢生长的肿块，较易复发。

【CT 表现】

CT 表现为外上象限的椭圆形或圆形肿块，边界清晰，密度多均匀，与眼外肌呈等密度，较大者可有囊变坏死。肿瘤多向后延伸，泪腺窝受压凹陷。较大者可造成局部骨质缺损，但无破坏征象。

【鉴别诊断】

需与泪腺恶性上皮性肿瘤鉴别。泪腺癌病史短，生长迅速，疼痛明显，边界不清，密度不均匀，可伴有骨质破坏或颅内侵犯。泪腺增大除泪腺肿瘤外，还可因炎症、肉芽肿性病变、淋巴瘤或囊肿等引起，需加以鉴别。

第七节 鼻和鼻窦疾病

一、急性鼻窦炎

鼻窦炎是鼻部最常见的病变，可继发于感染、过敏、免疫状态改变或以上几种因素共同作用。由于炎性反应，鼻窦黏膜肿胀，窦口鼻道复合体狭窄，导致黏液阻塞和分泌物潴留。

【临床表现】

急性鼻窦炎临床表现为鼻阻、浓涕、后吸性分泌物、头痛和面部疼痛，可伴有发热。

【CT 表现】

CT 表现为鼻窦黏膜增厚，部分可出现气液平面，严重者可实变。可仅限于一个鼻窦，也可累及半组或全组鼻窦（图 2-7-1）。

【鉴别诊断】

根据临床表现，结合影像学所见窦腔混浊、积液、黏膜增厚和骨质改变，诊断并不困难。

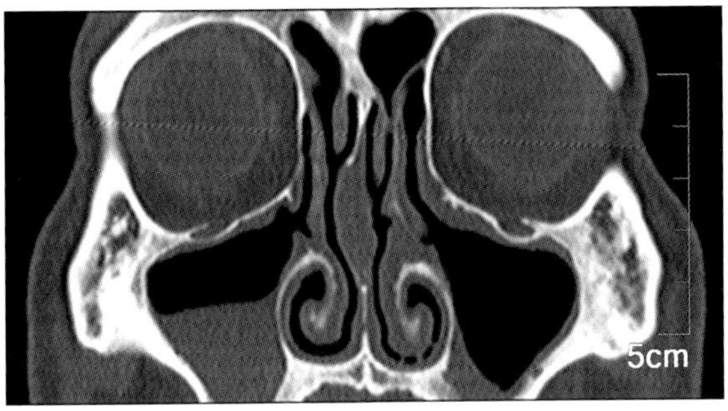

图 2-7-1　急性鼻窦炎

CT 示右侧上颌窦内液体密度影，可见气液平面，窦壁骨质结构无异常

二、慢性鼻窦炎

慢性鼻窦炎是由于急性鼻窦炎治疗不及时或不彻底，反复发作迁延而致。由于反复感染，黏膜增生、息肉样肥厚、部分萎缩和纤维化，可形成黏膜下囊肿，窦壁骨质增生硬化。

【临床表现】

临床表现为鼻阻、反复流涕和后吸性分泌物，也可有鼻出血、嗅觉减退、头痛和面部疼痛。

【CT 表现】

CT 典型表现为黏膜肥厚，2～5 mm 为轻度增厚，5～10 mm 为中度增厚，＞10 mm 为重度增厚；黏膜下囊肿形成；显著黏膜增厚和多发黏膜下囊肿使窦腔实变；窦壁骨质硬化、肥厚，严重者出现窦腔缩小；如果儿童反复炎症，可造成鼻窦发育不良（图 2-7-2）。

【鉴别诊断】

通过 CT 即可作出诊断。

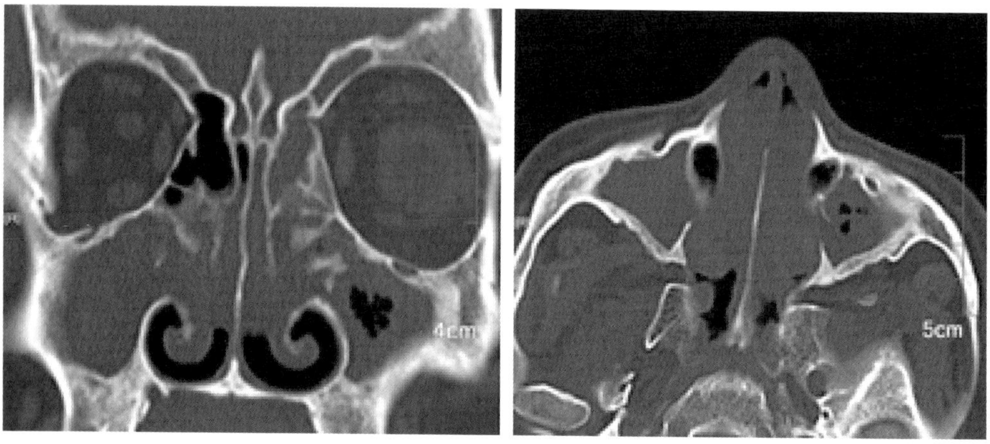

图 2-7-2 慢性鼻窦炎

CT 示双侧上颌窦、筛窦、额窦窦壁黏膜明显肥厚，窦腔内见软组织密度影充填，窦壁骨质可见硬化

三、鼻息肉

鼻息肉多见于成年人，可单独发生于鼻腔或鼻窦，两者也可同时发病，以中鼻道和筛窦最常见。

【临床表现】

临床表现为持续性鼻阻、流涕、头痛等。

【CT 表现】

CT 表现为单侧或双侧鼻腔或鼻窦膨胀扩大，充满软组织肿块影；可侵蚀骨质，也可伴有骨质硬化；密度不均，从黏液到软组织密度，中央多为高密度物质，外周伴有低密度环，为炎性病变特征性外观（图 2-7-3）。增强后，可见到轻度强化的弯曲条带状影，代表息肉被黏液围绕的黏膜。

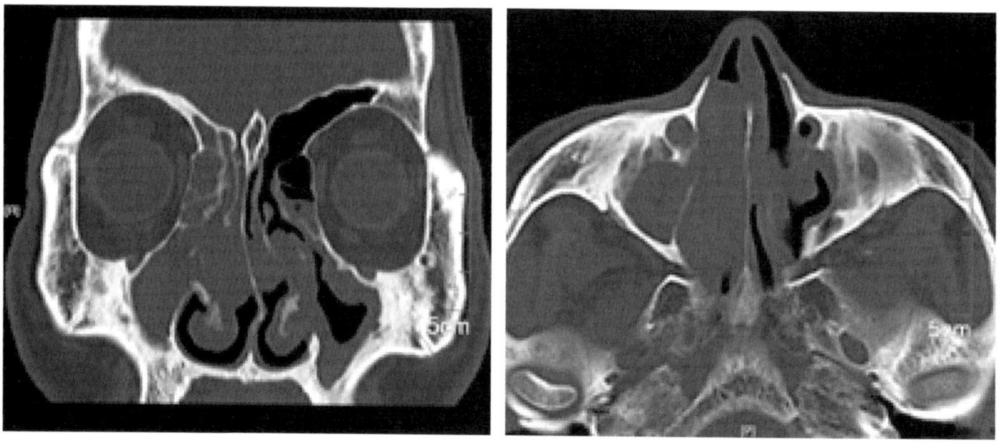

图 2-7-3 鼻息肉

右侧中鼻道、同侧上颌窦及筛窦内均可见软组织密度影充填，鼻甲骨质有吸收

【鉴别诊断】

本病需与鼻腔恶性肿瘤、内翻性乳头状瘤、上颌窦炎、囊肿、鼻咽部纤维血管瘤等进行鉴别。一般恶性肿瘤浸润性生长且骨质破坏征象明显；纤维血管瘤增强后有明显强化；内翻性乳头状瘤与息肉不易鉴别，一般需结合鼻镜和病理检查。

四、真菌性鼻窦炎

真菌性鼻窦炎多单侧发生，上颌窦最常见，可压迫受累的窦腔，但无侵袭性破坏。发生于上颌窦的炎症多为非侵袭型，其主要病理改变为黏膜炎症后形成肉芽肿；而侵袭型炎症是因真菌侵入黏膜动脉，引起血栓性动脉炎，导致黏膜和骨壁坏死、破坏，甚至累及鼻窦周围组织。病变处有血性脓液、肉芽、坏死组织和干酪样物。

【临床表现】

临床表现包括鼻阻、血涕、脓性或恶臭分泌物，尤其血涕较其他鼻窦炎更常见。鼻镜检查可发现典型的分泌物为干酪样易破碎的团块，伴有恶臭。

【CT 表现】

上颌窦最常见，窦腔实变的中央可见点、细条状或云絮状高密度影，由真菌丝中的钙盐、铁和镁等重金属形成；窦壁骨质破坏多位于上颌窦内壁，尤其近上颌窦自然开口处，其余窦壁骨质增生肥厚（图 2-7-4）。

【鉴别诊断】

非侵袭型者需与慢性鼻窦炎、鼻息肉及黏液囊肿鉴别。侵袭型者伴有骨质破坏则需与肿瘤、恶性肉芽肿鉴别，其主要鉴别点是本病有钙化。

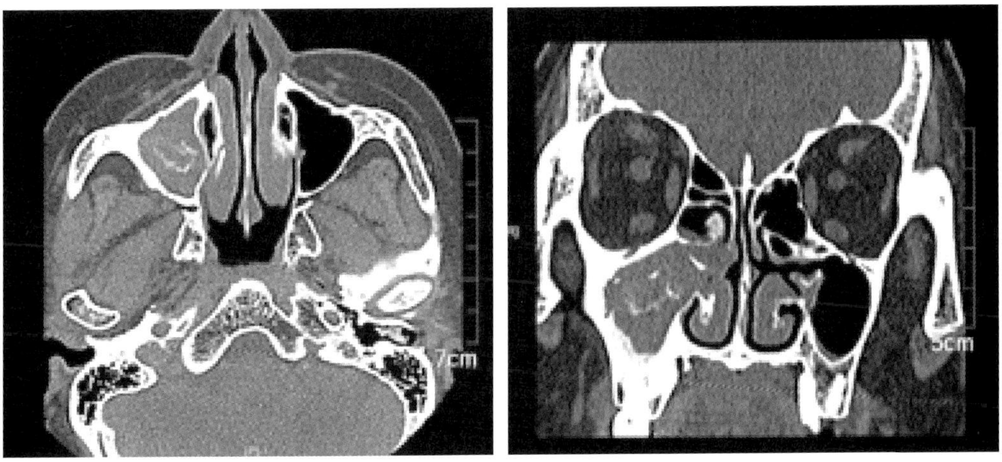

图 2-7-4　真菌性鼻窦炎

右侧上颌窦腔实变，其中央见条絮状高密度影，窦壁增厚硬化

五、鼻窦黏膜下囊肿

黏膜囊肿包括黏液腺囊肿（潴留囊肿）和浆液囊肿（黏膜下囊肿）。黏膜下囊肿位于上颌窦内，单发，但也可双侧发生，常呈基底部位于窦底的半球形或球形，无明显囊壁上皮，属假性囊肿。囊内为毛细血管内渗出的浆液，有时可占满整个窦腔。

【临床表现】

临床上多数无症状，而经常为影像学检查时偶然发现，或仅有面颊部不适感、牙痛等。

【CT 表现】

囊肿单发或多发，表现为沿窦壁走行、边缘光滑、均质低密度、圆形或卵圆形软组织影（图 2-7-5），是由于炎症或变态反应使黏膜毛细血管壁渗透性发生改变，致使血浆外渗，积存于黏膜下层的疏松结缔组织内，逐渐膨胀、扩大形成。窦壁骨质很少发生膨胀变薄，但可伴有轻度骨质硬化。

【鉴别诊断】

多发性黏膜囊肿易明确诊断。单发者需与鼻息肉鉴别。

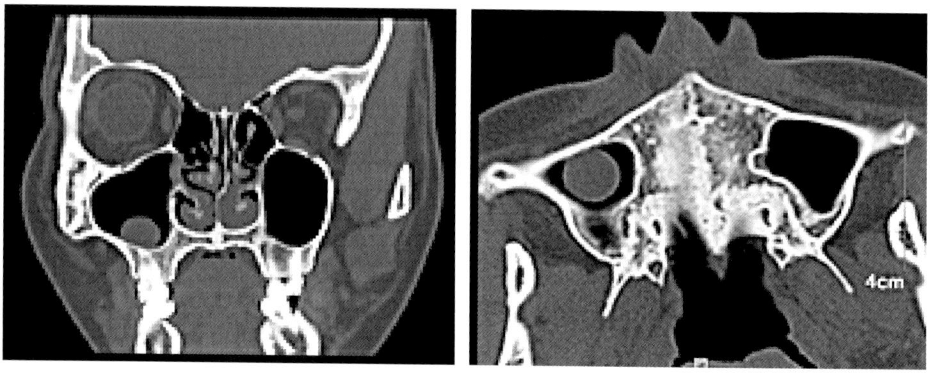

图 2-7-5 上颌窦黏膜下囊肿
CT 示右侧上颌窦底部一附壁类圆形软组织密度影，边缘光滑

六、鼻窦黏液囊肿

多数认为鼻窦黏液囊肿是由于窦口长期阻塞而造成窦腔膨胀性病变。绝大多数为单发。额窦受累最常见，其次为筛窦，上颌窦、蝶窦少见。多见于中老年人。

囊肿壁即为鼻窦黏膜，黏膜上皮化生，黏膜下炎性细胞浸润。囊内液体一般为淡黄色稀薄浆液、棕褐色稠厚黏液或咖啡色混有血样物质，如有感染变为脓性，称脓囊肿。黏液大量潴留压迫窦壁，以致窦腔膨胀，窦壁变薄。

【CT 表现】

典型表现是窦腔膨大，内可见低或等密度软组织影，密度一般较均匀，极少数伴有钙化、出血，边界清楚。增强后不强化。其骨壁变薄外移或部分消失，但无虫蚀样破坏。纤维柱状上皮变为扁平形，黏膜下层可见炎性细胞浸润，有时呈息肉或纤维变。

【鉴别诊断】

根据影像学表现，结合临床所见，本病诊断一般不难。有时需与鼻窦恶性肿瘤鉴别，后者骨壁呈侵蚀性破坏，广泛而不规则，窦腔扩大不如囊肿明显，病程短且常有鼻出血。

七、内翻性乳头状瘤

本病多见于成年男性。主要病理改变是以上皮明显增生和其下结缔组织少量增殖为特征的赘生物，呈息肉样。其特点是增生的上皮团块向水肿的基质内倒生。

【临床表现】

临床表现为鼻阻、鼻涕、鼻出血和失嗅，出现疼痛和面部麻木可能并发恶变。多单侧发病，双侧罕见。最常见的发生部位为鼻腔外壁近中鼻道处，常蔓延到邻近鼻窦。鼻镜检查可观察到鼻腔内息肉样肿块，质软，触之易出血。

【CT 表现】

CT 表现为鼻腔软组织肿块影，形态规则或不规则，边界较清楚，密度多较均匀，少数可伴有钙化（图 2-7-6），小肿瘤局限于鼻腔，大肿瘤常蔓延到邻近鼻窦。增强扫描因肿瘤内血管较少，无明显或轻度强化。骨壁破坏以上颌窦内侧壁为主，晚期可有广泛破坏；窦腔扩大多不明显。CT 是术后随访最重要的影像学检查方法。

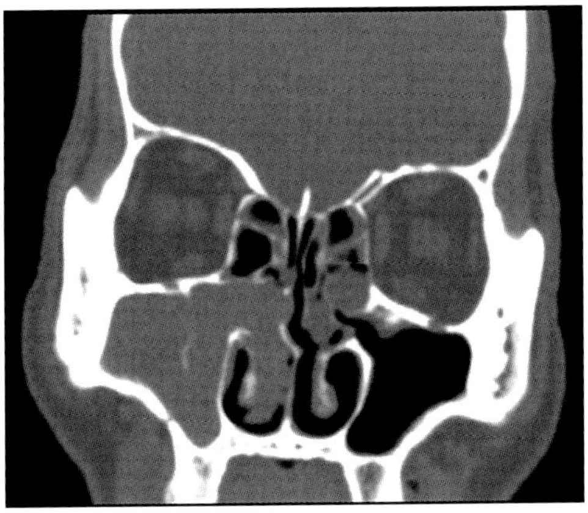

图 2-7-6　内翻性乳头状瘤

CT 示右侧鼻腔及上颌窦内见不规则软组织肿块影，右侧上颌窦内侧壁骨质吸收变薄，窦口扩大

【鉴别诊断】

本病需与鼻窦炎及息肉鉴别，后者多双侧发病，一般无骨质破坏；还需与鼻血管瘤鉴别，后者增强后明显强化。恶变后需与筛窦、上颌窦及鼻腔恶性肿瘤鉴别。

八、骨瘤

骨瘤多见于 20 ~ 40 岁成年人，生长缓慢，无恶变。多发生于额窦，其次为筛窦、上颌窦，蝶窦罕见，通常为单发。是一种起源于膜内成骨的良性骨肿瘤，组织学上瘤骨由分化良好的成熟骨组织构成，生长缓慢。

【临床表现】

大多数患者无症状，较大的骨瘤可阻塞鼻窦引流，出现鼻窦炎性症状；也可突入眼眶或颅内出现相应压迫症状。

【CT 表现】

骨瘤在 CT 呈圆形、椭圆形、不规则形或分叶状，边界清楚（图 2-7-7）。致密型表现为均匀骨皮质样高密度影；松质型表现为由厚薄不一的骨皮质构成骨壳，内可见骨小梁结构；混合型表现为高密度的瘤体内散在低密度纤维区。

【鉴别诊断】

本病需与骨纤维异常增殖症、骨化性纤维瘤及脑膜瘤所致的骨质增生等鉴别。

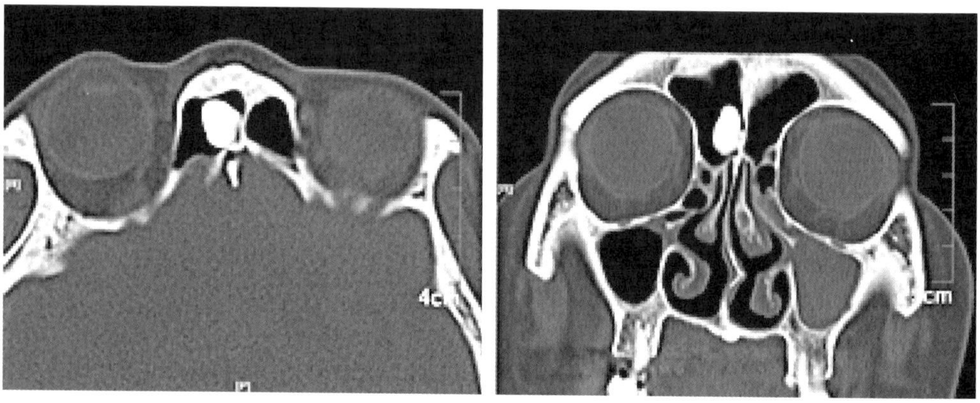

图 2-7-7 额窦骨瘤

CT 示额窦内一椭圆形致密影，表现为均匀骨皮质样高密度影，边缘光滑

九、血管瘤

血管瘤为鼻腔内较常见的肿瘤，发生于鼻窦者少见。好发于邻近中、下鼻甲的鼻黏膜，可侵犯鼻甲，也可造成鼻腔变形和鼻中隔移位。

鼻部血管瘤多发生于鼻腔内，尤以发生于鼻中隔者为多，亦可发生于鼻骨、鼻前庭和上颌窦。根据临床表现及组织结构特征，一般可分为毛细血管瘤、海绵状血管瘤及蔓状血管瘤 3 种，另外还有毛细血管瘤与海绵状血管瘤的混合型。血管瘤大小不一，可具细蒂或广基。毛细血管瘤较小而多有蒂，海绵状血管瘤较大而基底广。色红、紫或黑红，呈圆形、卵圆形或为桑葚形。质较软而有弹性，易出血。海绵状血管瘤质软，可压缩，多发生于上颌窦的自然开口附近和下鼻甲处。肿瘤大者可压迫窦壁，破坏骨质，侵入邻近器官。

【CT 表现】

CT 表现为鼻腔或鼻窦内软组织肿块，边界清晰，形态规整或不规整，有时可见高密度的静脉石。增强后明显强化，但多数密度不均匀，邻近骨质受压变形或侵蚀。

【鉴别诊断】

需与上颌窦恶性肿瘤鉴别。

十、鳞状细胞癌

鳞状细胞癌常发生于中老年人，男性多见，发生在鼻窦，以上颌窦最为常见。鼻窦鳞状细胞癌一般属于中度和低分化。肿瘤起源于窦腔黏膜而不是表面上皮，癌灶中心可见角化涡形成。

【临床表现】

临床表现与肿瘤发生部位有关，早期仅有进行性鼻塞、分泌物增多、脓血涕，侵蚀骨壁可有疼痛、面颊麻木；随肿瘤发展，可出现颊部、鼻部畸形，侵犯眼眶及颅内则出现相应症状。

【CT 表现】

CT 表现为鼻窦内不规则软组织肿块，平扫呈等密度，其内密度不均匀，其内有时可见残存骨片。大多数患者伴有不同程度骨质破坏，上颌窦癌最常破坏内侧壁并伴鼻腔外侧壁或鼻腔内软组织肿块（图 2-7-8）。

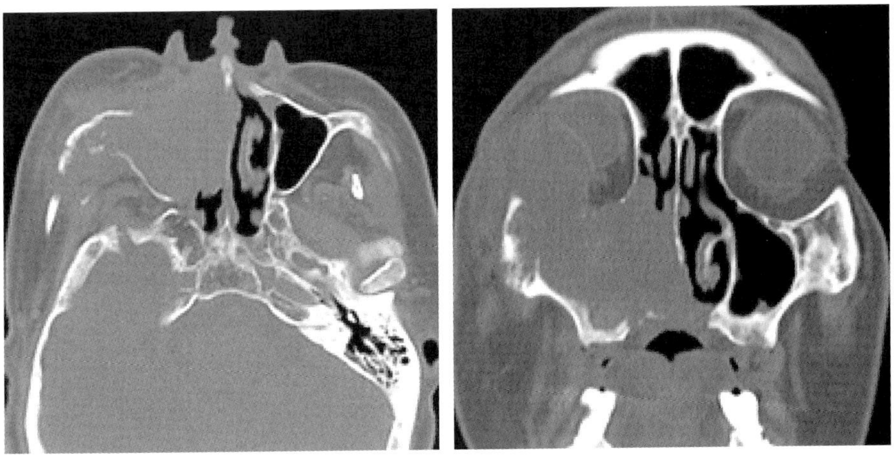

图 2-7-8　右侧上颌窦癌

右侧上颌窦软组织肿块，窦壁骨质破坏，并侵犯右侧眼眶

【鉴别诊断】

需与内翻性乳头状瘤、真菌感染、黏液囊肿等鉴别。此外，还需与鼻部恶性肉芽肿、淋巴瘤、血管瘤等鉴别。

十一、淋巴瘤

结外淋巴瘤大多数为非霍奇金淋巴瘤，鼻窦淋巴瘤在临床中并不常见。鼻腔淋巴瘤以

NK/T 细胞淋巴瘤最多见，鼻 NK/T 细胞淋巴瘤被认为是自然杀伤细胞来源的侵袭性肿瘤。在我国，该淋巴瘤是结外最常见的非 B 细胞淋巴瘤，属 EB 病毒相关性淋巴瘤。

【临床表现】

本病好发于中年男性，常见临床症状为鼻阻、流涕、鼻出血、面颊或鼻区肿瘤，可伴有发热、复视等。

【CT 表现】

肿瘤多发生于鼻腔前部或下鼻甲，向前易浸润前庭、鼻翼及邻近面部皮肤。弥漫性淋巴瘤表现为鼻腔中线区明显骨质破坏伴软组织肿块，充满鼻腔和上颌窦、筛窦，半数以上病例累及邻近的面部软组织、牙槽骨、硬腭、眼眶、鼻咽部、颞下窝、翼腭窝等。

【鉴别诊断】

需与血管瘤、鼻部恶性肉芽肿、上颌窦癌等鉴别。

第八节 咽部疾病

一、扁桃体周围脓肿

扁桃体周围脓肿是青少年的一种自限性疾病，多由化脓性扁桃体炎引起。由于扁桃体隐窝，特别是扁桃体上隐窝被堵塞，引流不畅，感染向深层发展，穿透扁桃体被膜，侵入扁桃体周围间隙而引起。常见致病菌多为溶血性链球菌或金黄色葡萄球菌。

【临床表现】

局部症状为一侧明显咽痛，全身症状为高热、全身酸痛。

【CT 表现】

扁桃体区软组织广泛肿胀，密度欠均匀，边界不清。当脓肿形成后，肿胀软组织内出现低密度区。增强扫描为边缘环形强化，中央为低密度坏死区。

【鉴别诊断】

根据典型的临床症状及体征，诊断不难，能有效观察病变范围。

二、甲状舌管囊肿

本病属先天性异常。在胚胎第三周末，咽底部奇结节出现一内胚层增厚区，很快外突形成甲状舌管，此管向下移行于第一和第二鳃弓间，变为舌甲导管，远端形成甲状腺。如导管上皮细胞残留，可在甲状舌管行程途中任何区域形成囊肿。

【临床表现】

患者早年症状不明显，多数到青少年或中年发现。局部可触及囊性肿块，随吞咽上下移动，绝大部分位于中线区。若并发感染，可出现炎症表现。

【CT 表现】

无论甲状舌管囊肿的部位如何，非感染的囊肿壁薄而光滑，CT 表现为黏液密度（图 2-8-1），感染后囊肿壁厚。增强后有强化，且囊内密度增高，与周围肌肉密度相近。

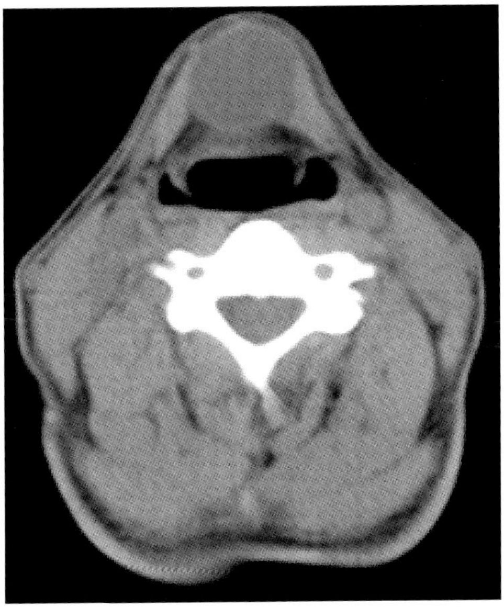

图 2-8-1　甲状舌管囊肿

CT 示颌下区会厌前方软组织内见一类圆形低密度灶，壁薄，边缘光滑

【鉴别诊断】

结合好发部位及典型的囊性表现，诊断不难。

三、腺样体肥大

儿童期腺样体呈生理性肥大，5 岁左右最明显，以后逐渐萎缩，至 15 岁左右达成人状态。腺样体因炎症刺激而发生病理性增生。

【临床表现】

患者常有鼻塞、张口呼吸，入睡时有鼾声。肥大腺样体可影响咽鼓管的开放，致分泌性中耳炎。

【CT 表现】

鼻咽顶后壁和后壁软组织对称性增厚，表面软组织充入鼻咽腔，咽隐窝受压变窄，病变密度均匀，与肌肉密度相仿，部分表面可见小囊肿及钙化。病变不累及其下方的肌肉，亦无骨质破坏（图 2-8-2）。

【鉴别诊断】

诊断依据：①好发年龄；②典型影像表现。主要与鼻咽癌鉴别。

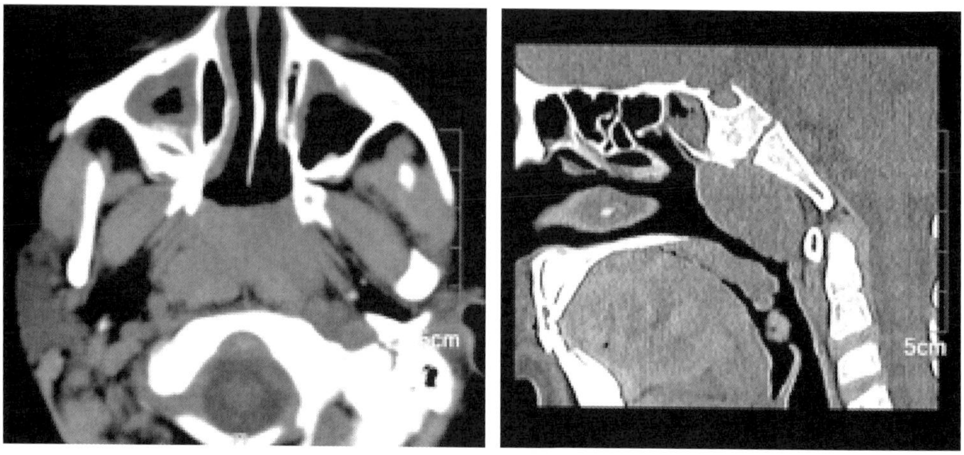

图 2-8-2 鼻咽腺样体肥大
CT 示鼻咽顶后壁软组织增厚，充入鼻咽腔，咽隐窝受压变窄

四、鼻咽血管纤维瘤

本病发病原因不明，好发于 10 ~ 25 岁的男性青少年。本病多起源于鼻咽顶部枕骨结节及蝶骨翼突内板的骨膜部，向下突入鼻咽并向前生长。病理上，肿瘤由丰富的血管组织和纤维组织基质构成，血管壁薄，缺乏弹性，易引起大出血。较大的肿瘤可以压迫邻近骨质，侵入鼻窦、眼眶等。

【临床表现】

其主要临床症状是反复大量出血，肿瘤堵塞后鼻孔和咽口，可有鼻塞、耳鸣和听力下降。不易彻底切除，术后易复发。

【CT 表现】

CT 表现为鼻咽顶部软组织肿块，充满鼻咽腔，并经后鼻孔长入充满同侧鼻咽腔，肿块边缘清晰，增强可见明显强化，邻近结构受压移位，颅底骨质可有破坏。

【鉴别诊断】

本病在临床及影像上主要与鼻咽癌鉴别。后者多发生于中年人，影像所见鼻咽部浸润性肿块，边界不清，也可向周围侵犯，骨质破坏明显，与鼻咽血管纤维瘤不同；颈部淋巴结肿大常见，往往为初诊的首发症状。

五、鼻咽癌

鼻咽癌是发生于鼻咽部上皮细胞的恶性肿瘤，大多数起自咽隐窝。

【临床表现】

早期鼻咽癌的临床表现常较隐匿，中晚期鼻咽癌因肿物的侵犯范围不同而表现各异。主要症状有鼻阻塞、鼻出血、耳鸣、耳闷塞及听力下降。患者就诊时往往以颈部淋巴结肿大为首发症状。

【CT 表现】

80% 的肿瘤起自咽隐窝及咽侧壁，早期可引起咽隐窝变浅、闭塞，咽侧壁增厚，失去正常对称的外观。中晚期可见明显软组织肿物，肿瘤呈软组织密度，常突入鼻咽腔，致鼻咽腔不对称、狭窄或闭塞（图 2-8-3）。平扫肿物与颈部肌肉密度大致相仿，一般无钙化或囊变。肿瘤呈浸润性生长，与周围组织分界不清。增强扫描肿物可呈轻度或中度强化。可使颅底骨质破坏及向颅内侵犯。早期可有淋巴结转移。

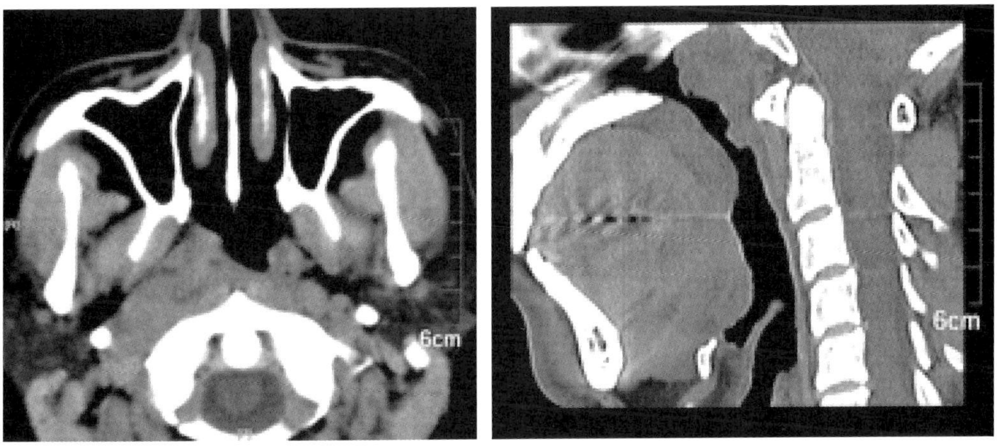

图 2-8-3　鼻咽癌

CT 示右侧鼻咽侧壁及顶后壁异常软组织肿块影，咽隐窝闭塞

【鉴别诊断】

1. 鼻咽血管纤维瘤　鼻咽部软组织肿块，多伴有骨质改变，有时与鼻咽癌相似。但前者为压迫性骨吸收破坏，多有骨质变形；增强扫描呈明显强化。

2. 鼻咽部恶性淋巴瘤　淋巴瘤侵犯广泛，常侵犯鼻腔及口咽，病变多为软组织弥漫性增厚，颅骨破坏少见。

3. 腺样体肥大　腺样体肥大表现为鼻咽顶壁和后壁软组织对称性增厚，不累及下方肌肉。

4. 腺样囊性癌　密度多不均匀，可有囊性低密度区。

5. 鼻咽邻近结构的肿瘤　脊索瘤及咽旁间隙的肿瘤等。

第九节　喉部疾病

一、声带息肉

声带息肉好发于一侧声带前中 1/3 的边缘，为致声音嘶哑的常见病因。与长期饮酒刺激和经常过度用声不当有关。

【临床表现】

主要临床表现为不同程度的声嘶。

【CT 表现】

CT 表现为一侧声带前中游离缘带蒂结节，其密度与声带相仿，结节边缘光整（图 2-9-1）。

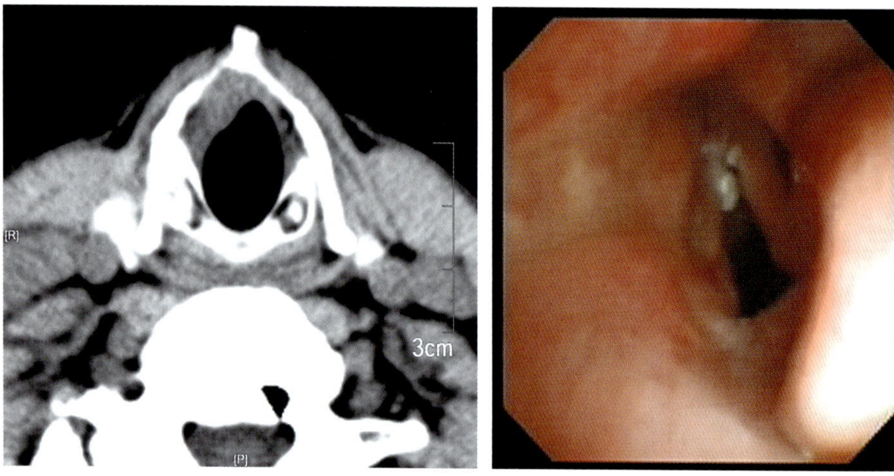

图 2-9-1 声带息肉

右侧声带前 1/3 处见一局限性软组织隆起，密度同正常声带组织，边缘光滑。与喉镜镜检查所见一致

【鉴别诊断】

本病诊断不难，CT 即可满足诊断。

二、喉癌

喉癌好发于 50～60 岁年龄段，30 岁以下少见。男性发病率远高于女性。常见于嗜烟酒者，声带过度疲劳，慢性喉炎，暴露于粉尘、石棉或电离辐射等。按肿瘤起源的部位分为声门区、声门上区和声门下区，在我国以声门型最多见，声门上型次之，原发声门下型很少见。

【临床表现】

声门型癌主要症状为声嘶，肿瘤较大时可有血痰、喘鸣、呼吸困难。声门上型癌早期仅有喉部异物感、咽部不适；中晚期可有咽喉痛、痰中带血、声嘶。声门下型癌早期可无明显症状，中晚期可有血痰、呼吸困难。

【CT 表现】

CT 扫描可见肿瘤部位软组织不规则增厚和肿块，边界欠清，形态不规则的等、高密度灶（图 2-9-2）。若瘤内有坏死、液化，则呈低密度，周围可有水肿及软组织浸润。增强扫描后有不同程度的强化。声门型癌早期局限于声带内，仅见两侧声带不对称，一侧声带毛

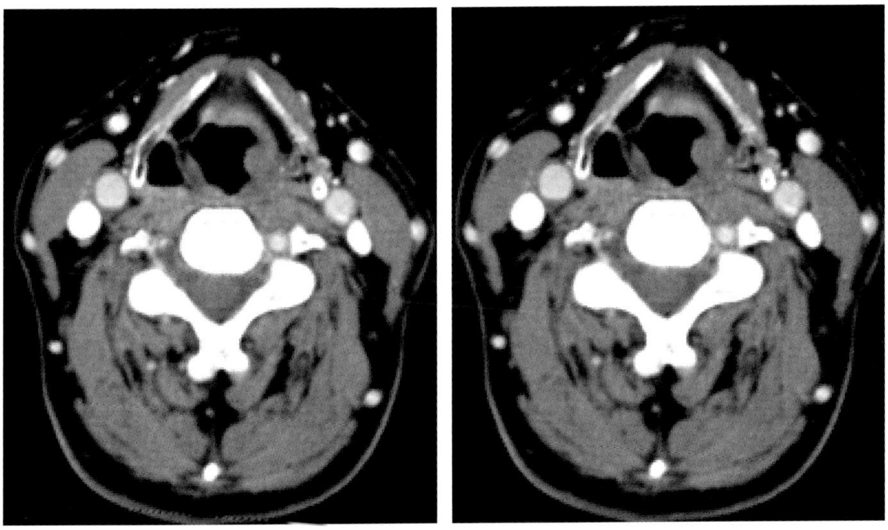

图 2-9-2　喉癌
左侧杓状会厌襞结节状影，边缘欠光滑

糙、增厚或局限的软组织结节。肿瘤易侵犯前联合，然后向对侧声带浸润，前联合厚度正常情况下不超过 2 mm，超过即为受累表现，向后可侵犯杓状软骨，向外可侵犯喉旁间隙。

【鉴别诊断】

诊断依据：①多见于中老年人；②临床表现有声嘶、呼吸困难和喉咽痛；③喉部肿块。影像学检查可以作出一定意义上的定位和定性诊断，为临床制订治疗方案提供有价值的依据。

第十节　耳部疾病

一、中耳乳突炎

中耳乳突炎是临床最常见的耳部感染性疾病，主要为炎性细胞及脓液的作用，以及乳突蜂房气化不良。

【临床表现】

临床表现为耳部疼痛、耳漏及听力下降。临床分为急性和慢性两种。

【CT 表现】

CT 典型表现为鼓室和乳突蜂房内不含气，有时可见一个液体或多个液平面。早期无明显骨质破坏，乳突蜂房间隔、听小骨和乳突内外的骨皮质完整，晚期听小骨可有不同程度的破坏。乳突内外侧的骨皮质破坏时，易引起骨膜下脓肿及颅内并发症（图 2-10-1）。

【鉴别诊断】

诊断依据：①根据临床表现；②中耳炎引起的骨质破坏常常边缘不规则；③炎性肉芽肿。

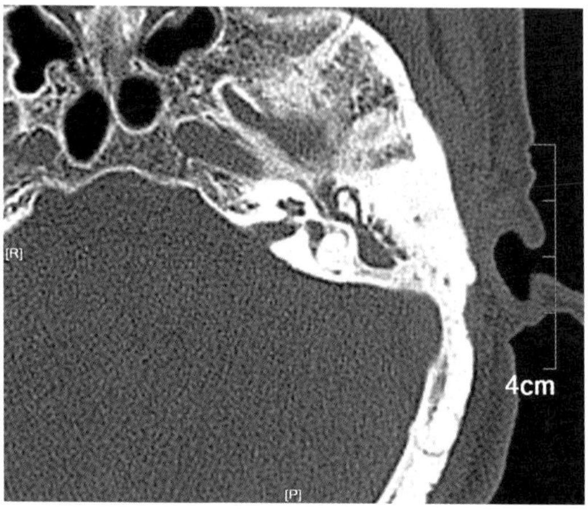

图 2-10-1　左侧中耳乳突炎

肉芽肿型中耳乳突炎需与胆脂瘤型中耳乳突炎及中耳良恶性肿瘤鉴别。一般胆脂瘤骨质破坏较肉芽肿型严重，有上鼓室、乳突窦入口及乳突窦明显扩大，但早期不易鉴别；中耳癌好发于中年以上患者，骨破坏边缘呈不规则虫蚀样，且临床有耳流血、同侧面瘫，但早期难以与本病鉴别。

二、胆固醇肉芽肿

胆固醇肉芽肿通常继发于慢性中耳炎渗出，可有或无细菌感染。好发于上鼓室、乳突和岩部。胆固醇肉芽肿由棕色液体组成，含有胆固醇结晶。镜下可见多核巨细胞、红细胞和含铁血黄素。胆固醇结晶和异物反应是主要的组织病理学表现。出血可导致肉芽组织血管的形成，同时新生血管可继发再出血，红细胞的破裂则进一步形成胆固醇结晶，胆固醇肉芽肿以此不断循环。

【CT 表现】

CT 可表现为上鼓室或鼓室内软组织影，发生在中耳大多无骨质破坏或者轻微骨质侵蚀。CT 表现无特异性（图 2-10-2）。

【鉴别诊断】

诊断依据：①一般有中耳炎病史；②大多数无骨质破坏或轻微骨质侵蚀，这是区别胆脂瘤的特点之一。

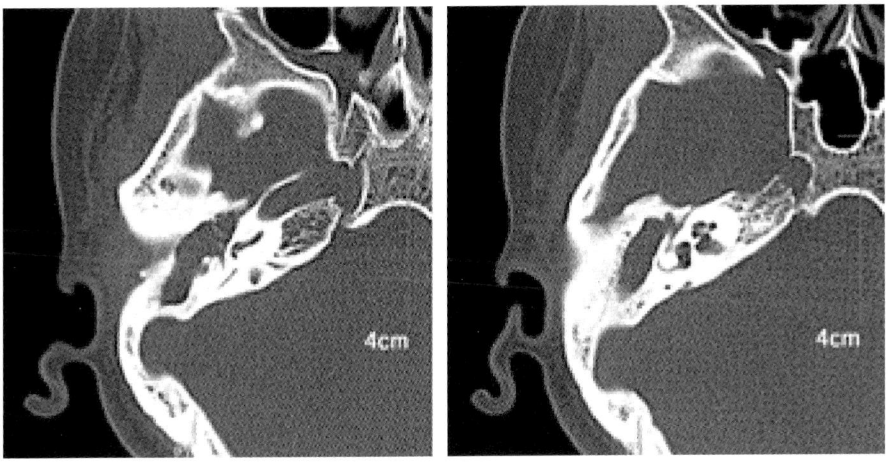

图 2-10-2　右侧中耳胆固醇肉芽肿
右侧中耳鼓室内见软组织密度影充填，鼓室扩大，骨质未见明显破坏

三、鼓室硬化症

本病一般有慢性中耳炎病史。病变早期为鼓室黏膜或骨膜水肿，病变晚期有成纤维细胞增生和胶原结缔组织的产生，并且产生透明样变性，形成鼓室硬化斑块。

【CT 表现】

鼓室硬化为鼓室内的胶原质的透明样变，表现为肌腱和韧带的钙化，听骨链活动受到限制。典型的 CT 可见单发或多发钙化斑点，或网状的钙化影，多发生于中耳腔、上鼓室肌鼓膜。新骨形成多见于上鼓室。新骨形成主要是由于成骨细胞的作用所致。

【鉴别诊断】

诊断依据：①有慢性中耳炎病史；② CT 图像示鼓室内钙化灶。

四、中耳乳突胆脂瘤

本病多发生在板障型乳突，上鼓室是最常见的发生部位。本病为外耳道上皮经鼓膜穿孔处移行长入鼓室，然后脱落堆积成团，形成胆脂瘤。肉眼观呈白色牙膏样或豆腐渣样，由角化上皮和胆固醇混合组成，典型表现为上皮呈葱皮样层状堆积。

【临床表现】

临床表现为长期持续性耳流脓，量多少不等，但有特殊恶臭。多数有传导性耳聋。检查示鼓膜松弛部或紧张部后上方有边缘性穿孔，并可见鼓室内灰白色鳞屑状或豆渣样无定型物质。

【CT 表现】

CT 可见软组织影，并常常导致上鼓室和乳突窦扩大，听小骨破坏或者向内侧移位。主要是膨胀性骨质破坏，可以累及周围不同结构，如面神经管、水平半规管（图 2-10-3）。

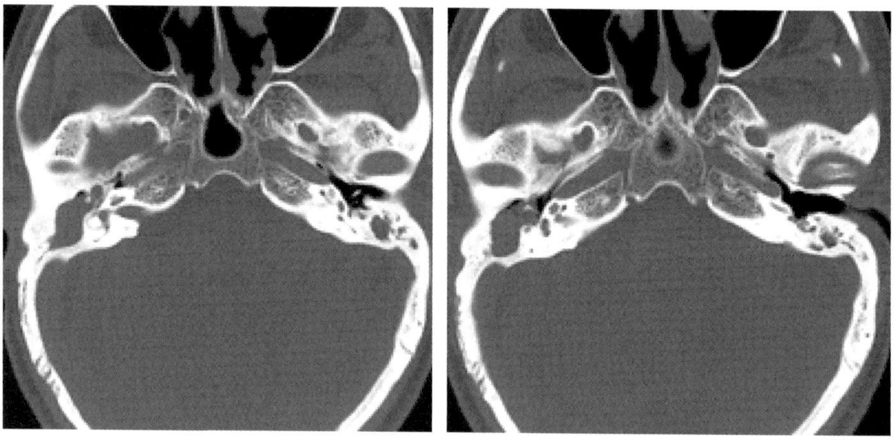

图 2-10-3 右侧中耳乳突胆脂瘤
右侧中耳乳突内软组织密度影，伴听小骨骨质破坏

【鉴别诊断】
1. 胆固醇性肉芽肿、炎性肉芽肿　肉芽肿型中耳炎虽有骨质吸收，但无窦腔膨大。
2. 中耳癌　其骨质破坏以中耳腔为中心向周围发展，骨质破坏呈虫蚀样且强化明显。
3. 真性胆脂瘤。

第十一节　颌面部疾病

一、舌癌

舌癌是口腔颌面部常见的恶性肿瘤，好发于舌缘，其次为舌尖、舌背及舌根。多数为鳞状细胞癌，常表现为溃疡型或浸润型，腺癌少见。多位于舌根，舌根部有时可发生淋巴上皮癌及未分化癌。

【临床表现】

临床表现为局部新生物，有时有轻度疼痛或糜烂，局部形成硬结或溃疡。病变恶性程度高、浸润强，常累及舌肌，晚期可蔓延至口底、颌骨、舌腭弓及扁桃体。

【CT 表现】

CT 表现为类圆形或斑片状软组织肿块或结节。CT 平扫为稍低密度，边界常不清楚。增强扫描，肿瘤常呈不规则或环状强化。

【鉴别诊断】

本病结合临床病史及影像特点不难诊断。

二、齿釉细胞瘤

本病是上皮性牙源性颌骨肿瘤，为最常见的牙源性良性肿瘤。多见于青壮年，多发生于下颌骨，且大多数在磨牙区和升支。主要来源于残余的牙板和造釉器，少数来源于牙源性囊肿或口腔黏膜上皮。瘤体包绕在膨胀的骨性空腔内，空腔的边缘常为致密的骨质，瘤体的边缘或内部可有牙齿。肿瘤可有包膜，剖面可为实性或囊性，或两者兼有。镜下肿瘤细胞呈大小不等的团块或条索、分散于结缔组织间。

【临床表现】

肿瘤生长较慢，早期无症状，增大时引起颌面部变形，体检有乒乓球感。

【CT 表现】

CT 肿瘤呈低密度囊状区与等密度混合存在，肿瘤内呈多房性、蜂窝状或单房状，骨皮质变薄。

【鉴别诊断】

肿瘤内常有间隔呈多房性是诊断本病的主要依据，结合好发部分及典型 CT 表现，诊断不难，但注意与牙源性囊肿、下颌骨的巨细胞瘤相鉴别。

三、腮腺良性肿瘤

以多形性混合瘤最多见，其次为腺淋巴瘤。本病常见于青壮年，性别无明显差异。多形性腺瘤多呈圆形或椭圆形，包膜较完整，边界清楚。切面呈灰白色，可见浅蓝色软骨样组织、半透明的黏液样组织以及小米粒大的黄色角化物，囊变者内含无色透明或褐色液体。镜下肿瘤由黏液样组织和软骨样组织组成。腺淋巴瘤常有较薄的包膜和大小不等的囊腔，组织学上有嗜酸性上皮细胞和淋巴样间质成分。

【临床表现】

本病病程较长，生长缓慢，常无意中或体检发现腮腺内无痛性肿块，表面光滑或呈结节状，可活动。

【CT 表现】

多形性腺瘤 CT 表现为腮腺内圆形或椭圆形软组织肿块，边缘光滑。当有囊变时，则表现为液体密度。腺淋巴瘤呈分叶状和多发小囊样表现，肿瘤较大时可见咽侧壁向中线移位。

【鉴别诊断】

诊断依据：①无痛性耳前肿块；②影像学特点。但常不能区别肿瘤组织学类型。

四、腮腺恶性肿瘤

腮腺恶性肿瘤生长较快，呈浸润性生长，包膜多不完整或无包膜，常累及周围的组织或皮肤。

【临床表现】

临床表现为粘连固定的肿块，触之较硬，边缘不清。若侵犯面神经、咬肌、颞颌关节等，可出现疼痛、面神经麻痹、张口困难等。

【CT表现】

CT常表现为边界不清楚、轮廓不规则的软组织密度肿块。增强扫描病灶不均匀强化，相邻脂肪或筋膜界面消失。

【鉴别诊断】

腮腺良恶性肿瘤的鉴别一般可以根据肿块形态等情况进行鉴别。一般来说，良性肿瘤形态规整、边缘清楚、轮廓光滑，而恶性肿瘤则边缘不清，密度不均、形态不规则。但是恶性程度低的肿瘤也可表现为良性肿瘤表现，而良性肿瘤周边因炎性反应也可出现边缘模糊而类似于恶性肿瘤，致其鉴别发生困难。

参考文献

1. 吴恩惠. CT诊断与鉴别诊断. 南京: 东南大学出版社, 1998:11-526.
2. 陈星荣, 沈天真, 段承祥, 等.全身CT和MRI. 上海: 上海医科大学出版社, 1994:114-153.
3. 冯亮. CT读片指南. 南京: 江苏科学技术出版社, 2000:46-144.
4. 黄文清.神经肿瘤病理学. 上海：上海科学技术出版社，1982:182-192.
5. Madsion M, Hall M, Latchaw R, et al. Radiologic diagnosis, staging and follow-up of adult central nervous system primary malignant glioma. Radiol Clin North Am, 1994, 32:1.
6. Do HM, Marx WF, Khanam H, et al. Choroid plexus papilloma of the third ventricle:angiography,preoperative embolization and histology. Neuroradiology, 43(6):503-506.
7. Erdogan B, Sen O, Aydin MV, et al. Cerebellar hemangioblastoma in pregnancy. A case report. J Repord Med, 47:846-866.
8. 黄选兆. 耳鼻咽喉科学. 4版. 北京: 人民卫生出版社, 1998.
9. 白人驹, 张雪林. 医学影像诊断学. 3版. 北京: 人民卫生出版社, 2011.

第三章　呼吸系统疾病的 CT 诊断

第一节　气管及支气管疾病

一、先天性支气管囊肿

又称先天性肺囊肿，系支气管树在胚胎发育中发生的畸形。本病多发生在肺内，少数发生在纵隔。

【CT 表现】

单发性支气管囊肿，含液囊肿呈肿块或结节状阴影，密度均匀，边界清楚；含气囊肿呈薄壁环状阴影；含液气囊肿有液平面，多发生于下肺。多发性囊肿在肺内形成多发的环状透光阴影，囊壁薄，0.5 ~ 1.0 cm 大小（图 3-1-1）。

【鉴别诊断】

本病需与肺脓肿、肺大疱、肺结核空洞、肺肿瘤等疾病相鉴别。

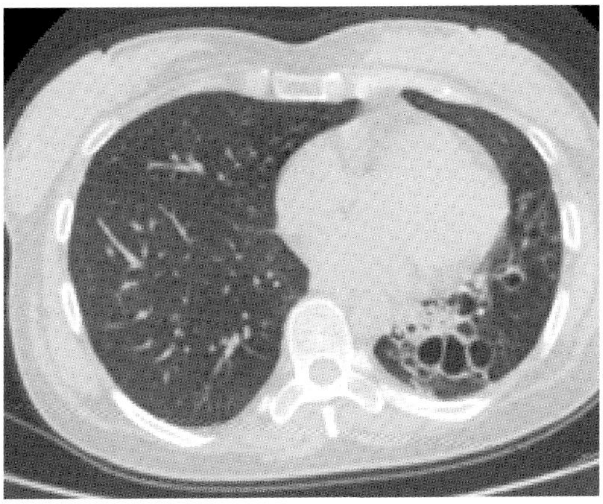

图 3-1-1　多发性支气管囊肿

左下肺多发薄壁囊状影，囊壁光滑，大小不一，聚集，其周围伴散在斑片影

二、支气管扩张

支气管扩张是指支气管及其周围肺组织的慢性炎症损坏管壁，导致支气管树变形和扩张。多见于婴幼儿时期支气管和肺部炎症。也可继发于肺结核、慢性肺炎、肺间质纤维化及胸膜增厚粘连等。

【CT 表现】

典型支气管扩张为支气管管径大于伴行的动脉直径。具有轨道征及印戒征改变（图 3-1-2）。

【鉴别诊断】

本病需与肺气囊、肺大疱及多发性肺囊肿等鉴别。

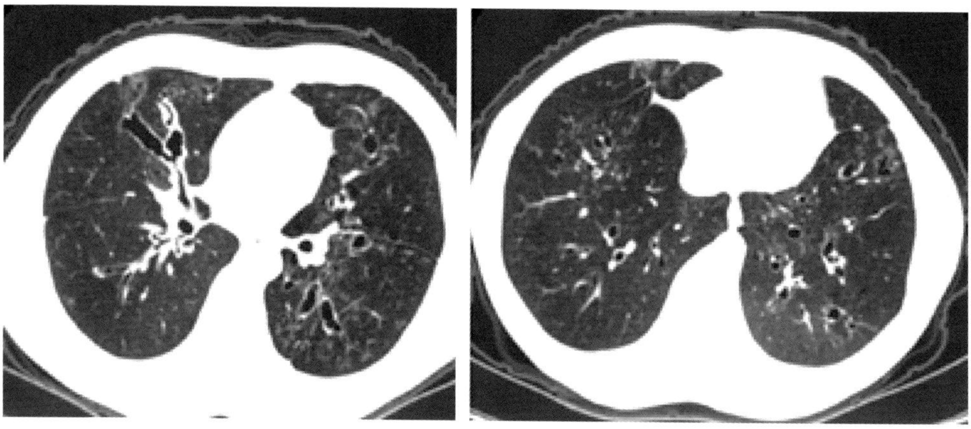

图 3-1-2 双侧多发支气管迂曲扩张，可见轨道征

左下肺扩张的支气管明显大于其伴随动脉，呈印戒征。扩张的支气管周围多发散在的斑片影

三、气管、支气管异物

气管、支气管异物一种为不透 X 线异物，可直接显影，如金属类异物；另一种为透 X 线异物，通过调节 CT 的窗宽及宽位显影，如植物性或动物性异物。主要病理改变可分呼气性活瓣阻塞、吸气性活瓣阻塞和完全梗阻。

【CT 表现】

透明的气柱中显示异物影。气管内异物引起呼气性活瓣阻塞时，可发生阻塞性肺气肿。支气管阻塞数小时后可发生肺炎，较长时间的阻塞可发生肺不张（图 3-1-3）。

【鉴别诊断】

根据相应的临床病史可准确诊断。

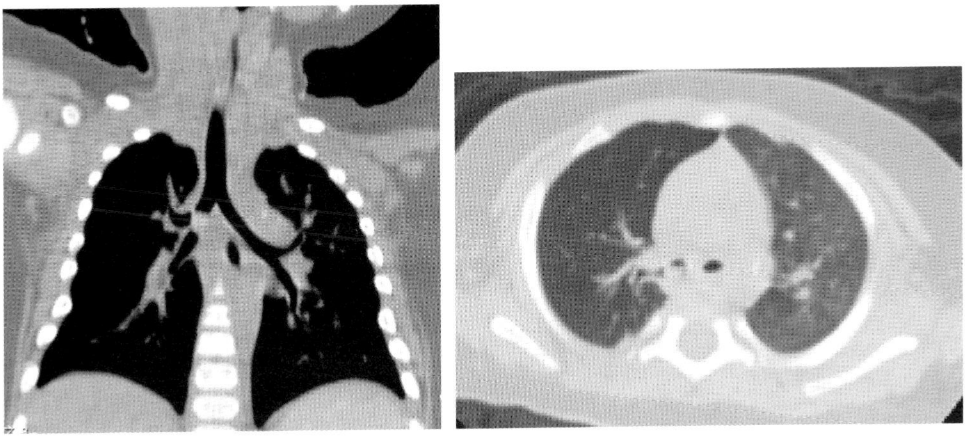

图 3-1-3　右主支气管类圆形异物影，边界清楚

冠状位 CT 重组显示异物位于右主支气管开口下方，且右肺因支气管活瓣性阻塞而形成肺气肿

四、气管肿瘤

原发性气管肿瘤种类甚多，恶性居多，最常见的是鳞状上皮细胞癌，次之为囊性腺样癌。原发性气管良性肿瘤则有错构瘤、乳头状瘤、平滑肌瘤、软骨瘤、纤维瘤、血管瘤等。喉、支气管、肺、甲状腺、食管、纵隔等处原发恶性肿瘤亦可侵入气管形成继发性气管肿瘤。

【CT 表现】

良性的气管肿瘤多位于气管黏膜表面，气管壁完整。肿瘤在气管内形成软组织密度，多为圆形，肿瘤较小，直径 2 cm 以下者多见。恶性肿瘤多发生在气管下 1/3 处。可伴发纵隔或颈部淋巴结转移性肿大。由于气管被不同程度阻塞，两肺可有不同程度的肺气肿和继发感染（图 3-1-4、图 3-1-5）。

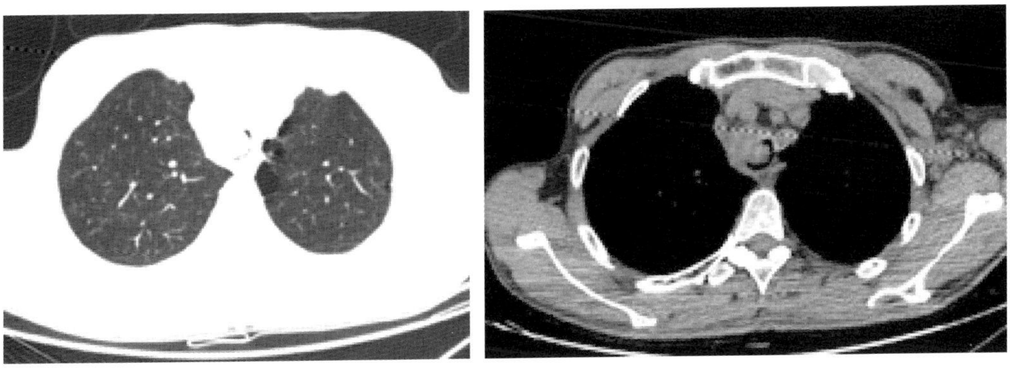

图 3-1-4　气管肿瘤

气管右侧壁见软组织密度影，病灶部分突出腔外，边缘不规则，基底部宽。主气道阻塞性狭窄，致双肺气肿形成

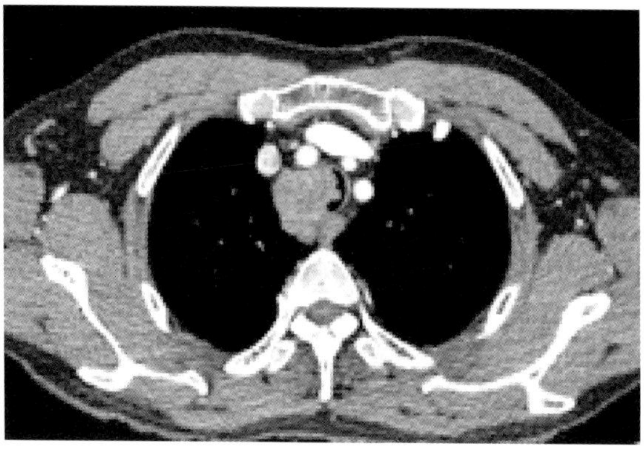

图 3-1-5 气管肿瘤

气管右侧壁见轻度均匀强化软组织密度影，病灶部分突出腔外，边缘不规则，基底部宽。主气道阻塞性狭窄

【鉴别诊断】

主要是良、恶性肿瘤鉴别。良性的肿瘤边缘较光滑，与气管壁接触面多呈锐角；恶性肿瘤边缘多不规整，以宽基底与气管壁相连。

第二节 先天性肺疾病

肺隔离症

肺隔离症是指肺组织发育过程中一部分肺组织与正常肺分离，不接受肺动脉分支供血，仅接受体循环异常血管的供血。根据隔离肺与正常肺位于同一脏胸膜之内侧或外侧，可分为肺叶内型和肺叶外型。肺叶内型指隔离肺与邻近的正常肺位于同一脏胸膜。肺叶外型指隔离肺与邻近的正常肺不在同一个脏胸膜内，具有独自的脏胸膜包裹。

【CT 表现】

隔离肺为圆形或椭圆形致密阴影，边缘清晰，多与膈相连。病变多位于左下叶后段，少数见于右下后段。当病变与支气管相通时，形成单个或多个含气、含液的囊腔。以 CTA 显示异常供血动脉作为特征性诊断依据，其血供大多数来自胸主动脉（图 3-2-1）。

【鉴别诊断】

本病需与肺炎、肺癌和先天性支气管囊肿相鉴别。

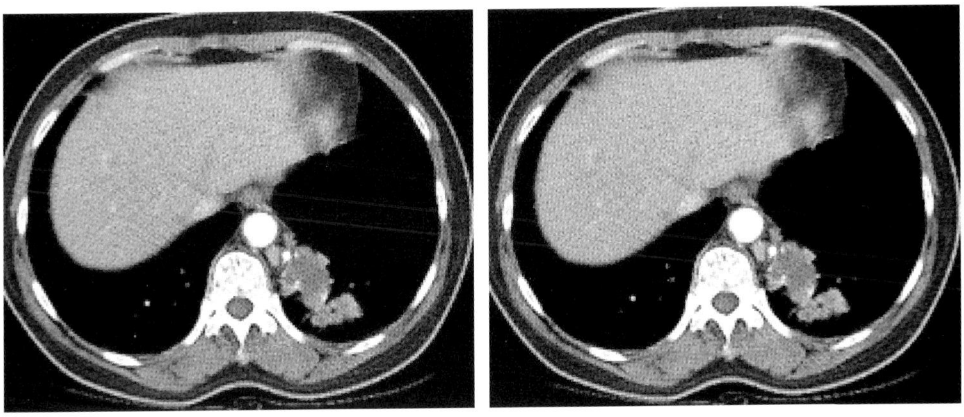

图 3-2-1　肺隔离症

左肺下叶基底部脊柱旁见一软组织密度影，密度不均，内见多个囊状低密度影，由胸主动脉分支供血，周围见少许斑片状模糊影

第三节　肺部感染

一、大叶性肺炎

大叶性肺炎多由肺炎链球菌引起，病变累及一个肺段以上肺组织，是以肺泡内弥漫性纤维素渗出为主的急性炎症。病变起始于局部肺泡，并迅速蔓延至一个肺段或整个大叶。该病多发生于青壮年男性。其典型的自然发展过程大致可分为四个期：

1. 充血水肿期　主要见于发病后 1 ~ 2 天。肺泡壁毛细血管扩张充血，肺泡腔内可见浆液性渗出物，其中见少量红细胞、中性粒细胞、肺泡巨噬细胞。

2. 红色肝变期　一般为发病后的 3 ~ 4 天。肺泡壁毛细血管仍扩张充血，肺泡腔内充满含大量红细胞、一定量纤维素、少量中性粒细胞和巨噬细胞的渗出物。

3. 灰色肝变期　见于发病后的第 5 ~ 6 天。肺泡腔渗出物以纤维素为主，纤维素网中见大量中性粒细胞，红细胞较少。

4. 溶解消散期　发病后 1 周左右，随着机体免疫功能的逐渐增强，病原菌被巨噬细胞吞噬、溶解，中性粒细胞变性、坏死，并释放出大量蛋白溶解酶，使渗出的纤维素逐渐溶解。

【CT 表现】

充血期：纹理模糊，“磨玻璃”样改变。实变期：表现为密度均匀增加的致密影，先从肺叶周边开始，逐渐向肺门侧扩展。如累及肺叶全部，则呈大片均匀致密影，以叶间裂为界，边界清楚，形状与肺叶的轮廓一致，实变中伴“支气管充气征”。消散期：实变区阴影密度逐渐减低，病变范围逐渐减小，先从边缘开始，多表现为散在、大小不等和分布不规则的斑片状致密影（图 3-3-1）。

【鉴别诊断】

主要是在炎症消散期与干酪性肺结核相鉴别。

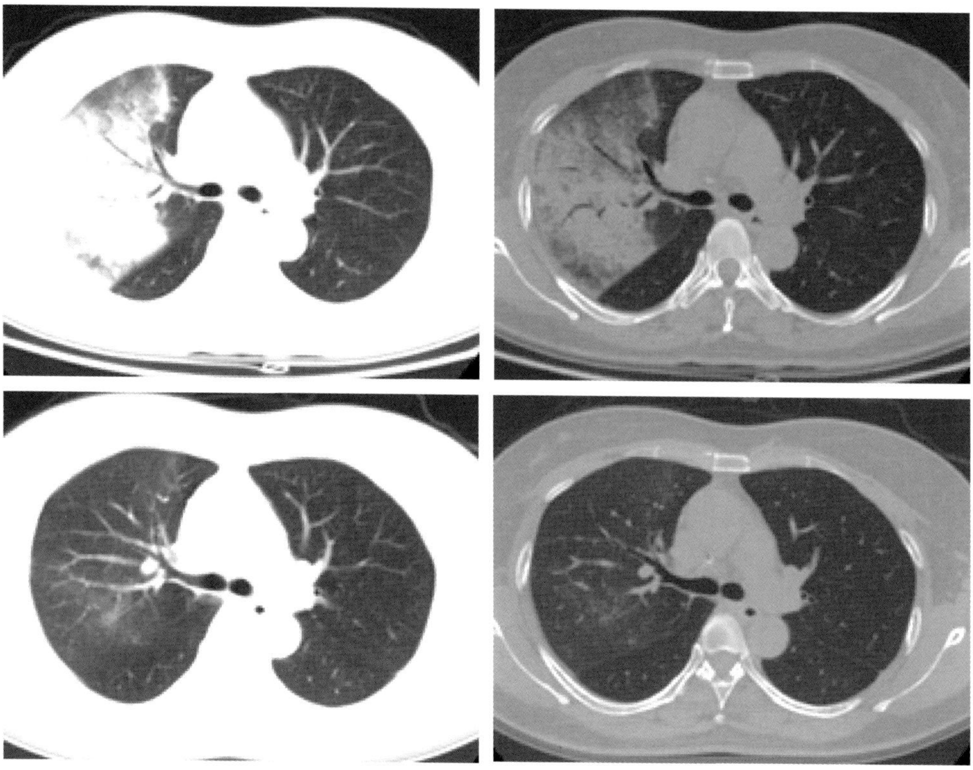

图 3-3-1 大叶性肺炎

右上肺大片实变影，其内见支气管气像征，病变以右侧斜裂为界。抗感染治疗 10 天后复查，右上肺病灶大部分消散

二、支气管肺炎

支气管肺炎又称小叶肺炎，由细菌或病毒引起，主要因肺炎球菌及腺病毒所致，病理可分为一般性和间质性两大类。一般性支气管肺炎主要病变散布在支气管壁附近的肺泡。病变通过肺泡间通道和细支气管向周围邻近肺组织蔓延，呈小点片状的灶性炎症。间质性肺炎主要病变表现为支气管壁、细支气管壁及肺泡壁的发炎、水肿与炎性细胞浸润，呈细支气管炎、细支气管周围炎及肺间质炎的改变。

【CT 表现】

CT 表现为两肺野下部中、内带沿支气管分布的不规则斑点状或小片状致密影，境界较模糊；病变密度不均匀，中心密度较高（图 3-3-2）。病变可以比较散在且较小，也可集中呈大片融合趋势，但不局限于一肺段或一肺叶。小儿多首先发生在脊柱旁，然后向心缘发展。病变区可夹杂小叶性肺不张或局限性肺气肿，细支气管阻塞时也可形成小三角形肺不张影。

【鉴别诊断】

结合临床症状、体征及相应影像学改变，多可诊断，但难以鉴别其病原性质。

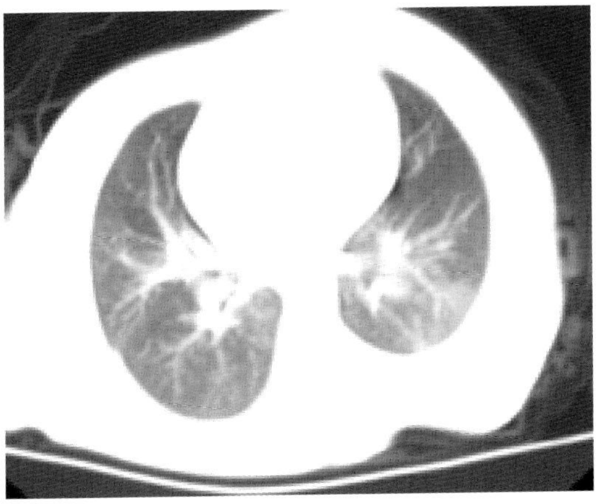

图 3-3-2 支气管肺炎
双下肺沿支气管分布的不规则斑点状或小片状致密影，境界较模糊；病变密度不均匀

三、间质性肺炎

间质性肺炎属弥漫性肺疾病。主要由细菌、病毒等微生物感染所致。其病理改变主要是肺泡间隔明显增宽，可见充血、水肿、炎性细胞浸润。肺泡内无明显渗出。

【CT 表现】

肺纹理增强，呈网织状或小点状阴影；可伴肺门的增大，条索状纤维化影（图 3-3-3）。可见血管集束征，可伴肺门、纵隔淋巴肿大。部分可见中下肺中、内带散在细小结节影，大小、分布均匀。恢复期结节影首先消散，条索影随后逐渐消失。可并发肺气肿。

【鉴别诊断】

引起间质性肺炎改变的病因很多，如结缔组织疾病、尘肺、组织细胞增生症、结节病等，其影像学表现相似，应注意鉴别。

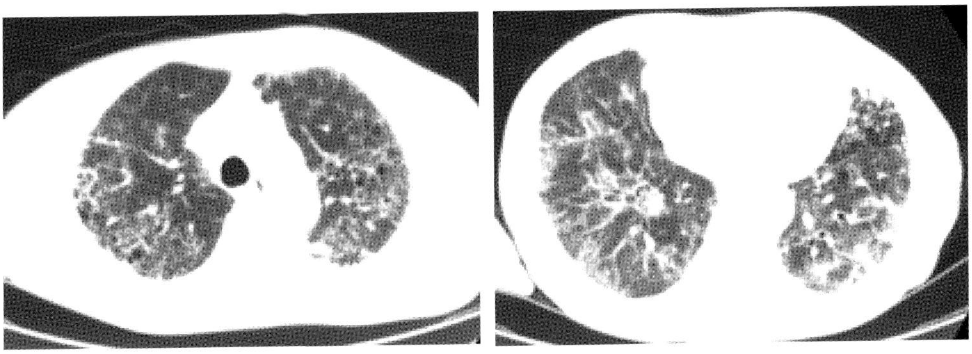

图 3-3-3 间质性肺炎
双肺纹理增强、模糊，呈网格状分布，以双下肺为主

四、真菌性肺炎

真菌性肺炎是由真菌和真菌孢子引起的一种肺部炎症改变。真菌及真菌孢子侵入呼吸道后，在呼吸道黏膜发育引起局部炎症反应。在肺内形成大小不等的结节，中心形成化脓灶，其中含有真菌丝，周围有结缔组织包膜。有的在支气管黏膜面形成溃疡。

【CT 表现】

可见散在小结节及斑片样病灶，大小不等，病灶可融合；病变活动期可见特征性真菌球：即空洞或空腔样球影，其内可见边缘清楚曲菌球，伴“空气半月征”，即真菌球上缘与空洞或空腔形成的半月形透光空隙；周边可伴“晕轮征”；真菌球因不侵犯空洞或空腔壁，所以可随体位变化而位置发生变化（图 3-3-4）。伴发表现有肺段或肺叶实变、胸腔积液、脓胸等。

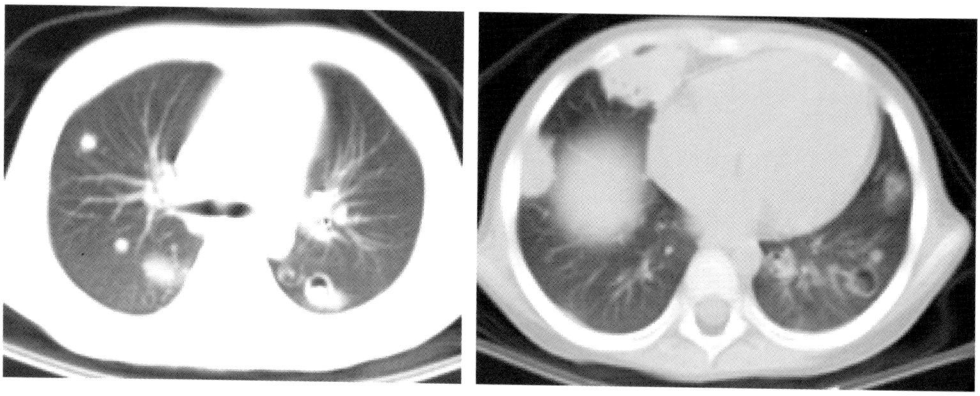

图 3-3-4 真菌性肺炎
双肺多发大小不等的结节，左下肺结节性空洞，见“空气半月征”

【鉴别诊断】

病变的多样性、跨叶段分布、影像学表现有“空气半月征”“晕轮征”及真菌球是该病与其他炎症及肿瘤的鉴别要点。真菌常与结核合并感染。

五、肺脓肿

肺脓肿是由于多种病因引起的肺组织化脓性病变。早期细支气管阻塞，肺组织发炎，小血管栓塞，肺组织化脓、坏死，最终形成脓肿。病变可向周围扩展，甚至超越叶间裂侵犯邻接的肺段。液化的脓液积聚在脓腔内引起张力增高，最后破溃到支气管内，咳出大量脓痰。若空气进入脓腔，脓肿内出现液平面。向周围肺组织扩展，可形成一至数个脓腔。病变靠近胸膜，可发生局限性纤维蛋白性胸膜炎。若破溃到胸膜腔，则可形成脓气胸。若支气管引流不畅，坏死组织残留在脓腔内，炎症持续存在，则转为慢性肺脓肿。

【CT 表现】

1. 急性肺脓肿　呈大片致密阴影，边缘模糊，坏死液化区可呈低密度改变，有的可融合成较大的空洞，其内可见液平；壁较厚者内缘毛糙不整，增强扫描脓肿壁强化呈高密度环影(图 3-3-5)。

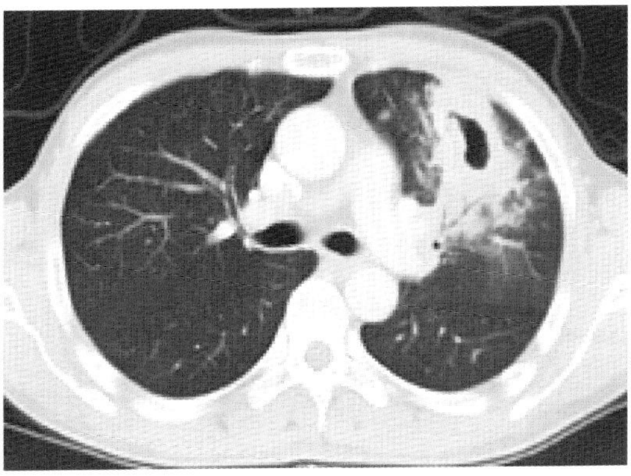

图 3-3-5　肺脓肿

左上肺张力性空洞，壁厚，周围散在的炎性渗出改变

2. 慢性肺脓肿　表现为纤维厚壁空洞和肺组织纤维化，空洞形态多不规则，呈多房或分隔，有时呈蜂窝状，其内可见液平；灶周可有慢性炎症、支气管扩张等病灶；邻近胸膜常明显增厚。

3. 血源性肺脓肿　表现为两肺多发片状或圆形病灶，边缘可模糊，常有肺气囊，可并发脓胸、脓气胸。

【鉴别诊断】

在肺脓肿形成空洞前，需与大叶性肺炎鉴别。肺脓肿形成空洞后，需与肺结核、肺癌空洞鉴别。病变多发，需与转移瘤鉴别。

六、放射性肺炎

放射性肺炎是由于放射治疗后，在放射野内的正常肺组织受到损伤而引起的炎症反应。急性期多发生于放射治疗后 1～2 个月。表现为肺血管特别是毛细血管损伤，产生充血、水肿和细胞浸润。慢性期往往发生于放射治疗 9 个月以后，表现为广泛肺泡纤维化，肺收缩，毛细血管内膜增厚、硬化、管腔狭窄或阻塞，而导致肺循环阻力增高和肺动脉高压。

【CT 表现】

急性期肺内可见大片不均匀高密度区，边缘模糊；呈条片状，与照射区域相关，多呈前后走行，位于纵隔或脊柱旁，可局限，也可跨叶分布(图 3-3-6)。

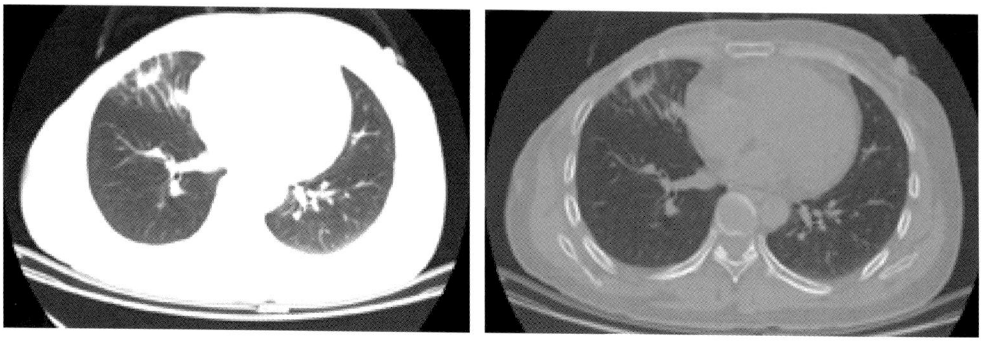

图 3-3-6 放射性肺炎
乳腺癌术后放疗，右肺中叶条片状致密影，模糊，为炎性病变所致

第四节 肺 结 核

肺结核可细分为原发性肺结核（Ⅰ型）、血行播散型肺结核（Ⅱ型）、继发型肺结核（Ⅲ型）及结核性胸膜炎（Ⅳ型）四个类型。

【CT 表现】

1. Ⅰ型：原发性肺结核

结核菌感染在肺内形成的斑片状、类圆形或大片实变样原发病灶，多位于上叶的下部或下叶的上部，边缘模糊；肺门、纵隔淋巴结肿大，以右侧支气管旁淋巴结肿大最常见，表现为肺门区边界清楚的肿块影，病灶周边因周围炎导致边缘模糊，纵隔内因融合性淋巴肿可见纵隔增宽；结核菌经淋巴管蔓延形成淋巴管炎，呈条索状阴影，位于原发灶及肺门淋巴肿之间。三者改变形成特征性的表现——“哑铃征”或“双极征”。

2. Ⅱ型：血行播散型肺结核

（1）急性粟粒型肺结核：双肺内弥漫分布粟粒（<3 mm）样结节影，病灶分布均匀、大小均匀及密度均匀，病灶边缘清楚（图 3-4-1）。

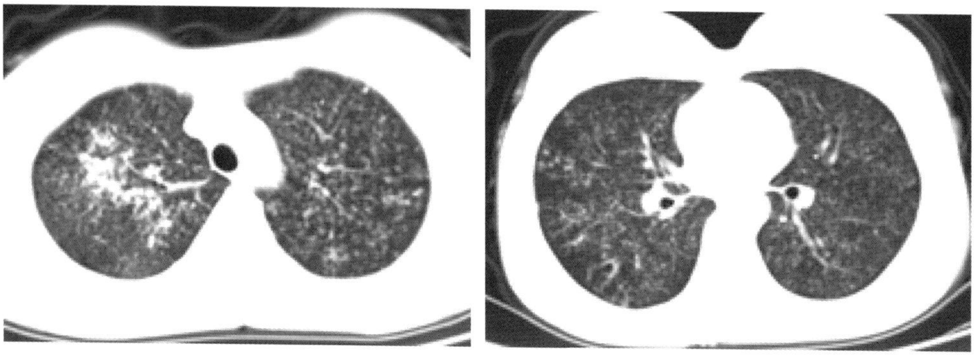

图 3-4-1 肺结核
双肺弥漫性分布粟粒状结节，边界清楚

（2）亚急性及慢性血行播散型肺结核：表现为粟粒样或大小不等小结节样阴影，病灶分布不均、大小不均、密度不均，病灶中上肺野分布为主，可伴钙化、纤维化，增殖灶与渗出性病灶并存。

3. Ⅲ型：继发型肺结核

（1）浸润型肺结核

①浸润灶：表现为斑片状或云絮状渗出影，边缘模糊，好发于上肺和下叶背段；干酪性肺炎表现为肺段或肺叶的实变，其内可见急性透光样空洞形成及支气管充气征，同侧肺体积缩小，病灶播散可见同侧或对侧肺内见斑片样模糊影。

②结核球：纤维包裹干酪样病灶形成，病灶小于 5 cm，多为 2～3 cm，多发生在上叶及下叶背段，单发多见，边缘清楚，其内可见钙化，周边可见“卫星灶”，即增殖性小结节影；若结核瘤内干酪样物质液化排出，其内可见空洞形成。

（2）慢性纤维空洞型肺结核：活动性病灶表现为斑片样或肺段、肺叶实变影；结核薄壁空洞；沿支气管分布斑点、片状病灶。

4. Ⅳ型：结核性胸膜炎

第五节　肺部肿瘤

一、肺癌

肺癌起源于支气管黏膜上皮，局限于基底膜内者称为原位癌，癌肿可向支气管腔内或邻近的肺组织浸润生长，并可通过淋巴血行或经支气管转移扩散。起源于主支气管肺叶支气管的肺癌，位置靠近肺门者称为中央型肺癌；起源于肺段支气管以下的肺癌，位置在肺的周围部分者称为周围性肺癌。

【临床表现】

临床表现为咳嗽、血痰、低热、胸痛等症状。

【病理基础】

肉眼：根据部位可分为中央型、周围型和弥漫型。中央型最为常见，占肺癌的 60%～70%，病灶从主支气管壁或叶支气管壁均可发生，表现为管壁的弥漫增厚，腔内肿块突出于腔外，包绕阻塞管腔，并可沿支气管走行方向浸润扩散，经淋巴道浸润至肺门淋巴肿，最后形成肺门区巨大不规则或分叶状癌肿；周围型则起源于肺段或远端支气管壁，占肺癌的 30%～40%，呈孤立结节状，无包膜，因靠近胸膜可侵犯胸膜；弥漫型较少见，占肺癌的 2%～5%，此类型癌组织沿肺泡管及肺泡弥漫浸润。

【CT 表现】

1. 中央型肺癌

（1）直接征象：肺门区肿块影，多见于一侧肺门，圆形或不规则形，边缘清楚，呈分叶状，如图 3-5-1 所示。多平面重建（MPRS）能更清楚地了解肿瘤累及支气管的范围、程度、狭窄长度及周围侵犯。

（2）间接征象，即支气管梗阻征象：①阻塞性肺不张，可为一个肺段、肺野或一侧

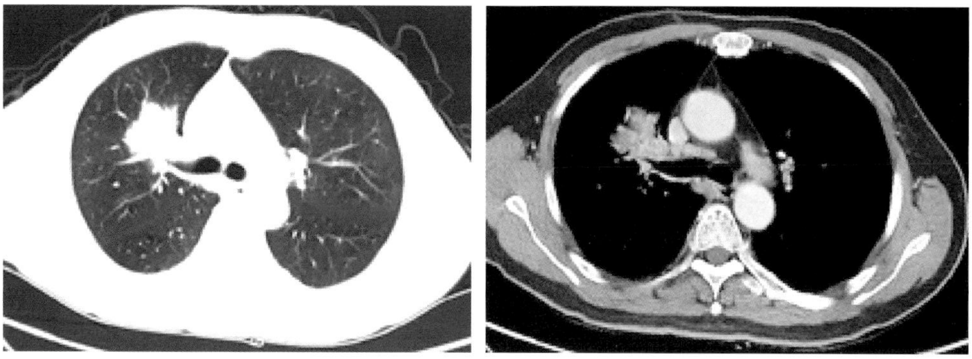

图 3-5-1　右上肺鳞状细胞癌
分叶状肿块，中度强化，右上支气管阻塞，呈鼠尾状

全肺，伴肺门、纵隔或叶间裂的移位；②阻塞性肺气肿，往往肺叶以上的气肿影像学较易显示；③阻塞性支气管扩张呈“手套征”，即一个肺叶或肺段内支气管呈手套状高密度影；④阻塞性炎症，呈斑片状或实变影，其内可见支气管通气征；⑤倒“S”征，当伴右上肺不张时，不张凹面下缘与肿块下凸下缘相连呈反“S”或倒“S”征。CT 增强扫描病灶呈不均匀强化，并可见肿块边缘，实质强化 CT 值较平扫明显增加；黏液支气管征，即肺不张内条状或结节状无强化低密度影。

（3）转移征象：CT 可显示肺门及纵隔内淋巴结肿大，肺门区淋巴肿可融合呈类似肿块影。增强有助于鉴别肺门区肿块和淋巴结。

2. 周围型肺癌

（1）早期肺癌：表现为肺内小于 2 cm 结节影，HRCT 显示病灶可有分叶、边缘毛糙、毛刺、胸膜凹陷征或“空泡征”等表现。CT 增强扫描病灶多较平扫呈强化表现。

（2）进展期肺癌：直接征象为病灶直径常大于 3 cm，边缘可见长短不一毛刺、分叶状；肿块内可见厚壁不规则空洞影，病灶越大，空洞越常见、越明显，HRCT 能更清晰地显示癌性空洞内表现，洞壁厚薄不均，内壁凹凸不平，洞壁可见特征性瘤结节，有时空洞内可见液平，瘤体中央可见斑片样钙斑（图 3-5-2）。CT 增强病灶早期可见不均匀强化，瘤

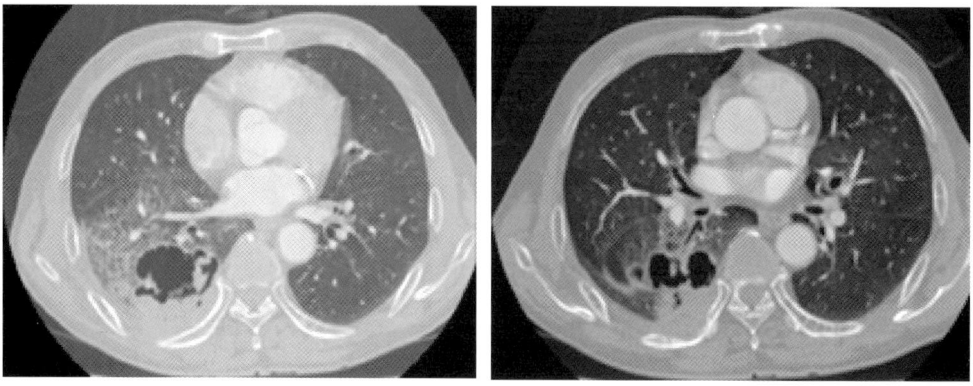

图 3-5-2　右下肺鳞状细胞癌
右心肺胸膜下癌性空洞，洞内见多个壁强化结节。灶周为阻塞性炎性改变及肿瘤浸润

结节可见强化。间接征象可见阻塞性炎症，多为小范围，常分布在瘤周呈斑片样改变。位于胸膜下肺癌常可见累及胸膜。有研究表明鳞癌侵犯胸膜多表现为胸膜增厚及病灶邻近胸膜肥厚，可伴肋骨受累；腺癌侵犯胸膜表现为胸膜凹陷征，即肿瘤边缘向肺野内形成的线状影，或肿瘤与胸膜间形成尖端指向肿瘤、底向胸膜面的幕状粘连影。

（3）转移征象：HRCT 能显示淋巴结转移形成的癌性淋巴管炎，为支气管血管束增粗伴小结节或细线影，以及胸膜转移性结节、胸腔积液、肺门及纵隔淋巴结肿大等。

3. 肺泡细胞癌　肺泡细胞癌现被归入到小细胞癌类。主要表现为两肺野内弥漫分布结节影或斑片样实变影；结节呈粟粒大小，小于 1 cm，分布不均，边缘模糊，以中下肺分布为主（图 3-5-3）；CT 可见实变区内支气管充气征，伴支气管不规则狭窄、扭曲、僵直或截断表现；HRCT 可见病变区呈磨玻璃样改变，周围肺实质呈蜂窝状改变，边缘及邻近肺野可见成簇小结节影。

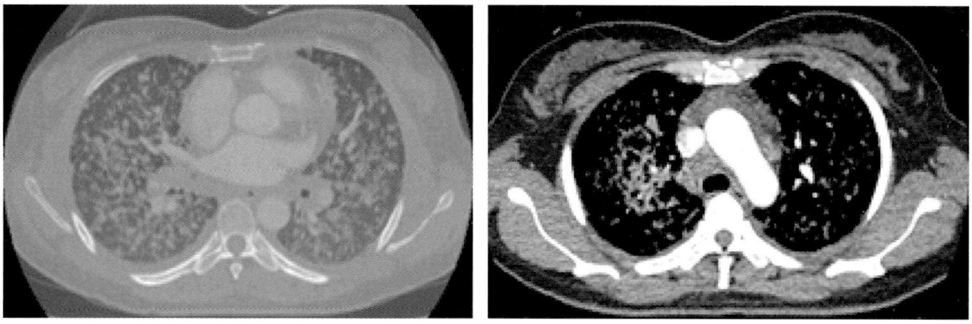

图 3-5-3　细支气管肺泡腺癌

两肺野内弥漫分布结节影或斑片样实变影；结节呈粟粒大小，分布不均，模糊

二、肺转移瘤

肺转移瘤是原发于其他部位的恶性肿瘤经血道或淋巴道转移到肺。转移到肺的原发恶性肿瘤多来自乳腺、骨骼、消化道和泌尿生殖系统。

【临床表现】

多数病例有原发癌的症状。早期肺转移多无明显的呼吸道症状。肺部病变广泛，则可出现干咳、血痰和呼吸困难。

【病理基础】

以血行转移多见，即肺内或肺外肿瘤细胞经腔静脉回流至右心从而转移到肺内，癌细胞浸润并穿过肺小动脉及毛细血管壁，在邻近肺间质及肺泡内生长形成转移瘤；淋巴道转移前期类似血行转移，瘤细胞穿过血管壁累及支气管血管周围淋巴管，并在内增殖形成转移瘤；胸膜、胸壁或纵隔内肿瘤还可直接向肺内侵犯。

【CT 表现】

1. 血行转移　肺内单发或多发粟粒样或结节样病灶，如棉花团状，大小不等，以中、下肺野多见；HRCT 可显示部分肿瘤内钙化或空洞等表现（图 3-5-4）。

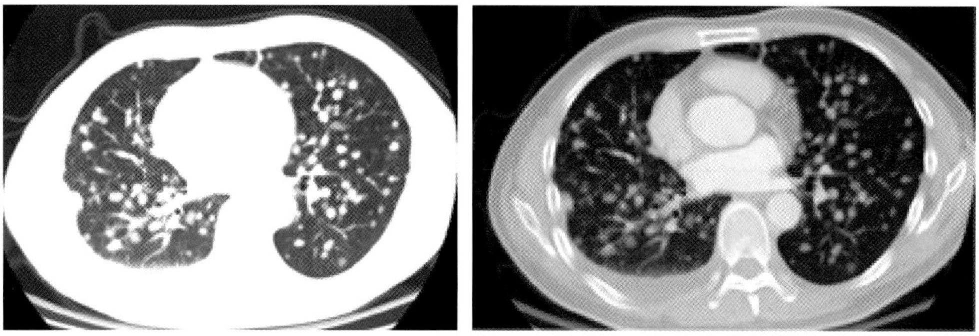

图 3-5-4 肺转移瘤

肺内单发或多发粟粒样或结节样病灶，为血行转移所致

2. 淋巴道转移 肺内呈网状或细小结节影，不具特异性。CT 尤其是 HRCT 对其敏感度高，表现为支气管血管纹理束增粗，并有小结节、小叶间隔增粗或呈串珠样改变，可见胸膜下结节影。

3. 直接侵犯 邻近原发灶附近的肺内结节灶或肿块，多见于纵隔、胸膜或胸壁软组织的肿瘤侵犯。

三、肺硬化性血管瘤

肺硬化性血管瘤由 Liebow 于 1956 年报道，其病理组织形态类似于皮肤组织中的硬化性血管瘤，中青年女性多见。

【临床表现】

临床表现多为咳嗽、胸背痛、发热，部分可有咯血，也可无任何症状。

【病理基础】

肿瘤组织形态多样，呈实性区、乳头状区、血管瘤样区和硬化区四种形态，以不同比例混合而成：实性区见成片的圆形或多边形细胞，大小较一致，胞质丰富、浅染，细胞边界不清，核居中，圆形或卵圆形，核分裂象罕见；乳头状区见乳头表面衬覆立方细胞，胞质嗜酸性，核小而深染，成巢、成片，排列较紧密；血管瘤样区可见许多血管样腔隙，形态不规则，似海绵状血管瘤，管腔常扩张，内有较多红细胞，管壁内衬立方细胞或扁平细胞，部分管壁玻璃样变性；硬化区可见纤维组织增生、胶原化、玻璃样变性，形成红染而结构致密的局灶性硬化区，散布在实性区和乳头状区之间。

瘤细胞主要由表面被覆的立方细胞和实体多角形两类细胞组成，一类是中等大小、卵圆形或多角形，界限不清，胞质丰富、浅粉染或透明，核染色质细，核卵圆形，有小核仁，这类细胞构成片状实性细胞区，或呈巢状分布在乳头的轴心、腔隙间的间质；另一类细胞衬附在乳头表面及腔隙或裂隙内，呈立方形或扁平，胞质嗜酸性，核小而深染。肿瘤内有时可见泡沫细胞、单核细胞及多少不等的慢性炎细胞浸润，部分病例可见含铁血黄素沉着。

【CT 表现】

CT 表现为肺内单发结节或肿块影，边缘光滑如笔勾勒状，境界清楚，大小 3 ~ 5 cm，多位于肺下叶。HRCT 可以清晰显示病灶周边“空气新月征”和“血管纠集征”；病灶内可见钙化或囊变区；增强后病灶呈明显均匀或不均匀强化（图 3-5-5）。病灶内可伴囊变或出血。动态观察病灶倍增时间较长，增大不明显。

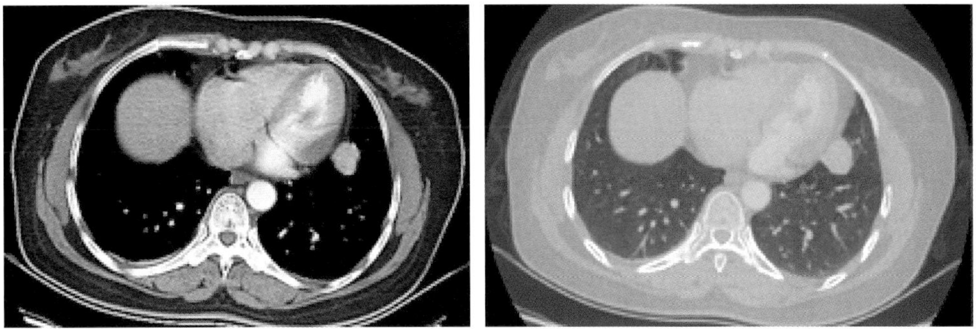

图 3-5-5　左肺舌叶硬化性血管瘤
左下肺结节，境界清楚，增强扫描显示病灶均匀强化

四、炎性假瘤

炎性假瘤是肺部感染后局限性、非特异性、增生性瘤样病变，发病年龄 50 岁以下，女性多于男性。一般位于肺实质内。绝大多数单发，呈圆形或椭圆形结节，一般无完整的包膜，但肿块较局限、边界清楚，多由肺内慢性炎症产生的肉芽肿、机化、纤维结缔组织增生及相关的继发病变形成。

【CT 表现】

病灶呈圆形、椭圆形或不规则形大小不等病灶，可发生于肺内任何部位，多为单发，边缘多光滑锐利，密度中等偏高。病灶邻近胸膜可增厚，可见钙化或小空洞。增强多呈较均匀强化（图 3-5-6）。

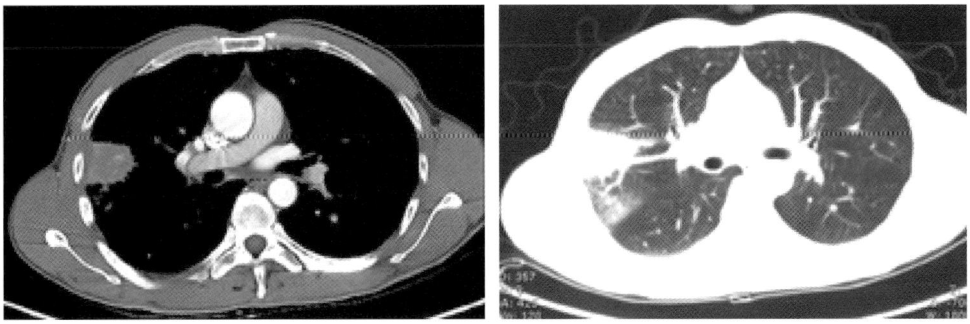

图 3-5-6　炎性假瘤
右肺中叶胸膜下方形结片灶，密度均匀，基底部宽，邻近胸膜增厚

第六节 硅 肺 病

硅肺病又称矽肺，是尘肺中危害最大、最多见的一种类型。是由于长期吸入大量含有游离二氧化硅粉尘所引起，以肺部广泛的结节性纤维化为主的疾病。多发生在矿业、陶瓷、玻璃、石英工业及机械制造业的工种。

【临床表现】

患者一般早期可无症状或症状不明显，随着病情的进展可出现多种症状。症状无特异性，而且症状轻重往往与病变并不一致。气促较早出现，呈进行性加重。胸闷和气促的程度与病变的范围及性质有关。

【病理基础】

基本病变是特征性病灶——硅结节的形成和弥漫性间质纤维化。尘细胞聚集在一起，周围有成纤维细胞增生，网状纤维出现、增粗、变性而成为胶原纤维，最后形成胶原结节，部分出现玻璃样变。

【CT表现】

典型硅结节多见于两侧中、下肺中内带，直径约3 mm，边缘清楚，伴纹理增多、增粗、紊乱。病灶可融合成团块，直径约1 cm，甚至可达10 cm以上，易发生在上叶。

肺门增大，晚期呈残根样上提，伴蛋壳样钙化，可鉴别于其他尘肺（图3-6-1）。胸膜增厚、幕状粘连，可合并肺气肿、肺结核等肺部病变。

诊断标准根据1986年卫生部（现称国家卫生和计划生育委员会）颁布的《尘肺诊断标

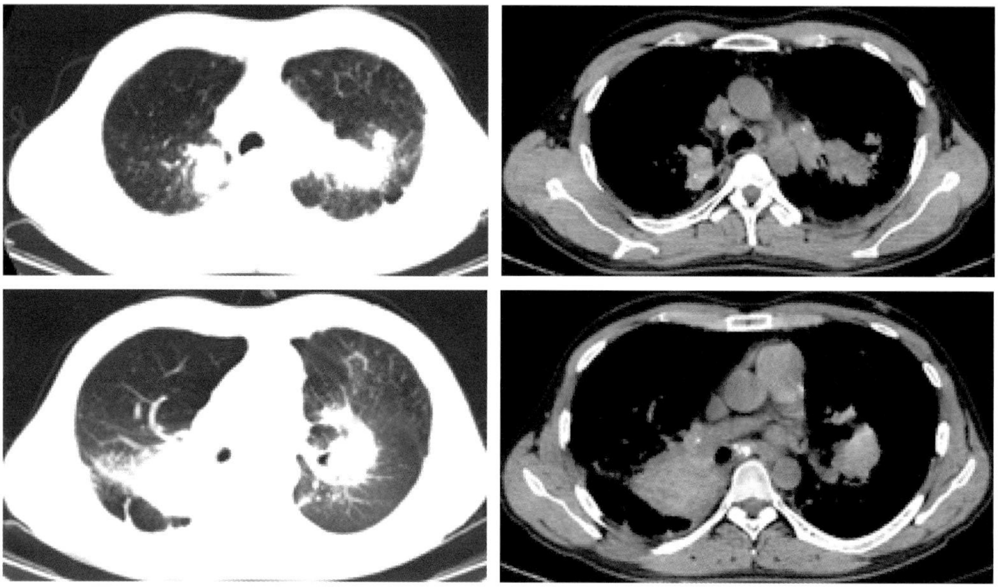

图3-6-1 硅肺病

两肺中内带边缘清楚团块影，肺门增大，伴多发钙化

准及处理原则》:

1. 无尘肺(代号 0)

(1)0:无尘肺的 X 线表现。

(2)0 +:X 线表现尚不够诊断为“Ⅰ”者。

2. 一期尘肺(代号Ⅰ)

(1)Ⅰ:有密集度Ⅰ级,即有肯定的、直径在 2 cm 范围内有 10 个上下的类圆形小阴影(<1 cm),分布范围至少在两个肺区内(左、右肺上、中、下共 6 个区)各有一处;或有密集度 1 级的不规则小阴影(一群粗细、长短、形态不一的致密阴影),其分布范围不少于 2 个肺区。肺纹理清晰可见。

(2)Ⅰ +:小阴影明显增多,但密集度与分布范围中有一项不够定位“Ⅱ”者。

3. 二期尘肺(代号Ⅱ)

(1)Ⅱ:有密集度 2 级,即多量的类圆形或不规则形小阴影,分布范围超过 4 个肺区,肺纹理尚可辨认或部分消失;或有密集度 3 级,即有很多类圆形或不规则阴影,分布范围达 4 个肺区,肺纹理部分或全部消失。

(2)Ⅱ +:有密集度为 3 级的小阴影,其分布范围超过 4 个肺区;或就大阴影尚不够为“Ⅲ”者。

4. 三期尘肺(代号Ⅲ)

(1)Ⅲ:有大阴影出现,其长径不小于 2 cm,宽径不小于 1 cm。

(2)Ⅲ +:单个或多个大阴影面积的总和超过右上肺区面积者。

第七节　肺部肉芽肿病变

韦格纳肉芽肿病

本病病因不明,见于各年龄组,30 ~ 50 岁为高峰。坏死性肉芽肿、血管炎及局灶性坏死性肾小球炎称为韦格纳肉芽肿病三联症。如无局灶性坏死性肾小球炎,则称二联症。

【临床表现】

患者常有发热、关节肌痛等。鼻炎、鼻旁窦炎常是首发症状,继之出现咳嗽、咯血、肺炎或胸膜炎。血管炎是造成本病多系统损害的基础,血 C-ANCA 阳性是一特征。

【病理基础】

本病病理基础是小动脉、小静脉及毛细血管的肉芽肿性炎症及坏死。以血管壁的炎症为特征,主要侵犯上、下呼吸道和肾。韦格纳肉芽肿病通常以鼻黏膜和肺组织的局灶性肉芽肿性炎症开始,继而进展为血管的弥漫性坏死性肉芽肿性炎症。

【CT 表现】

1. 两肺多发结节,少数可单发,大小可数毫米到数厘米不等,边缘光滑或稍模糊。

2. 约一半的病灶有空洞,多为内壁不规则的厚壁空洞(图 3-7-1)。病灶发展时空洞增大,空洞壁可变薄,甚至可见液平面,巨大空洞可达整个肺叶。经治疗后随病情好转,空洞缩小,甚至完全消失。

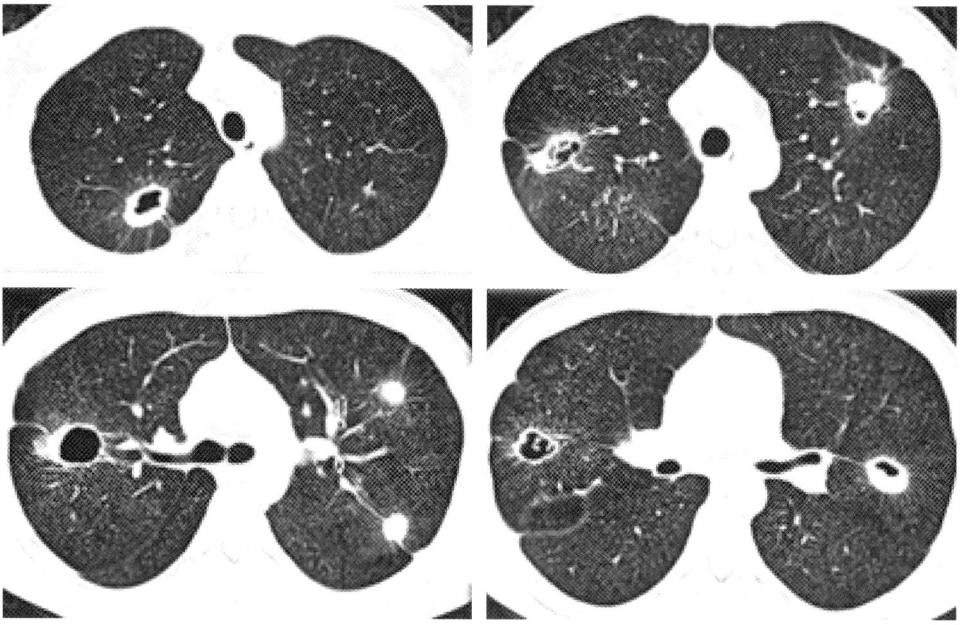

图 3-7-1 韦格纳肉芽肿病
双肺弥漫性颗粒状及多发空洞性结节，壁厚薄不均。周围可见毛刺及胸膜牵拉

3. 可见小点状钙化，多出现于长期治疗后，且主要位于肿块的边缘。
4. 邻近支气管扩张及囊泡状肺气肿。
5. 周围可见毛刺及胸膜凹陷征。
6. 纵隔淋巴结肿大，胸腔积液少见。

第八节 间质性肺疾病

一、特发性肺间质纤维化（Hamman-Rich 综合征）

特发性肺间质纤维化指原因不明的下呼吸道的弥漫性炎症性疾病。肺功能受损以限制性通气障碍、弥散功能障碍为主。发病年龄多为 40 ~ 50 岁，男性稍多于女性。绝大多数病程为慢性。

【临床表现】

进行性呼吸困难为本病特征。患者还有刺激性干咳或伴少量黏痰，少数有黄痰及血痰，以及乏力、消瘦、关节疼痛、低热等。肺底及腋下区吸气末可闻及爆裂性啰音（Velcro 啰音），50% 以上患者有杵状指（趾）。

【病理基础】

本病病理基础为原因不明的下呼吸道弥漫性炎症。炎症侵犯肺泡壁和邻近的肺泡腔，造成肺泡间隔增厚和肺纤维化。肺泡上皮细胞和毛细血管内皮细胞，甚至小气道和小血管也可受累。

【CT 表现】

CT 表现为网织样纹理，可伴条索及结节影。早期可正常或仅中、下肺野出现；晚期广泛分布结节影，后壁囊性阴影，呈蜂窝样纹理，称为“蜂窝肺”(图 3-8-1)。

间质改变可见胸膜下弧线影及线状影；晚期蜂窝样纹理伴小结节影；可伴发肺气肿、支气管扩张，严重肺组织纤维化可并发肺动脉高压和肺源性心脏病表现。HRCT 显影更清晰。

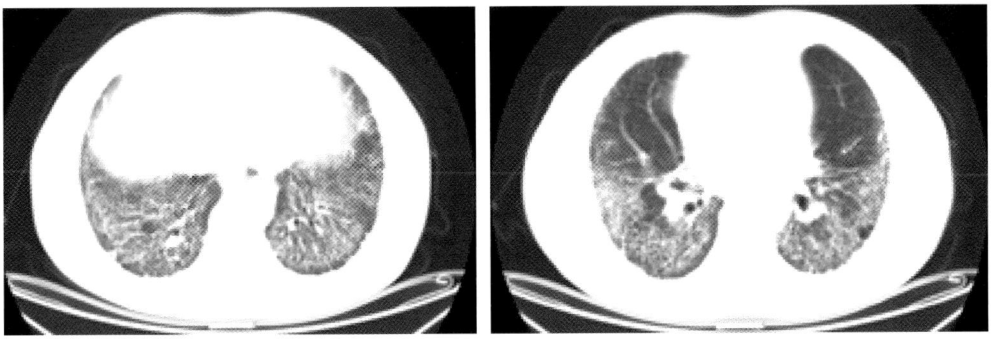

图 3-8-1　特发性肺间质纤维化

双肺纹理呈网格状改变，小叶间隔增厚

二、肺结节病

结节病是一种多系统、多器官受累的肉芽肿性疾病。常侵犯肺、双侧肺门淋巴结，临床上 90% 以上有肺的改变，其次是皮肤和眼的病变，浅表淋巴结、肝、脾、肾、骨髓、神经系统、心脏等几乎全身每个器官均可受累。本病为一种自限性疾病，大多预后良好，有自然缓解的趋势。多见于中青年人。男女发病率大致相同。

【临床表现】

临床表现视其起病的缓急和累及器官的多少而不同。胸内结节病早期常无明显症状和体征，有时有咳嗽，咳少量痰液，偶见少量咯血；可有乏力、发热、盗汗、食欲减退、体重减轻等。病变广泛时可出现胸闷、气急，甚至发绀。可因合并感染、肺气肿、支气管扩张、肺源性心脏病等加重病情。

【病理基础】

本病病理基础为一种多系统、多器官受累的肉芽肿性疾病，常侵犯肺、双侧肺门淋巴结。肺结节病的初发病变有较广泛的单核细胞、巨噬细胞、淋巴细胞浸润的肺泡炎，累及肺泡壁和间质。慢性阶段，肉芽肿周围的成纤维细胞胶原化和玻璃样变，称为非特异性的纤维化。结节病肉芽肿在组织切片上可见为上皮样细胞的聚集，其中有多核巨噬细胞，周围有淋巴细胞，而无干酪样病变。

【CT 表现】

1. 胸腔内淋巴肿　典型表现为双侧肺门对称性淋巴增大，可伴发纵隔内淋巴结肿大，但以肺门区表现显著、程度更重(图 3-8-2)。

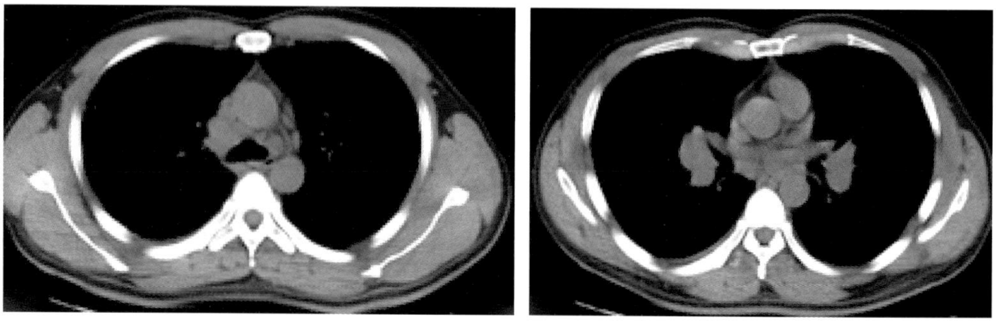

图 3-8-2 肺结节病
双侧肺门对称性淋巴增大，伴发纵隔内淋巴结肿大

2. 肺内表现 多发生在胸内淋巴结肿大之后，表现为双肺野内弥漫分布网织结节样影，为肉芽肿性间质炎性浸润，边缘较清晰，分布大小不一。炎性病灶自肺门累及肺野，可出现肺门模糊，少数可表现为粟粒样病灶。

长期肺纤维化可导致肺大疱、支气管囊状扩张、肺不张、空洞等改变，最后可形成肺动脉高压及肺源性心脏病。胸膜受累可见胸膜非干酪性肉芽肿性肥厚。

3. 肺结节病的分期 目前较为常用的是 Siltzbach 分期：

（1）0 期：肺部 X 线检查阴性，肺部清晰。

（2）Ⅰ期：两侧肺门和（或）纵隔淋巴结肿大，常伴右气管旁淋巴结肿大，约占 51%。

（3）Ⅱ期：肺门淋巴结肿大，伴肺浸润。肺部病变广泛对称地分布于两侧，呈 1～3 mm 的结节状、点状或絮状阴影。少数病例可分布在一侧肺或某些肺段。病灶可在 1 年内逐渐吸收，或发展成肺间质纤维化，约占 25%。

（4）Ⅲ期：仅见肺部浸润或纤维化，而无肺门淋巴结肿大，约占 15%。

以上分期的表现并不能说明结节病发展的顺序规律，Ⅲ期不一定从Ⅱ期发展而来。

第九节 胸膜病变

胸膜病变狭义地讲是指起源于胸膜或仅累及胸膜的病变，广义的概念包括原发与继发性的胸膜病变。主要包括胸腔积液、胸膜增厚、粘连、钙化、气胸、液气胸和脓胸等。常见临床症状包括发热、咳嗽、胸痛、胸部不适等。

胸膜间皮瘤

本病为胸膜原发肿瘤，系真正来源于脏层、壁层、纵隔和横膈四部分胸膜的肿瘤。

【临床表现】

良性局限型间皮瘤生长缓慢，一般无症状。局限型间皮瘤也可具有潜在恶性，临床上常伴有胸腔积液，手术切除后易复发或转移。恶性弥漫型间皮瘤早期缺乏特异性的临床症状，故不易诊断。早期可有胸闷、气短、胸痛、消瘦和咳嗽，少数有咯血。中晚期往往有大量胸腔积液、胸液黏稠，Rivalta 反应阳性。

【病理基础】

一般分为局限型和弥漫型两种。局限型间皮瘤多为良性，而弥漫型间皮瘤多为恶性。良性可分为纤维型、上皮型和混合型。

【CT 表现】

在胸膜间皮瘤的患者中，胸膜增厚伴有胸腔积液者为胸膜间皮瘤的特征性表现（图 3-9-1）。有些表现为弥漫性胸膜增厚，厚薄不均或呈波浪状或呈有分叶的丘状凸起，中下胸部侧胸膜多见。范围较广者，患侧胸廓塌陷，纵隔向患侧移位、固定。

良性胸膜间皮瘤表现为局限软组织肿块，宽基底，脏胸膜面光滑。恶性间皮瘤表现为胸膜弥漫性增厚或结节合并胸腔积液。需鉴别转移瘤，胸腔积液细胞学检查有鉴别价值。

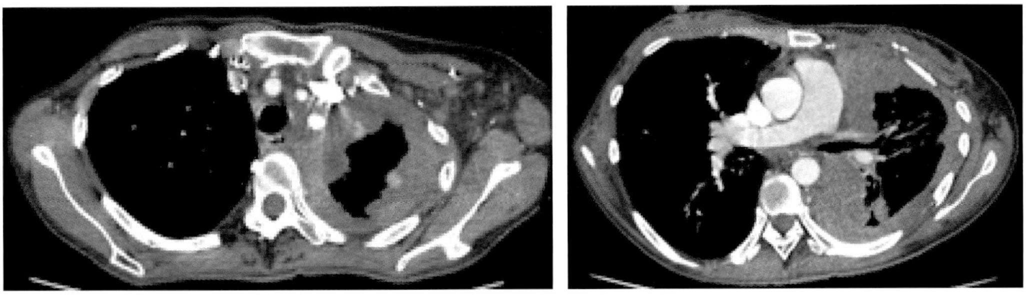

图 3-9-1　左侧胸膜间皮瘤
胸膜不均匀增厚伴有胸腔积液

第十节　纵隔肿瘤疾病

一、胸腺瘤

胸腺瘤是发生于胸腺的肿瘤，多见于成人，20 岁以下者少见。

【临床表现】

胸腺瘤与重症肌无力有明显关系，约 15%的胸腺瘤患者出现重症肌无力症状。较小的良性胸腺瘤可无症状。恶性胸腺瘤视侵犯结构不同出现胸骨后疼痛、气急、膈肌麻痹、声音嘶哑、上腔静脉阻塞综合征等表现。

【病理基础】

肿瘤位于前上纵隔，大体为圆形、扁平或分叶状肿块，少见钙化。胸腺瘤有明显的恶性倾向。良性胸腺瘤有完整包膜，可有不同程度囊性改变或完全呈囊性（称为胸腺囊肿），胸腺组织可混合大量脂肪组织，称为胸腺脂肪瘤。恶性胸腺瘤包膜不完整，侵袭生长。采用 Muller-Hermelink 分类法，将胸腺瘤分为 A、B、AB 3 型。A 型肿瘤由梭形肿瘤上皮细胞构成，不含非典型或肿瘤淋巴细胞；B 型肿瘤由圆形上皮样细胞组成；AB 型为二者混合表现，与 A 型相似，但含肿瘤淋巴细胞。

【CT 表现】

良性者常有分叶状轮廓，但不为结节状，可呈不同程度囊性或含脂肪组织，不易出血，实性胸腺瘤轻至中度强化（图 3-10-1、3-10-2）。恶性胸腺瘤呈侵袭生长，但极少累及后纵隔，中等不均强化。偶有钙化，但无鉴别价值。

出现下列征象，应考虑恶性可能：①肿瘤较大，呈分叶状或浸润性生长；②肿瘤包膜不完整或无包膜；③肿瘤密度不均，其内出现液化、坏死；④肿瘤与周围大血管呈钝角或包绕大血管；⑤合并胸腔积液和（或）心包积液、胸膜和（或）心包不规则增厚、远处转移。

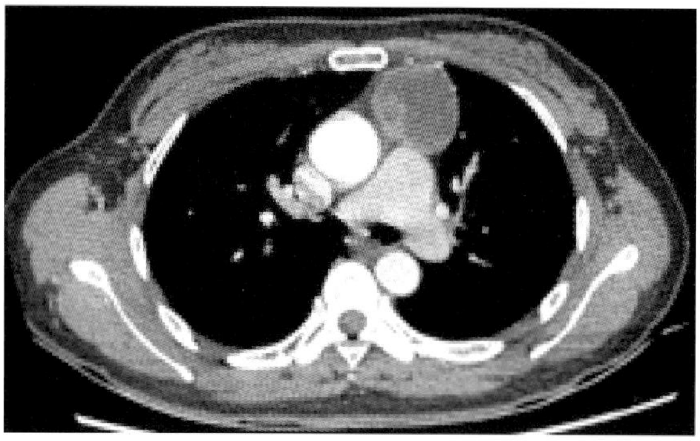

图 3-10-1 B 型胸腺瘤

前上纵隔肿块，密度不均，部分呈囊性，见不均匀强化。病灶界清

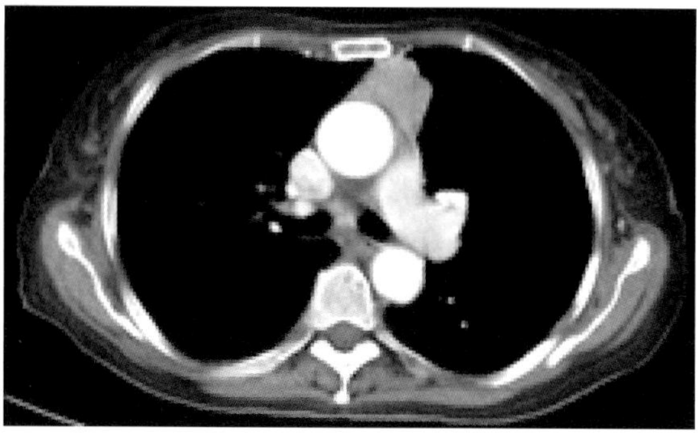

图 3-10-2 AB 型胸腺瘤

前上纵隔肿块，密度均匀。病灶界清

二、畸胎瘤

畸胎瘤起源于潜在多功能的原始胚细胞，多为良性，但恶性倾向随年龄增长而呈上升趋势。发生部位与胚生学体腔的中线前轴或中线旁区相关，多见于骶尾部、纵隔、腹膜后、性腺部位。好发于新生儿和婴儿，女性为多。

【临床表现】

良性纵隔畸胎瘤一般无明显临床症状，有时压迫呼吸道而引起呛咳、呼吸困难及颈静脉怒张；恶性畸胎瘤和良性畸胎瘤恶变时，常表现为肿瘤迅速生长失去原有弹性，外生性肿瘤可见浅表静脉怒张，充血局部皮肤被浸润，并伴有皮肤温度增高，可经淋巴和血行转移而有淋巴结肿大和肺、骨转移症状，同时出现消瘦、贫血、瘤性发热等全身症状。

【病理基础】

畸胎瘤的病理特征为肿瘤组织由外、中、内 3 个胚层组织构成，常含有成熟或未成熟的皮肤、牙齿、骨、软骨、神经、肌肉、脂肪、上皮等组织，少数亦可含有胃黏膜、胰、肝、肾、肺、甲状腺及胸腺等组织成分。恶性畸胎瘤常表现为未成熟的不易定型和分辨的组织。畸胎瘤的恶变多表现为神经组织或上皮组织的异常增殖。

【CT 表现】

多数纵隔畸胎瘤表现为囊性或囊实性包块。与其他纵隔肿瘤相比，畸胎瘤最突出的特点是瘤灶内多种密度不同的组织成分互相混杂分布，通常包括水样成分、脂肪组织或液态脂质成分、形态不同的钙化或骨化（斑点状、斑块状、蛋壳状、枝形骨或牙齿）以及形态、密度不同的软组织成分。脂 - 液平面也有相对特异性，表明在囊性病变中同时有水样成分和液态脂质成分存在。“囊中囊”包括水密度子囊和脂密度子囊，在纵隔畸胎瘤中也极具特点，在其他肿瘤中极少见到。此外，囊性纵隔畸胎瘤的囊壁通常较纵隔其他囊性病变厚，多为 2～3 mm，并且厚度不甚均匀，增强扫描时强化明显（图 3-10-3）。

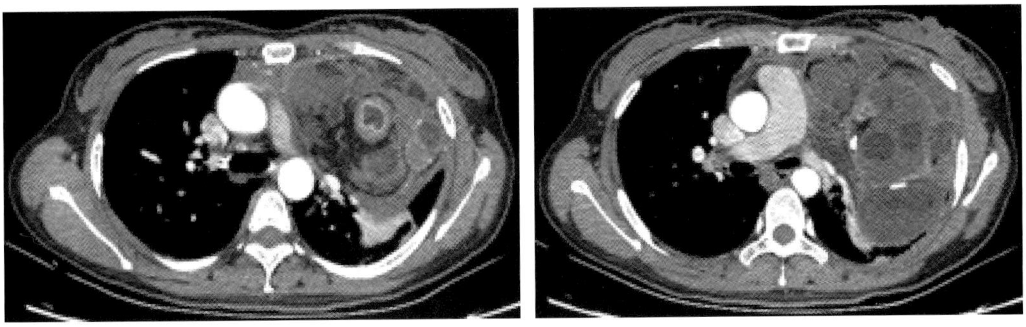

图 3-10-3　左前纵隔畸胎瘤

囊性或囊实性肿块，内为混杂密度。增强扫描时强化明显

三、淋巴瘤

纵隔淋巴瘤通常由胸外淋巴瘤的继发或复发所致。其原发疾病较为常见的依次是霍奇金淋巴瘤、大细胞淋巴瘤、淋巴母细胞性淋巴瘤等。

【病理基础】

病理上分为霍奇金淋巴瘤和非霍奇金淋巴瘤。非霍奇金淋巴瘤又依据组织学、免疫表型等分为不同亚型：B 细胞型、T 细胞型及 NK 细胞型淋巴瘤。

【临床表现】

患者常出现全身症状，如发热、盗汗、体重减轻等。

【CT 表现】

CT 表现为纵隔内结节状融合肿块，多位于气管旁或血管前间隙。邻近血管被包绕或推移，其脂肪间隙消失。CT 平扫常低于软组织，增强扫描仅轻度强化，密度可不均匀（图 3-10-4）。囊变坏死少见。肿块较大时，常侵犯肺、胸壁及心包等。

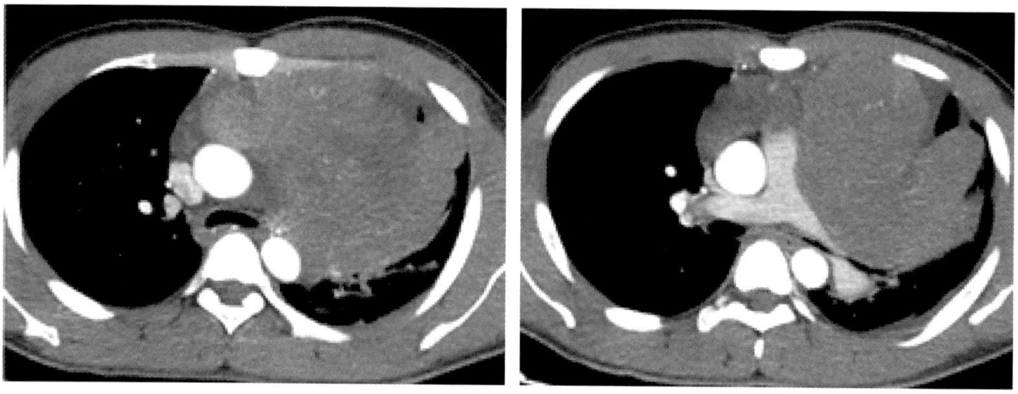

图 3-10-4　前中纵隔弥漫性大 B 淋巴瘤

融合状肿块，推移左肺动脉。轻度强化

四、神经源性肿瘤

神经源性肿瘤好发于青、中年，儿童多见节细胞神经瘤和节神经母细胞瘤。大部分为良性，病理上分为神经鞘细胞瘤、神经纤维瘤及神经节细胞瘤三种。恶性较少见，主要为神经纤维肉瘤和神经母细胞瘤。

【临床表现】

患者表现为压迫脊髓和神经根引起的神经功能障碍。较少见的从副神经节发生的嗜铬细胞瘤能分泌肾上腺素，临床上可出现波动较大的高血压。

【病理基础】

肿块大体上为有包膜实质性肿块，钙化少见，偶有肿瘤退行性改变形成囊肿，囊壁有钙化。神经鞘瘤较常出现坏死、出血。

【CT 表现】

各种神经源性肿瘤的 CT 表现均很相似，特点是光滑、圆形或类圆形密度均匀的阴影，靠近脊柱，有时存在分叶。偶可见肿瘤内钙化阴影，则多见于神经鞘瘤、节细胞神经瘤和神经母细胞瘤。源于神经鞘细胞的肿瘤多来自肋间神经，呈球形，远离中线。增强后 CT 扫描对神经鞘瘤有显著的增强效果，中央部分可囊性变而呈低吸收区。椎间孔扩大，形成哑铃形肿瘤（图 3-10-5）。

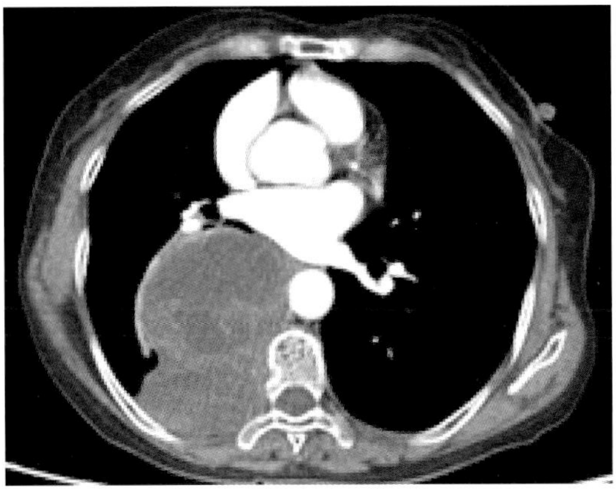

图 3-10-5　右后纵隔神经鞘瘤
右后纵隔类圆形光滑肿块，内密度不均。强化明显

参考文献

1. Bepler G. Lung cancer epidemiology and genetics. J thorac Imaging, 1999, 14:228-234.
2. Travis WD, Garg K, Franklin WA, et al. Evolving concepts in the pathology and computed tomograpgy imaging of lung adenocarcinoma and bronchioloalveolar carcinoma. J Clin Oncol, 2005, 23:3279-3287.
3. Do KH, Lee JS, Seo JB, et al. Pulmonary parenchymal involvement of low-grade lymphoproliferative disorder. J Comput Assist tomogr, 2005, 29:825-830.
4. Lee KS, Kim TS, Fujimoto K, et al. Thoracic manifestation of Wegener's granulomatosis: CT findings in 30 patients. Eur Radiol, 2003, 13:43-51.
5. Leung AN. Pulmonary tuberculosis: the essentials. Radiology, 1999, 210:307-322.
6. Marom EM, Holmes AM, Bruzzi JF, et al. Imaging of pulmonary fusariosis in patients with hematological malignancies. AJR AM J Roentgenal, 2008, 190:1605-1609.

第四章 循环系统疾病的 CT 诊断

第一节 心脏疾病

常规 CT 在心脏疾病的诊断中应用很有限，主要受心脏搏动伪影的影响。目前应用于心脏 CT 检查的主要机型为 64 排及后 64 排螺旋 CT。

一、先天性心脏病

（一）房间隔缺损

单发房间隔缺损（atrial septal defect，ASD）是最常见的先天性心脏病之一，包括继发孔型和原发孔型两种，其中继发孔型最常见。血流动力学改变主要为左向右分流导致右心前负荷增加，右心房、右心室增大及肺循环高灌注。

【临床表现】

一般临床症状出现较晚，多在体检时发现，部分患者表现为劳累后心悸、胸闷气短。发展至肺动脉高压及逆向分流时，可表现为发绀。体检听诊可发现胸骨左缘 2～3 前肋间收缩期吹风样杂音。

【CT 表现】

心电门控 CT 增强扫描可以显示房间隔缺损的直接征象，对缺损发生的部位及缺损的类型、大小可以直接显示。同时可以显示房间隔缺损的间接征象：右心房、右心室增大，肺动脉高压等（图 4-1-1）。

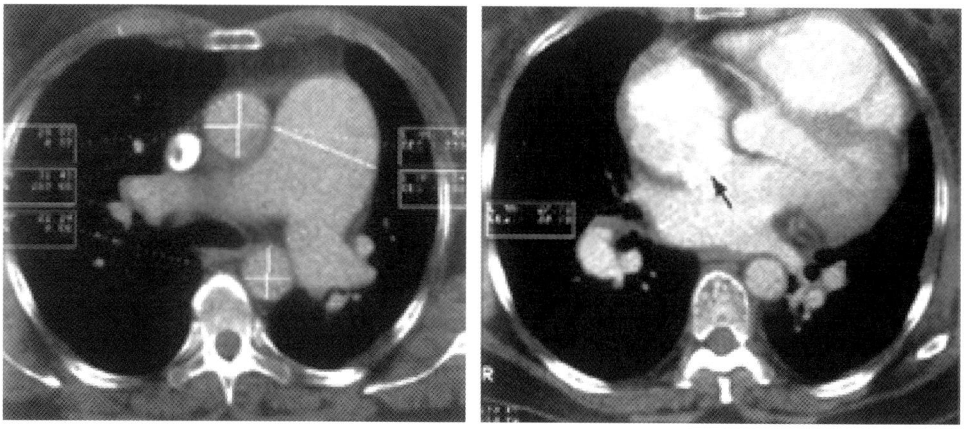

图 4-1-1　继发孔型房间隔缺损

直接征象：ASD；间接征象：右心房、右心室增大，肺动脉高压

【鉴别诊断】

CT 发现右心房、右心室增大和肺动脉高压时，需要鉴别的是室间隔缺损、部分性肺静脉畸形引流。增强 CT 由于可以直接显示缺损的部位，因而易于鉴别。

（二）动脉导管未闭

动脉导管未闭（patent ductus arteriosus，PDA）是最常见的先天性心脏病之一，占先天性心脏病的 20% 左右。动脉导管由左侧第 6 主动脉弓背侧部分演变而来，连接于左右肺动脉分叉处与主动脉弓之间，是胎儿期血液循环的主要通道。出生后肺循环阻力降低，右心室血液直接进入肺循环，动脉导管出现解剖的闭锁，持续不闭合则形成 PDA。

【临床表现】

少量分流时，患者可无症状；分流量较大时，可出现活动后心悸、气短、反复呼吸道感染；大量分流时，早期可出现左心功能衰竭。多数病例于胸骨左缘 2～3 肋间可闻及双期连续性机器样杂音。

【CT 表现】

增强扫描横断面或三维重建图像可以显示连接于左肺动脉根部与降主动脉起始部之间的通道（图 4-1-2）。

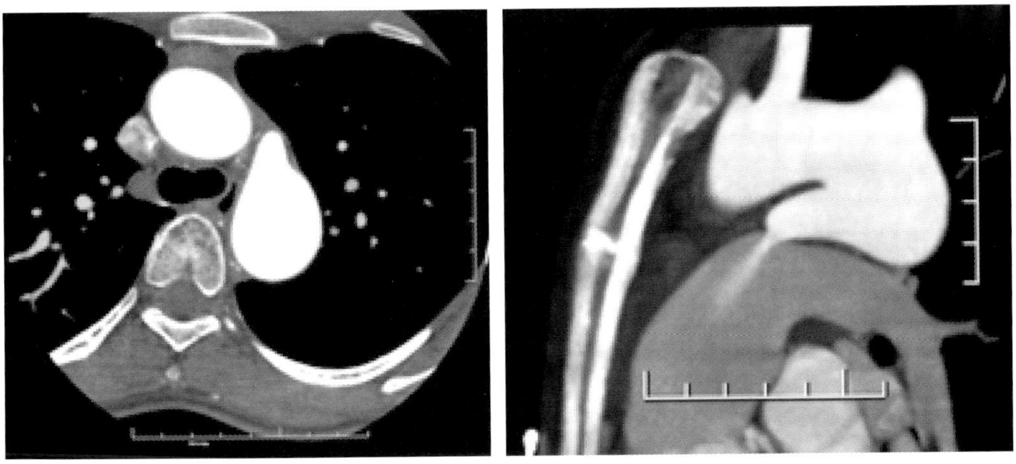

图 4-1-2　PDA

降主动脉起始部与左肺动脉根部之间未闭的动脉导管（漏斗型）

【鉴别诊断】

PDA 出现肺动脉高压，需要与其他左向右分流的心脏病鉴别，但 PDA 同时伴有左心室增大，同时 CT 直接显示降主动脉与肺动脉根部之间的通道，易于诊断。

（三）肺动脉瓣狭窄

肺动脉瓣狭窄占先天性心脏病的 10%～20%。在胚胎发育第 6 周，动脉干开始分隔成为主动脉与肺动脉，在肺动脉腔内膜开始形成3个瓣膜的原始结节，并向腔内生长，继而吸收变薄形成3个肺动脉瓣。如瓣膜在成长过程发生障碍，如孕妇发生宫内感染尤其是风疹病毒感染时，3个瓣叶交界融合成为一个圆顶状突起的鱼嘴状口，即形成肺动脉瓣狭窄。

【临床表现】

轻度至中度肺动脉瓣狭窄，患者早期常无症状，出现症状时表现为活动后心悸、气短、易患感冒及肺部感染。重者则有活动后发绀，多为心房出现右向左分流所致，又称法洛三联症。后期可有继发性右心衰竭的症状。

【CT表现】

典型肺动脉瓣狭窄表现为肺动脉高压，左右肺动脉不对称，左侧大于右侧；心脏增大表现为右心室、右心房增大，当右心房明显增大时往往提示重度肺动脉瓣狭窄合并三尖瓣关闭不全。

【鉴别诊断】

应与少量分流的ASD及特发性肺动脉扩张鉴别。左右肺动脉不对称往往是诊断及鉴别诊断的要点。

（四）法洛四联症

法洛四联症（tetralogy of Fallot, TOF）是最常见的发绀型先天性心脏病之一，占30%～50%，包括四种基本畸形：肺动脉狭窄、室间隔缺损、主动脉骑跨和右心室肥厚。其中肺动脉狭窄和室间隔缺损为主要畸形。肺动脉狭窄多为漏斗部或漏斗部＋肺动脉狭窄，室间隔缺损包括膜周部缺损、干下型缺损、漏斗部肌性缺损。合并房间隔缺损（卵圆孔未闭）又称“五联症”。

【临床表现】

患者发育迟缓，常有发绀，多在出生后4～6月龄出现，可有杵状指、气短、喜蹲踞和缺氧性晕厥。胸骨左缘2～4肋间可闻及收缩期杂音，多可触及震颤。

【CT表现】

CT增强扫描可以完整显示所有基本畸形及继发改变：右室壁肥厚、室间隔缺损、主动脉骑跨、主动脉增粗、漏斗部狭窄、肺动脉细小（图4-1-3）。

【鉴别诊断】

CT扫描可清晰显示各种基本畸形，鉴别容易。

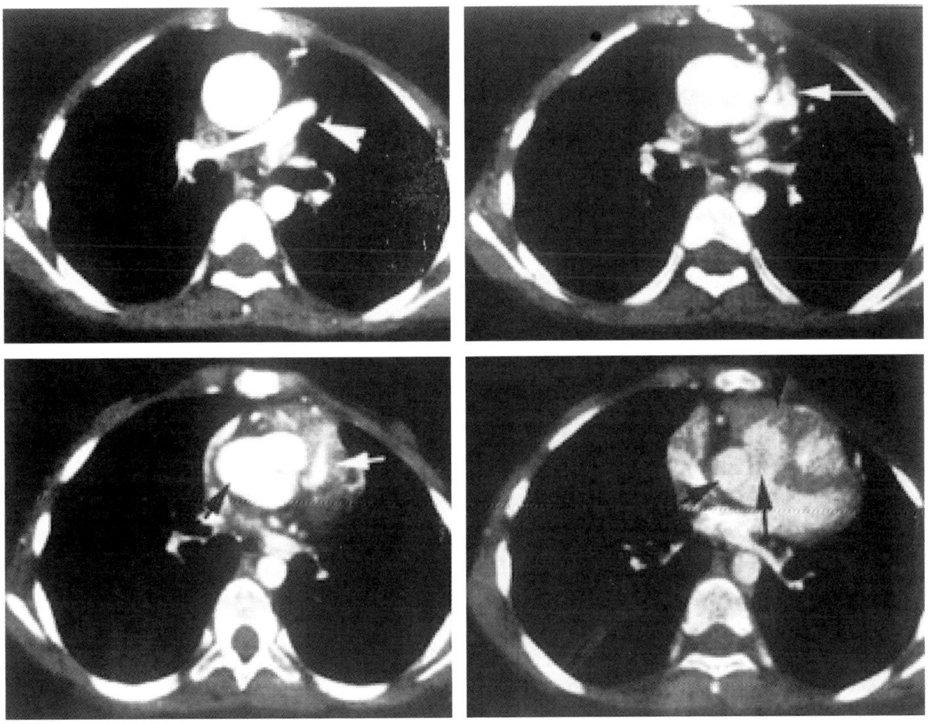

图 4-1-3　TOF
增强 CT 分别显示肺动脉细小、漏斗部梗阻、室间隔缺损、主动脉骑跨、右心室肥厚

二、获得性心脏病

(一)风湿性心脏病

风湿性心脏病简称风心病，是指累及心脏瓣膜而造成的心脏瓣膜病变。表现为二尖瓣、三尖瓣、主动脉瓣中有一个或几个瓣膜狭窄和(或)关闭不全。临床上狭窄或关闭不全常同时存在，但常以一种为主。常见类型包括二尖瓣狭窄、二尖瓣关闭不全、主动脉瓣狭窄、主动脉瓣关闭不全、三尖瓣狭窄、三尖瓣关闭不全及联合瓣膜病。

【临床表现】

患病初期常常无明显症状，后期则表现为心慌气短、乏力、咳嗽、下肢水肿、咳粉红色泡沫痰等心功能失代偿的表现。本病多发于冬春季节，寒冷、潮湿和拥挤环境下。初发年龄多在 5～15 岁，复发多在初发后 3～5 年内。

【CT 表现】

CT 诊断风湿性心脏病主要观察受累及的瓣膜不规则增厚、钙化，继发心脏各房室增大或肺循环改变。如二尖瓣狭窄表现为二尖瓣瓣膜增厚，常有钙化，左心房增大，肺循环瘀血(图 4-1-4)。二尖瓣关闭不全表现为二尖瓣瓣膜增厚、钙化，左心房及左心室同时增大，肺循环瘀血。主动脉瓣狭窄表现为主动脉瓣瓣膜增厚，可伴有钙化，左心室增大，可伴有左心房增大(图 4-1-5)。三尖瓣狭窄表现为瓣膜增厚，可有钙化，右心房增大，腔静脉扩张。

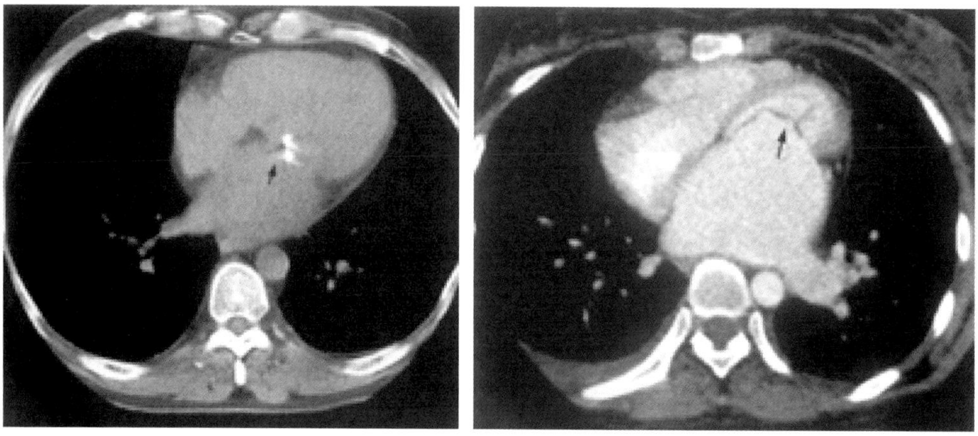

图 4-1-4　风湿性心脏病二尖瓣狭窄
二尖瓣增厚、钙化，左心房增大

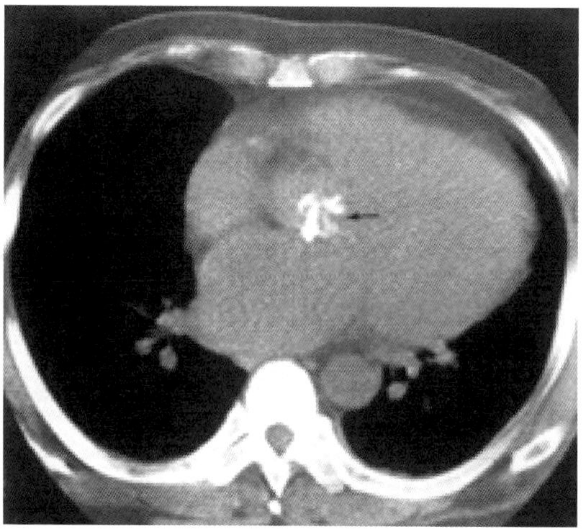

图 4-1-5　风湿性心脏病主动脉瓣狭窄
主动脉瓣钙化，左心室增大

【鉴别诊断】

风湿性心脏病通常伴有心脏房室大小的改变，需要与扩张性心肌病、缩窄性心包炎鉴别。CT 通常显示受累及瓣膜的增厚、钙化，有助于疾病的鉴别。

（二）冠状动脉粥样硬化性心脏病

冠状动脉粥样硬化性心脏病（coronary heart disease，CHD）简称冠心病，是一种严重危害人民健康的常见病、多发病。动脉粥样硬化斑块引起冠状动脉管腔狭窄是冠心病的基本病变，常见累及左前降支，其次为回旋支、右冠状动脉及左冠状动脉主干，近段多于远段。

【临床表现】

冠心病典型症状为劳累后胸闷，心绞痛常为阵发性胸痛，多为胸骨后区、心前区。当冠状动脉狭窄超过 50% 时，患者运动后出现心肌缺血；冠状动脉完全闭塞时发生心肌梗死，梗死面积较大累及室间隔或乳头肌时，可合并室壁瘤或乳头肌断裂。

【CT 表现】

冠心病诊断的金标准是选择性冠状动脉血管造影。冠状动脉 CTA（CCTA）要求的最低机型为 64 排及后 64 排 CT。CCTA 主要用于显示冠状动脉钙化、管壁斑块的形成、管腔的狭窄（图 4-1-6）。最新的超高端 CT（双源 CT Flash，能谱 CT Revolution，ICT 及 Toshiba 320 等）已经可以对冠状动脉斑块的性质进行评估。

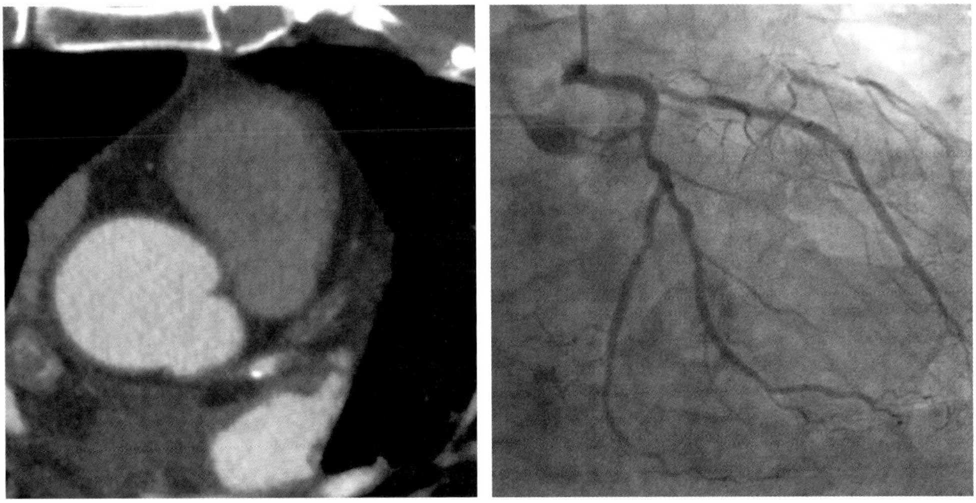

图 4-1-6　CCTA 显示左前降支（LAD）近段斑块形成，管腔闭塞。冠脉造影示 LAD 近段节段性闭塞

【鉴别诊断】

CCTA 为特殊性无创性检查，目的是直接显示冠状动脉管壁及管腔。保证图像质量是诊断的关键。

（三）心包炎及心包积液

心包炎是心包脏层和壁层的炎性病变，可以分为急性和慢件两种。急性常常伴有心包积液，慢性常继发缩窄性心包炎。病因以非特异性、结核性、化脓性和风湿性较为常见。慢性心包炎大多是急性心包炎迁延所致。

【临床表现】

患者可表现为乏力、发热、心前区疼痛、呼吸困难、发绀、端坐呼吸等，缩窄性心包炎多表现为呼吸困难、腹胀、水肿、胸闷等。

【CT 表现】

CT 平扫心包积液显示沿心脏轮廓分布心包内环形低密度带。缩窄性心包炎显示心包局限性或弥漫性增厚，厚度超过 4 mm，可以同时合并局限性或弥漫性心包钙化（图 4-1-7）。

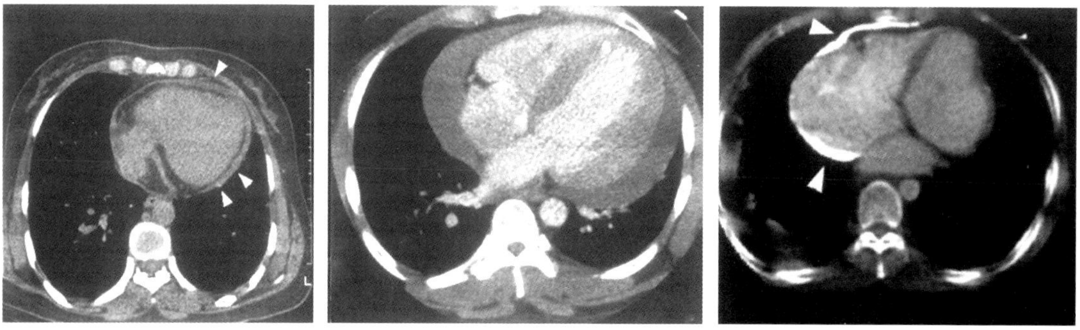

图 4-1-7　心包炎
从左至右分别显示心包增厚、心包积液及心包钙化

【鉴别诊断】

缩窄性心包炎的心包增厚应与局限性的心包积液进行鉴别。鉴别要点：通常心包积液CT值呈水样密度，而心包增厚CT值呈软组织密度。

第二节　大血管疾病

一、主动脉夹层

主动脉夹层（aortic dissection）指主动脉腔内的血液通过内膜的破口进入主动脉壁中层而形成的血肿。过去此种情况被称为主动脉夹层动脉瘤，现多称为主动脉夹层。病因至今未明。80%以上主动脉夹层的患者有高血压，不少患者有囊性中层坏死。高血压并非是引起囊性中层坏死的原因，但可促进其发展。临床与动物实验发现，不是血压的高低而是血压波动的幅度，与主动脉夹层分裂相关。遗传性疾病马方综合征中，主动脉囊性中层坏死颇常见，发生主动脉夹层的机会也多。其他遗传性疾病如特纳（Turner）综合征、埃-当（Ehlers-Danlos）综合征，也有发生主动脉夹层的倾向。主动脉夹层还易在妊娠期发生，其原因不明，推测妊娠时内分泌变化使主动脉的结构发生改变而易于裂开。

DeBakey将主动脉夹层分为3型：①Ⅰ型夹层起自升主动脉并延至降主动脉；②Ⅱ型局限于升主动脉；③Ⅲ型夹层起自左侧锁骨下动脉并向远端延伸。

【临床表现】

1. 疼痛　夹层分离突然发生时，多数患者突感胸部疼痛，向胸前及背部放射，随夹层涉及范围可以延伸至腹部、下肢及颈部。疼痛剧烈、难以忍受，起病后即达高峰，呈刀割或撕裂样。少数起病缓慢者疼痛可以不显著。

2. 高血压。

3. 心血管症状。

4. 神经症状。

5. 压迫症状。

【CT 表现】

增强 CTA 是诊断主动脉夹层的首选检查手段。主要 CT 征象是主动脉内膜破口及主动脉双腔结构（图 4-2-1、4-2-2）。CTA 除了显示主动脉夹层诊断的影像外，还需要充分显示所有破口位置，主动脉弓上头臂干、左颈总动脉、左锁骨下动脉起始部的全景图像，测量破口与邻近主要动脉开口距离，显示腹腔干、肠系膜上动脉、双肾动脉开口与真假腔的关系；测量破口附近正常主动脉内径。

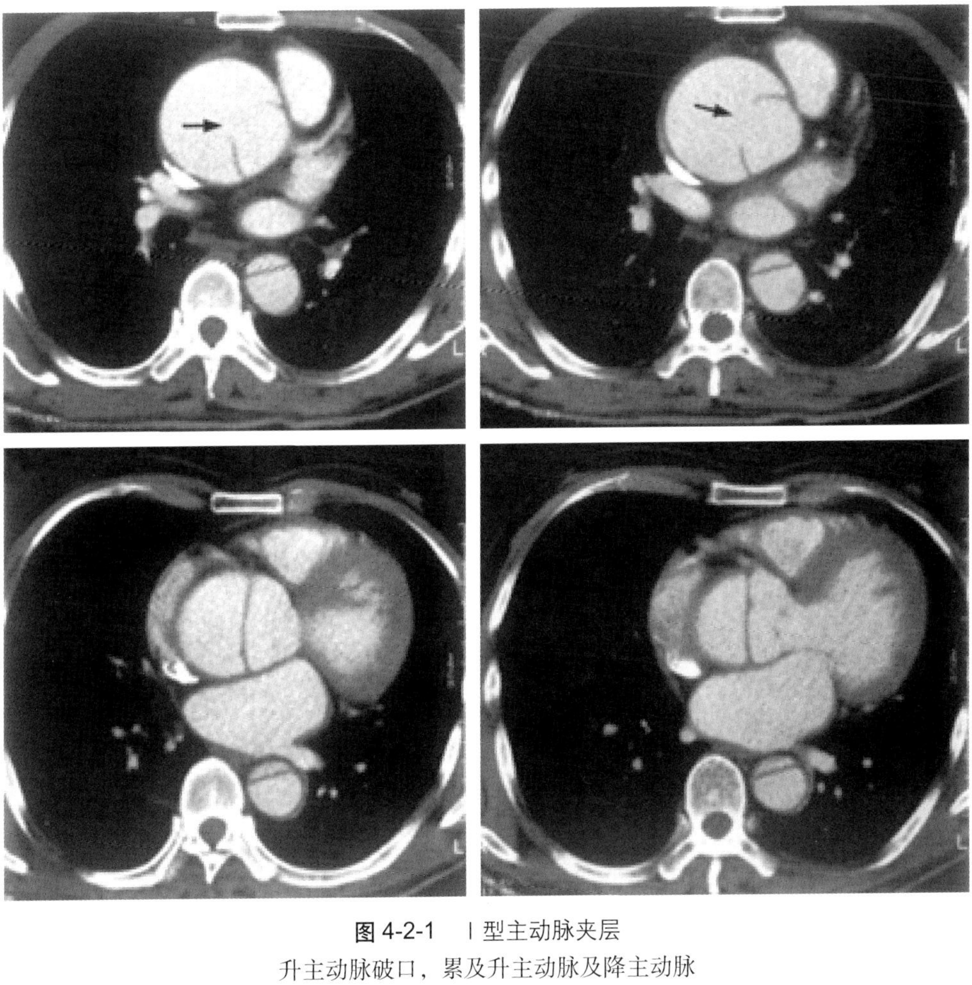

图 4-2-1　Ⅰ型主动脉夹层

升主动脉破口，累及升主动脉及降主动脉

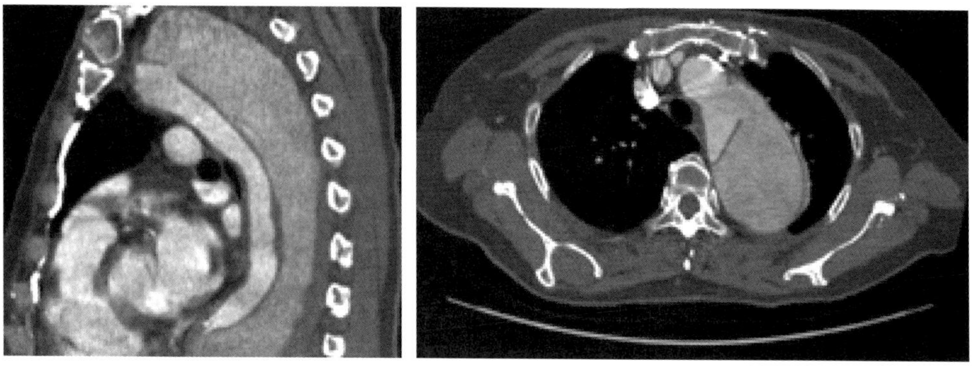

图 4-2-2 Ⅲ型主动脉夹层
破口位于左侧锁骨下动脉远端，累及降主动脉

二、大动脉炎

大动脉炎（Takayasu arteritis，TA）是一种累及主动脉及其主要分支以及肺动脉的慢性进行性非特异炎性疾病。大动脉炎在亚洲地区较多见，多发于年轻女性，男女发病比例为 1∶（8～9）。女性的发病高峰在 20 岁左右，在 30 岁以前发病者约占 90%，40 岁以后较少发病，而男性没有准确的发病年龄高峰。大动脉炎的病因迄今尚不明确，可能与感染引起的免疫损伤或遗传因素等有关。

【临床表现】

1. 全身症状　少数患者在局部症状或体征出现前可有全身不适、疲劳、发热、食欲不振、恶心等非特异性全身症状。

2. 局部症状　呈多样性，按受累血管的不同，出现相应器官缺血的症状与体征。根据血管病变部位，按 Lupi-Herrea 分类法可分为 4 种类型：头臂动脉型（主动脉弓综合征）、胸 - 腹主动脉型、广泛型和肺动脉型。

【CT 表现】

1. 血管壁增厚　是 CT 诊断大动脉炎的重要征象，可明确显示受累血管管壁增厚。管壁增厚一般呈同心性，增厚较均匀，多累及血管全周；正常主动脉及其一级分支管壁常显示不清或厚度＜1.0 mm。主动脉血管壁厚度＞1.5 mm、分支血管管壁＞1.0 mm 应视为异常增厚。处于活动期病例管壁多数可出现不均匀强化。

2. 血管腔狭窄与闭塞　是大动脉炎的常见表现（图 4-2-3），管腔狭窄多为向心性，多为短段局限性狭窄，可合并狭窄后扩张表现。颈动脉病变均发生于分叉之前的近段血管，累及颈总动脉者较多，颈内动脉受累者少见；锁骨下动脉病变主要累及发出椎动脉分支之前的近段血管，肾动脉受累多位于近中段；肺动脉以单侧肺动脉受累多见。

3. 动脉管腔扩张和动脉瘤表现　为大动脉炎的少见征象，多为阻塞性病变后轻度扩张和局部的小囊状膨凸，少数可见病变血管明显扩张、动脉瘤形成，有时呈串珠样表现（图 4-2-3）。也有报道认为血管扩张及动脉瘤的发生并不少见，并认为伴发钙化的患者更容易发生动脉瘤样扩张及动脉瘤。

4. 钙化　此病晚期动脉管壁可出现钙化（图 4-2-4）。

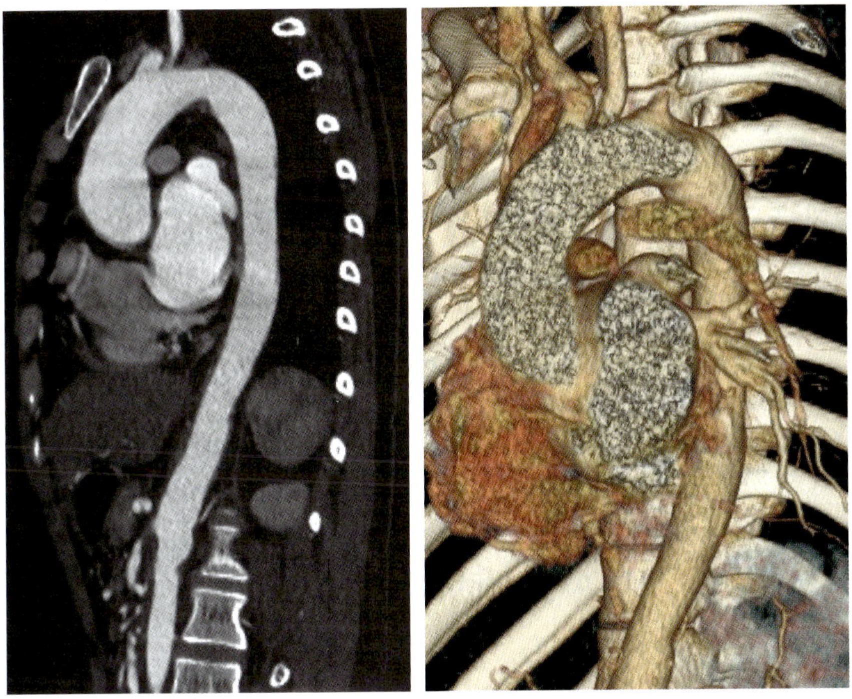

图 4-2-3　多发大动脉炎
左侧锁骨下动脉近段闭塞，降主动脉增粗不均

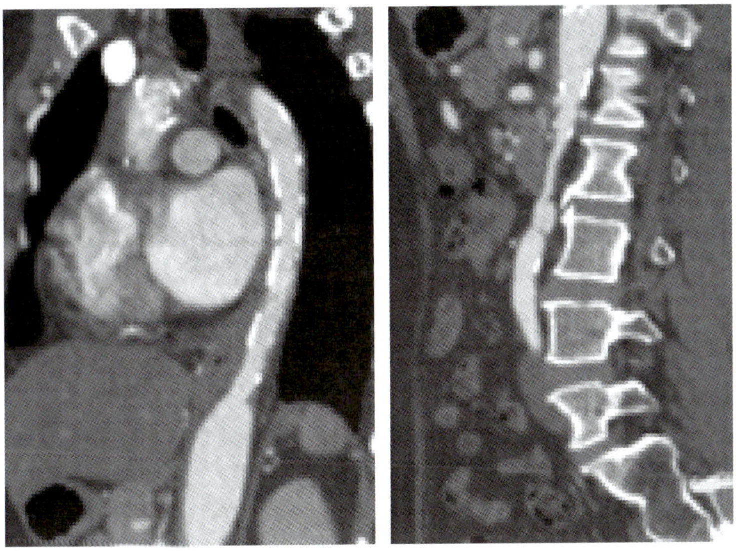

图 4-2-4　多发大动脉炎
降主动脉管壁钙化，管腔狭窄，局部扩张，粗细不均

5. 侧支循环 随着动脉管腔狭窄程度的不断加重，血栓形成，甚至局部管腔闭塞，侧支循环逐渐形成（图 4-2-5）。观察侧支循环的形成情况，对于治疗方案的选择非常重要。侧支循环丰富的患者，可优先考虑保守治疗。

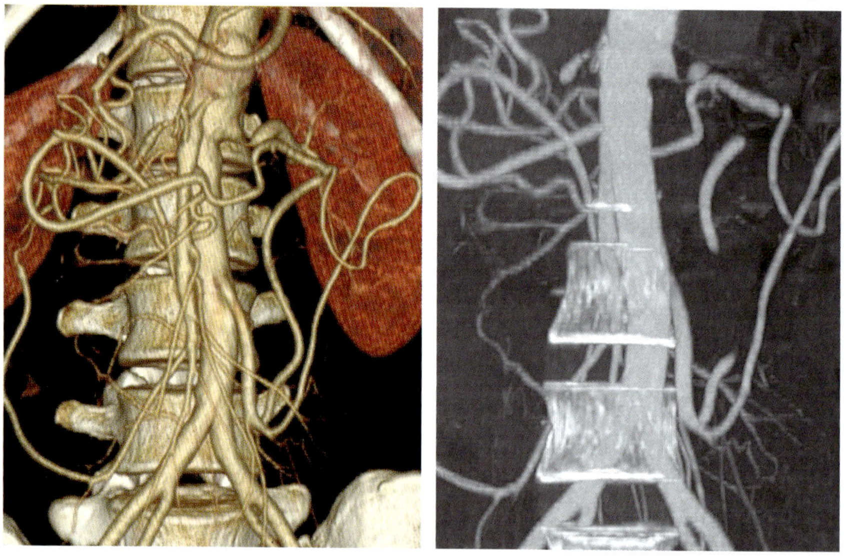

图 4-2-5 多发大动脉炎
肠系膜上动脉及双肾动脉起始段狭窄，多发侧支循环建立

【鉴别诊断】

1. 先天性主动脉缩窄 多见于男性，血管杂音位置较高，限于心前区及背部，全身无炎症活动表现。胸主动脉造影见特定部位狭窄（婴儿在主动脉峡部，成人位于动脉导管相接处）。

2. 动脉粥样硬化 常在 50 岁后发病，伴动脉硬化的其他临床表现。血管造影有助于鉴别。

3. 肾动脉纤维肌发育不良 多见于女性。肾动脉造影显示其远端 2/3 及分支狭窄，无多发性大动脉炎的表现，病理检查显示血管壁中层发育不良。

4. 血栓闭塞性脉管炎（Buerger 病） 好发于有吸烟史的年轻男性，为周围慢性血管闭塞性炎症。主要累及四肢中小动脉和静脉，下肢较常见。表现为肢体缺血、剧痛、间歇性跛行，足背动脉搏动减弱或消失，游走性浅表静脉炎，重症可有肢端溃疡或坏死等，与多发性大动脉炎鉴别一般并不困难。

5. 白塞病 可出现主动脉瓣及其他大血管的病变，但白塞病常有口腔溃疡、外阴溃疡、葡萄膜炎、结节红斑等，针刺反应阳性。

6. 结节性多动脉炎 主要累及内脏中小动脉，与多发性大动脉炎表现不同。

参考文献

1. 戴汝平，白桦，吕滨，等. 超高速CT在心血管病诊断中的应用. 中华放射学杂志，1997，31: 81-85.
2. Agatston AS, Janowitz WR, Hildner FJ, et al. Quantification of coronary artery calcium using ultrafast computed tomography. J Am Coll Cardiol, 1990, 15:827-832.
3. Qiao JH, Doherty TM, Fishbein MC. Calcification of the coronary arteries in the absence of atherosclerotic plaque. Mayo Clin Proc, 2005, 8:807-809.
4. Sangiorgi G, Rumberger JA, Severson A, et al. Arteral calcification and not lumen stenosis is highly correlated with atheroslerotic plaque burden in humans: a histologic study of 723 coronary artery segments using nondecalcifying methodology. J Am Coll Cardiol, 1998, 31:126-133.
5. Homnann U, Jbelewski E, Cut RC, et al. Predictive value of 16-slice multi-detector spiral computed tomography to detect significant obstructive coronary artery disease in patients at high risk for coronary artery disease: patient-versus segment-based analysis. Circulation, 2014, 110(17):2638-2643.

第五章 消化系统疾病的 CT 诊断

第一节 胃肠道疾病

一、胃肠肿瘤

（一）胃肠淋巴瘤

胃肠淋巴瘤系指原发于胃肠而起源于黏膜下层淋巴组织的恶性肿瘤，也可为全身恶性淋巴瘤的一部分。病变向内侵及黏膜层，向外达肌层。可呈息肉样，将黏膜顶起突入腔内，也可在黏膜下呈弥漫浸润生长。

【临床表现】

最多见于胃，其次是小肠和结肠。常见的临床表现为有上腹痛、恶心、呕吐、厌食、胃肠道出血及上腹部扪及肿块，通常并不引起胃肠道梗阻症状。而继发的胃淋巴瘤则可出现发热、体重减轻、肝脾大等全身症状。

【CT 表现】

胃淋巴瘤 CT 多表现为胃壁广泛性或局灶性增厚、息肉样肿块。局灶性增厚者多位于胃近端。广泛性增厚者，浸润长度可超过全胃的 1/2，胃壁增厚程度平均超过了 1.5 cm，增强呈一致性或不均匀强化（图 5-1-1）。胃壁的不规则增厚使胃壁内、外缘均不整齐，内缘受侵使胃腔变形、变小，但仍具有一定的柔软性。息肉样肿块多表现为单发或多发突向腔内的息肉肿块，伴或不伴溃疡。晚期胃淋巴瘤还可经幽门蔓延至十二指肠。

肠道淋巴瘤的典型 CT 表现有肠壁增厚、肠腔变形、肠管扩张或狭窄（部分层面肠管扩张，部分层面肠管狭窄）、腹部肿块以及肠管周围淋巴结肿大。

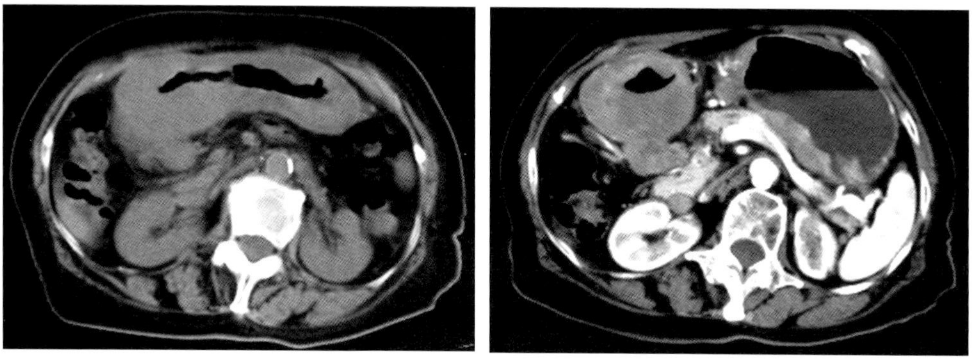

图 5-1-1 胃淋巴瘤

胃壁广泛增厚，长度超过全胃的 1/2，胃腔变形、变小，胃周淋巴结肿大继发性胃肠淋巴瘤还可有肠系膜、腹膜后淋巴结肿大，肝脾大等表现。

【鉴别诊断】

鉴别诊断主要是同各种类型的其他消化道肿瘤尤其是胃癌、肠癌相区别。

1. 胃癌　胃淋巴瘤尽管胃壁增厚明显且呈弥漫性，但仍保持一定的扩张度和柔软度，胃的梗阻很少见，且邻近无侵犯或侵犯不明显；而胃癌很容易导致胃壁的成纤维反应，导致胃壁僵硬、胃腔狭窄，边界则大多模糊，有毛刺，脂肪层消失或密度升高。

2. 肠癌　胃肠道淋巴瘤较少引起消化道管腔狭窄或者狭窄程度较轻，即使肿瘤巨大也不会完全梗阻，有时因肿瘤破坏了管壁肌层的神经反而会导致管腔的扩张；而肠癌常导致管腔狭小，梗阻症状往往较重。

（二）胃肠道间质瘤

胃肠道间质瘤（gastrointestinal stromal tumor，GIST）是起源于胃肠道原始间叶组织的缺乏分化或非定向分化的非上皮性肿瘤，是消化道独立的一类间叶性肿瘤。其病理学表现与平滑肌源性肿瘤、神经源性肿瘤相似，以往多将其混淆。随着病理诊断技术的进步，发现胃肠道间质瘤免疫组化染色具有很高的特异性，CD117 和 CD34 呈强阳性，可以将其与上述疾病区分。

【临床表现】

胃肠道间质瘤可发生于消化道自食管至直肠的任何部位，多发生于胃和小肠，其中胃最常见。结直肠及食管少见。

间质瘤的临床表现无特异性，体积较小者常无明显的临床症状和体征，往往在健康体检或术中偶然发现。体积较大者表现为腹部不适和腹部肿块、腹痛等非特异性表现，部分患者因肿瘤表面隆起的黏膜发生溃疡而出现呕血或黑便等消化道出血的症状。

【CT 表现】

胃肠道间质瘤的 CT 表现有一定特征性。体积较小的病灶多呈类圆形，边界清楚，密度均匀，中等以上均匀强化，向腔外或腔内生长。体积较大的病灶，形态多不规则，增强扫描明显不均匀强化（图 5-1-2），肿块内多见囊变、坏死，对周围结构挤压明显。肿块与邻近结构模糊时提示浸润（图 5-1-3），浸润亦相对较轻，较少引起肠道梗阻。

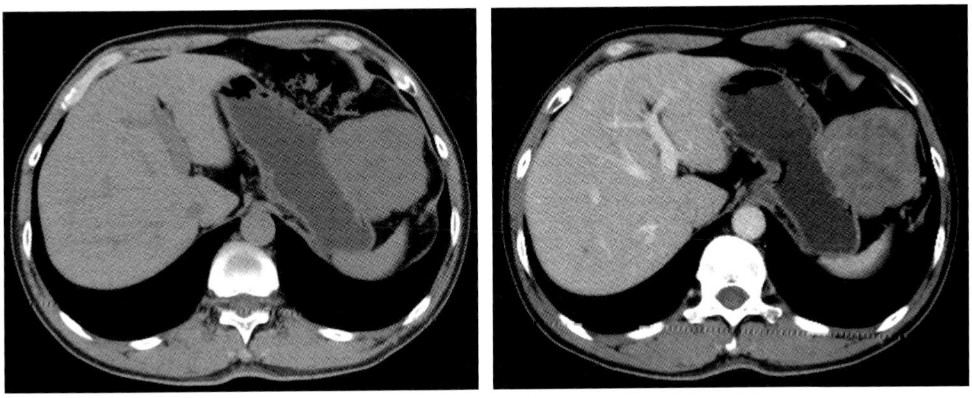

图 5-1-2　胃间质瘤（低度恶性）

胃大弯侧腔外肿块，呈分叶状，不均匀强化，其内可见坏死区，肿块外缘清晰，周围脂肪层清晰

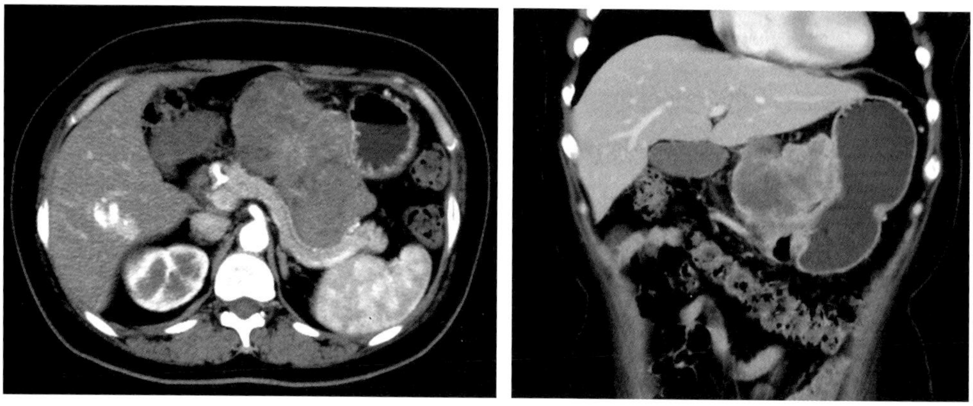

图 5-1-3 胃间质瘤（高度恶性）
胃小弯侧巨大肿块，强化不均匀，见多发囊变、坏死区，病灶边缘模糊，胰体尾部受压，脂肪层消失

目前认为间质瘤是没有真正良性的，“良性”和“恶性”分类应该被描述为“低度恶性”和“高度恶性”。可发生血行和腹腔内种植转移，罕见淋巴结转移。

恶性程度判断除了局部浸润、转移、复发等因素外，肿瘤大小、部位、肿块是否有坏死、溃疡和出血等改变也与判断间质瘤恶性程度有关。

【鉴别诊断】

1. 平滑肌瘤　多见于食管，多为良性，出血、坏死、囊变少见。

2. 胃肠淋巴瘤　胃肠淋巴瘤多表现为广泛胃部显著不均匀增厚，多见淋巴结肿大；而胃肠道间质瘤淋巴结转移极少见。

3. 胃肠癌　胃癌多位于胃体及胃窦部，病程进展快，很少形成较大的肠腔外肿块，相邻胃壁及组织常受侵犯，层次不清，梗阻常见，常出现周围淋巴结肿大；胃部间质瘤主要位于胃底和胃体，相邻胃壁结构一般较清晰，较少引起梗阻，胃肠道间质瘤淋巴结转移罕见。

4. 平滑肌肉瘤、恶性神经鞘瘤　发生率均较胃肠道间质瘤低，CT 表现较难与肠系膜及腹膜后的间质瘤鉴别，需要病理及免疫组化结果才能确诊。

（三）胃癌

【临床表现】

胃癌在我国发病率占胃肠道恶性肿瘤的首位。早期常无明显症状。中、晚期临床症状也不明显、不典型，类似于慢性胃炎或胃十二指肠溃疡的症状，可出现程度不同的食欲减退、消瘦、上腹部不适、隐痛、反酸、黑便等症状。晚期可表现为肝脾大、腹部或锁骨上淋巴结肿大等转移症状。

【CT 表现】

1. 胃壁异常增厚　常表现为胃壁的局限性增厚，多限于胃壁一侧，其胃壁腔面不规则，可伴溃疡，与邻近正常胃壁分界不清（图 5-1-4）。浸润性生长者可使胃壁环形或广泛性增厚（皮革胃），胃壁僵硬，胃腔狭窄、变形。

2. 软组织肿块　病变呈肿块状，向胃腔内、外生长，肿块可为孤立性的隆起，也可为增厚胃壁、胃腔内明显突出的一部分。肿块的表面不光滑，可呈分叶、结节或菜花状，

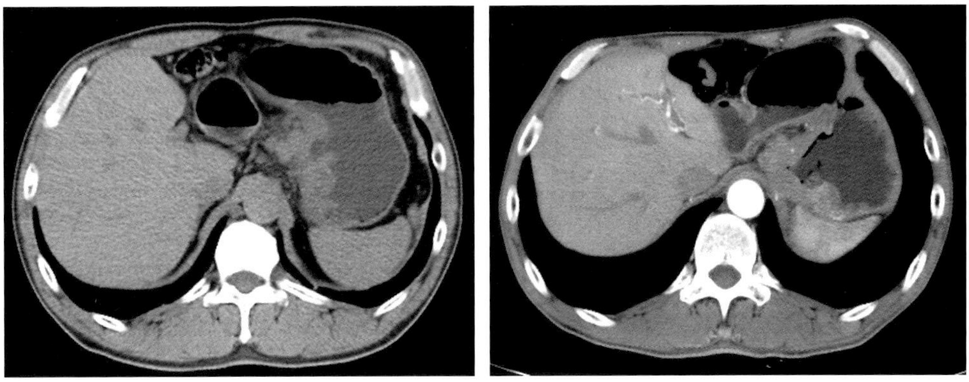

图 5-1-4　胃癌

胃贲门部及小弯侧胃壁不规则增厚，其表面呈菜花状，胃外壁不光整，胃周脂肪层模糊，胃小弯侧淋巴结肿大

可伴溃疡。

3. 胃壁异常强化　胃壁出现异常强化是胃癌很有意义的 CT 征象，其较正常胃壁强化明显、时间延长。

4. 胃周改变　胃壁浆膜面毛糙，胃壁轮廓不清，常提示胃癌向腹腔内扩散的可能。突破浆膜、浸润胃周时主要表现为胃周脂肪层消失。侵犯邻近脏器与组织时表现为肿块与脏器间的脂肪间隙消失。

5. 淋巴结转移以及远处转移　可发现胃周、后腹膜、肝门区、肠系膜上动脉根部及胰周淋巴结。胃癌还可通过血行、种植方式转移至远处脏器，以肝转移最常见。

【鉴别诊断】

1. 胃淋巴瘤　其胃壁增厚程度较胃癌更重，范围较广，而外缘光滑或轻度分叶状；胃和邻近器官间的脂肪层完整；形态较软，很少有梗阻现象。

2. 胃间质瘤　间质瘤多位于胃体及胃底部，表现为软组织肿块，向胃腔内、外突出，相邻胃壁结构一般较清晰，较少引起梗阻，淋巴结转移罕见。胃癌好发于胃体及胃窦部，病程进展快，很少形成较大的肠腔外肿块，相邻胃壁及组织常受侵犯，层次不清，梗阻常见，常出现周围淋巴结肿大。

3. 胃良性病变　胃炎出现胃壁增厚较广泛而均匀，胃壁光滑。胃周无浸润，可见完整黏膜皱襞，并可随充盈程度而改变。胃溃疡 CT 检出率低，尤其是浅小溃疡，较深的溃疡可表现为局部略厚的胃壁内有小的凹陷。

4. 平滑肌肉瘤　常为球形肿块，境界清晰，肿瘤较大时大多向腔外生长，肿块邻近的胃壁多无增厚。而胃癌肿块邻近胃壁多不规则增厚，表明癌浸润，且胃癌淋巴结转移明显多于平滑肌肉瘤。

（四）胃肠道腺瘤

【临床表现】

患者通常无临床症状，仅在做钡剂检查时偶然发现。但发生在十二指肠乳头部的腺瘤，常易引起胆、胰管出口的阻塞，临床上具有典型的阻塞性黄疸表现。

【CT表现】

CT多表现为单个生长的光滑、有蒂或无蒂的软组织密度肿块，向肠腔内生长（图5-1-5）。

1. 绒毛状腺瘤 较其他腺瘤大，有多处叶状突起呈绒毛状。十二指肠绒毛状腺瘤好发于乏特乳头附近。胃十二指肠腺瘤较发生于结肠者恶变危险性更大，其恶变概率与肿块大小直接有关，瘤体≥4 cm大小者恶变率为60%～80%。

2. 家族性大肠息肉病 是常染色体显性遗传病。本病多发生于青春期，除多发性肠道息肉外，可伴发严重并发症及各种肠外表现，如P-J综合征、Gardner综合征、视网膜色素沉着及全身表现，其属于癌前病变，较易恶变。随着影像学检查技术的发展，发现在家族性大肠息肉患者中，50%～70%有胃和十二指肠腺瘤性息肉发生。

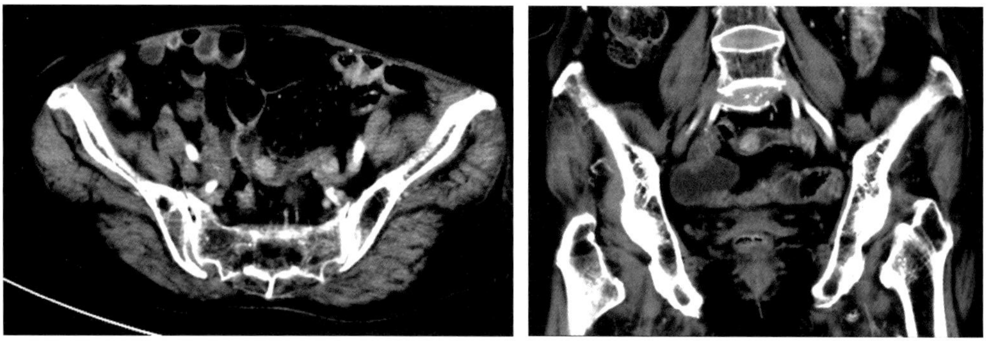

图5-1-5 小肠腺瘤

盆腔小肠肠腔内见一光滑结节影，呈明显均匀一致性强化

【鉴别诊断】

1. 恶性肿瘤 包括腺癌、恶性消化道间质肿瘤等。腺癌影像学表现典型者鉴别诊断不难，但当病变早期病灶较小、脏器结构受累较轻时，良性腺瘤与之不易鉴别。恶性消化道间质瘤瘤直径多＞5 cm，呈分叶状，肿块有明显的坏死液化区。肿瘤急速增大，增强密度不均匀，血管造影常为多血管并有肿瘤染色。腺瘤则与之相反。

2. 低度恶性消化道间质瘤 间质瘤表现为广基底，肿瘤一般略大。腺瘤有时可略呈分叶但尚光滑，可见肿瘤蒂部。

（五）壶腹周围癌

壶腹周围癌是指发生于被奥迪括约肌包绕的胆总管、主胰管末端、胆胰共同管部及十二指肠乏特乳头黏膜的恶性肿瘤。临床上包括胰头癌、壶腹癌、胆总管远端癌和十二指肠乳头癌。

【临床表现】

最常见的症状为胆道出口堵塞引起的无痛性阻塞性黄疸。

【CT表现】

1. 肝内外胆管及胰管梗阻 壶腹部肿块致胆总管及胰管远端梗阻，肝内、外胆管近端及胰管扩张，扩张胆总管突然中断或急剧变小。

2．壶腹区肿块　表现为胆胰管十二指肠连接区肿块。

（1）胰头癌：胰头癌只在肿瘤侵及胆总管或肿瘤巨大压迫胆总管时才出现胆管扩张。胰头癌多为乏血供肿瘤，表现是动脉期肿瘤强化不明显，与正常胰腺实质形成明显密度差。

（2）壶腹癌：典型表现为十二指肠腔内肿块，肿块在增强扫描时有强化表现，表现为病灶的完全强化或周边环形强化。壶腹癌常见胆胰管扩张，并行聚拢于壶腹部，胆总管及胰管呈截断状改变。壶腹癌很少累及胰后脂肪间隙及钩突间脂肪层。壶腹癌与十二指肠乳头癌甚难鉴别。

（3）十二指肠乳头癌：少见。表现为十二指肠乳头部局限性肠壁增厚或肠腔内肿块，与壶腹癌难以鉴别。

（4）胆总管远端癌：多表现为胆管壁不规则增厚，管腔狭窄，有时可见软组织结节影，增强后胆管癌明显强化。肝内、外胆总管高度扩张，远端呈截断状。少见侵犯胰头，侵犯胰头时可见胰管扩张，与胰头癌不易鉴别。

【鉴别诊断】

壶腹周围结构复杂，主要为肿瘤来源间的鉴别，请参阅前述 CT 表现。

（六）空回肠腺癌

该病并不常见，好发于空肠近端，其次为回肠近端。

【临床表现】

常见症状有腹痛、便血、贫血、梗阻及腹部肿块。

【CT 表现】

CT 表现为小肠腔内单发息肉状、菜花状软组织结节及团块影，肠壁不规则或环形增厚，肠管的局限性狭窄，病变边界不清，黏膜面不光整，增强动脉期和实质期均呈明显强化（图 5-1-6）。

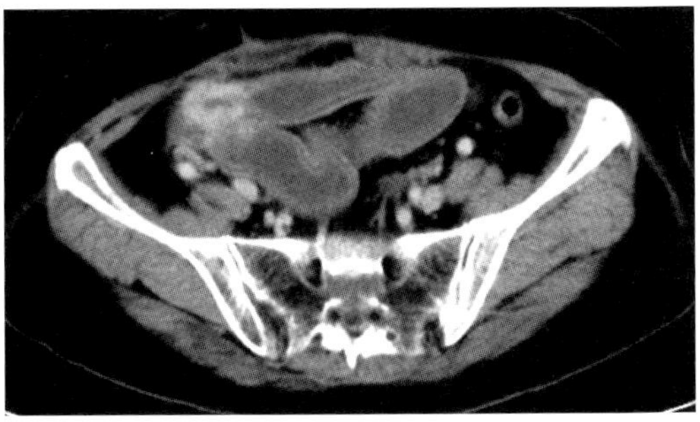

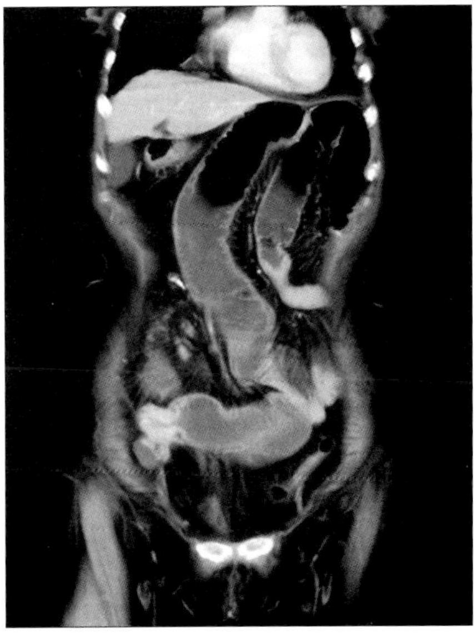

图 5-1-6　小肠腺癌

回肠末端管壁呈环形增厚，增强呈明显强化，肠管管壁毛糙，周围脂肪层模糊，肠腔狭窄，小肠梗阻

【鉴别诊断】

1. 小肠间质瘤　间质瘤主体一般位于腔外，甚至仅表现为浆膜外肿块，故很少发生梗阻。增强表现为伴有坏死区的明显强化肿块，静脉期的强化高于动脉期，有助于与腺癌的强化特点相区别。

2. 小肠淋巴瘤　小肠腺癌常见于近段小肠，而淋巴瘤好发于远段小肠。小肠腺癌容易引起近段肠管梗阻性扩张，但腺癌累及肠段较短，管壁僵硬，病变与正常段分界清楚，容易出现不规则坏死区。而淋巴瘤可狭窄和扩张交替出现，甚至呈动脉瘤样扩张，病变可累及多段肠管。

（七）结、直肠癌

【临床表现】

右半结肠癌多以不明原因的腹部包块、腹痛、腹胀、贫血、消瘦等症状为主，左半结肠癌多表现为腹部包块、排便习惯改变及黏液性血便等症状。部分表现为肠梗阻症状。

【CT 表现】

1. 肠壁增厚、肠腔狭窄　为浸润型的主要表现。表现为肠壁不规则增厚，肠管增粗、固定、狭窄或轮廓不规则（图 5-1-7）。病变肠段与正常肠段分界较清楚。正常结肠肠壁薄而均匀、规整，肠壁厚度为 2.3 mm（1 ~ 3 mm），一般不超过 3 mm。CT 图像上＞5 mm 则异常。

2. 腔内肿块　多为偏心性生长，呈分叶状或不规则形。较大的瘤体内可见低密度坏死区。

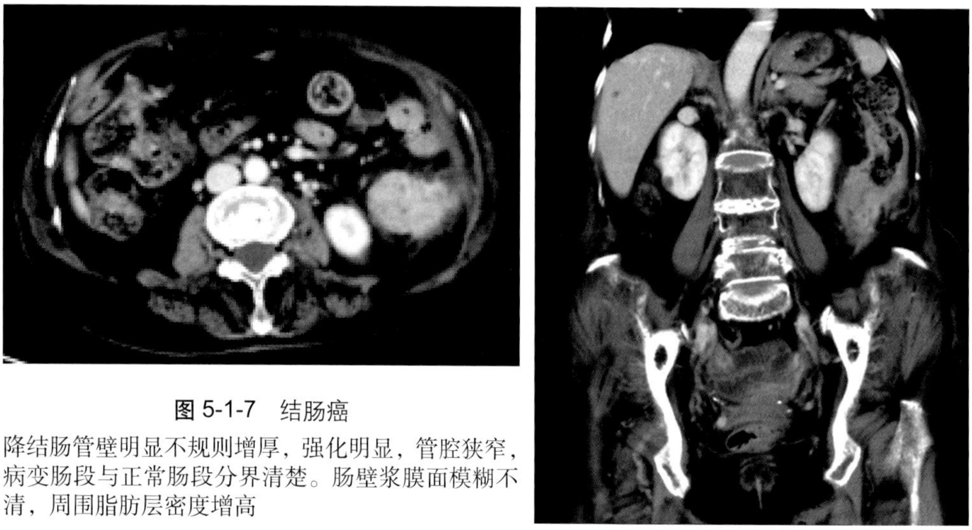

图 5-1-7　结肠癌

降结肠管壁明显不规则增厚，强化明显，管腔狭窄，病变肠段与正常肠段分界清楚。肠壁浆膜面模糊不清，周围脂肪层密度增高

3. 肠壁异常强化　结、直肠癌引起的肠壁增厚和肿块，在增强检查时多表现为较明显的强化（图 5-1-8）。当癌肿较大时，可表现不均匀强化，其内有时可见低密度区。

4. 周围结构受累　肠壁外缘光滑锐利，多表明癌肿仍局限于肠壁之内。肠壁浆膜面模糊不清或肠周脂肪层密度增高，多表明癌肿已穿透肠壁。病变侵及邻近脏器或组织结构表现为其间脂肪层消失。回盲部结肠癌可累及回肠末段。

5. 淋巴结及远处转移　淋巴结增大，一般认为 CT 图像上短径超过 1 cm 算增大。特别是发现多个肿大淋巴结融合成块，则提示淋巴结转移。结肠癌的远处转移以肝为最多，其次为肺，其他依次为肾上腺、卵巢、骨、脑等。

6. 可伴有肠梗阻、肠套叠及肠穿孔等表现。

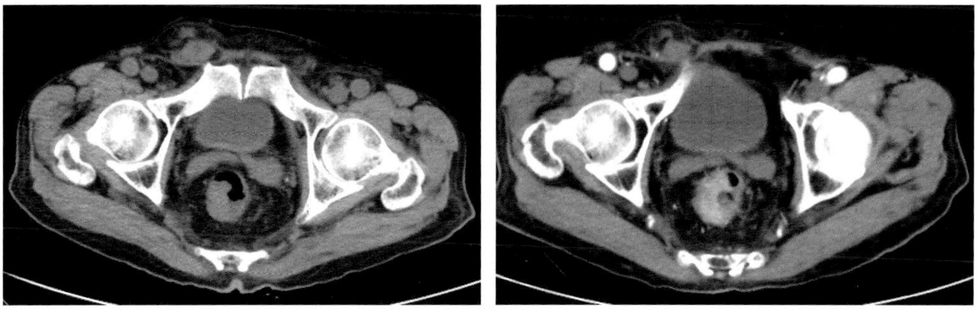

图 5-1-8　直肠癌

直肠管壁明显偏心性增厚，强化明显，管腔狭窄，肠壁外缘清晰，周围脂肪层清晰

【鉴别诊断】

1. 良性肿瘤　主要为腺瘤，常表现为腔内或肠壁结节状肿块，邻近肠壁无增厚。恶性肿瘤可有局限、分叶状肿块，常伴边缘毛糙，肠壁不规则增厚，局部或远处转移。

2. 炎性病变　如溃疡性结肠炎、克罗恩病，病变肠壁可增厚，但增厚肠壁多较广泛或多发节段分布。肠周病灶内有气体提示炎性病变。

二、肠系膜上动脉压迫综合征

肠系膜上动脉压迫综合征系指由于肠系膜上动脉压迫十二指肠的水平部所引起的十二指肠部分或完全梗阻而出现的一系列症状。平均发病年龄为 15～50 岁，以 20～30 岁多见，常见于瘦长体型女性，成人以慢性发病为主。

【临床表现】

主要表现为厌食和上腹不适，饭后饱胀感，继而出现恶心和呕吐，呕吐物内含有胆汁，患者取左侧卧位或俯卧位可使症状缓解。

【CT 表现】

胃及十二指肠可见扩张。增强后三维重建显示，肠系膜上动脉与腹主动脉夹角过小（正常人此角度为 47°～60°），肠系膜上动脉压迫十二指肠水平部（图 5-1-9）。

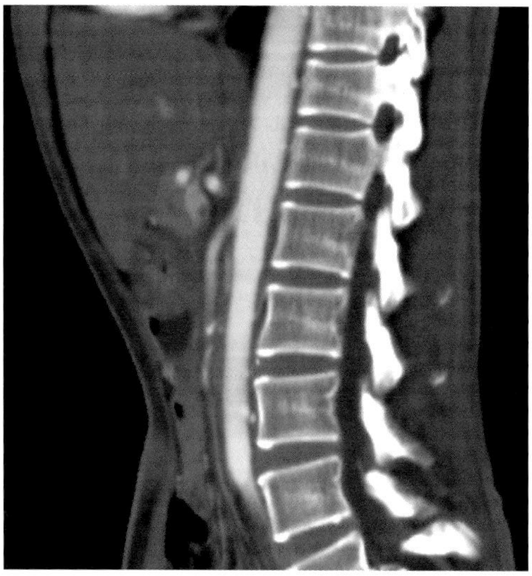

图 5-1-9 肠系膜上动脉压迫综合征
肠系膜上动脉与腹主动脉夹角过小

三、克罗恩病

克罗恩病是一种病因未明的肠道疾病，为非特异性节段性肉芽肿性炎性疾患。免疫障碍可能与疾病的发生发展过程有关。本病多见于 20 ~ 30 岁的青年人。病变主要累及回肠，其次为结肠近段和结肠其他部位，消化道其他部位也偶可发生。

【临床表现】

急性发作时症状与阑尾炎相似。常见症状有腹胀、腹泻、腹痛、低热、贫血、厌食及体重减轻等，触诊可发现腹部包块。严重时可有不完全性肠梗阻。

【CT 表现】

1. 肠壁炎性增厚　急性期肠壁可见分层现象：内层与外层为处于炎症活动期的黏膜与浆膜，可被强化，中间为低密度环。慢性期随着纤维化的出现，肠壁分层现象消失。重度纤维化可引起肠腔狭窄（图 5-1-10）。

2. 肠周间隙模糊　肠系膜内的炎性浸润造成肠系膜脂肪组织的 CT 值明显升高。增强扫描可显示病变肠袢的肠系膜血管增多、扩张，扭曲成“梳征”。

3. 腹腔内脓肿　15% ~ 20% 的患者随着病情发展出现腹腔脓肿，CT 表现为圆形或卵圆形水样密度肿块影。

4. 蜂窝织炎　表现为靠近肠系膜或网膜脂肪的模糊混杂密度肿块影，与周围器官境界不清。

5. 窦道与癌　CT 可较好地显示瘘口窦道与周围脏器的关系。克罗恩病与小肠和结肠腺癌、淋巴瘤的发生有密切关系。

【鉴别诊断】

1. 肠结核　发热和盗汗常见，发病部位以回盲部多见，多为轻度增厚，呈节段性侵犯，较少出现肠腔狭窄。另外，肺结核病史、结核菌素试验阳性及腹水对肠结核有较强的诊断

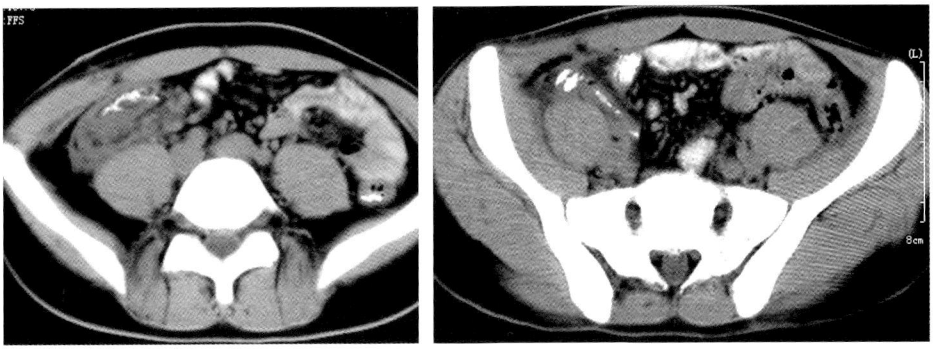

图 5-1-10　小肠克罗恩病
末段回肠多段肠壁增厚，不均匀

作用。

2. 淋巴瘤　肿块状肠壁增厚呈外生性生长，故肠腔狭窄较少见。便血与肠穿孔的发生率较高。

四、肠结核

肠结核是结核分枝杆菌引起的慢性特异性肠道感染。好发于中青年，女性多于男性。

【临床表现】

临床表现为腹痛、腹泻、便秘、腹部包块、体重下降、纳差、腹胀以及黑便等，还常常伴随结核中毒症状如低热、盗汗等，严重者还会出现肠梗阻和肠穿孔，部分患者可合并有肺结核。临床上大多数起病隐匿。

【CT 表现】

1. 病变好发于回盲部，多为轻度增厚。病变累及的范围多较长，增厚肠壁与正常肠壁逐渐过渡，多呈节段性分布。增强后，病变早期及活动期增厚肠壁较正常肠壁强化明显增加（图 5-1-11）。

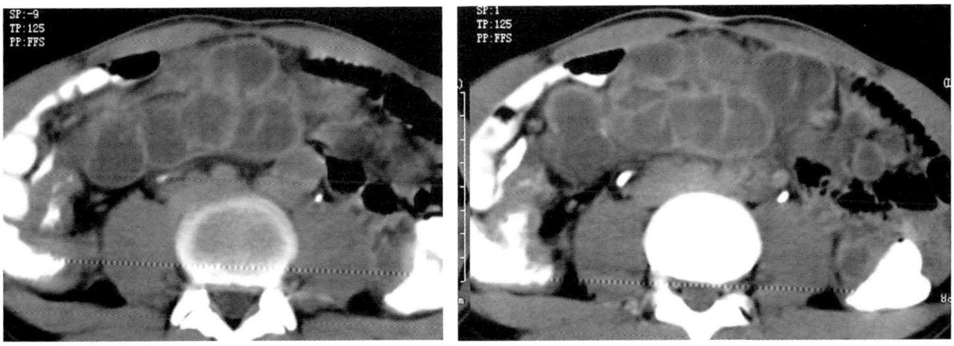

图 5-1-11　肠结核
盲肠肠壁不均匀增厚，并缩短

2. 肠结核可侵犯肠管周围组织，表现为周围脂肪间隙密度增高，伴有干酪坏死组织时密度不均匀，周边明显强化，干酪坏死组织不强化或强化较差；肠系膜淋巴结肿大、钙化。

【鉴别诊断】

1. 原发性小肠淋巴瘤　多表现为单节段病变、肠壁偏心性增厚和肠套叠，且其肠壁增厚程度和淋巴结肿大程度明显高于肠结核。

2. 克罗恩病　内镜有助于两者的鉴别诊断。另外，临床 IS6110 聚合酶链反应和结核 T 细胞斑点试验方法对其与肠结核鉴别有一定意义。

五、溃疡性结肠炎

溃疡性结肠炎是一种病因不明的结肠黏膜的慢性炎症病变。发病年龄多在 20～40 岁，无男女性别差异。多数病变起病缓慢，病程可为持续性或活动期与缓解期交替的慢性过程。

【CT 表现】

1. 肠壁连续、对称、均匀增厚，浆膜面光滑，周围脂肪间隙内无条索影（图 5-1-12）。
2. 黏膜面多发小溃疡和炎性息肉。
3. 肠腔变细和短缩，可伴有结肠袋变浅或消失。
4. 慢性溃疡性结肠炎可出现肠壁分层现象，即“靶征”或“双晕征”。

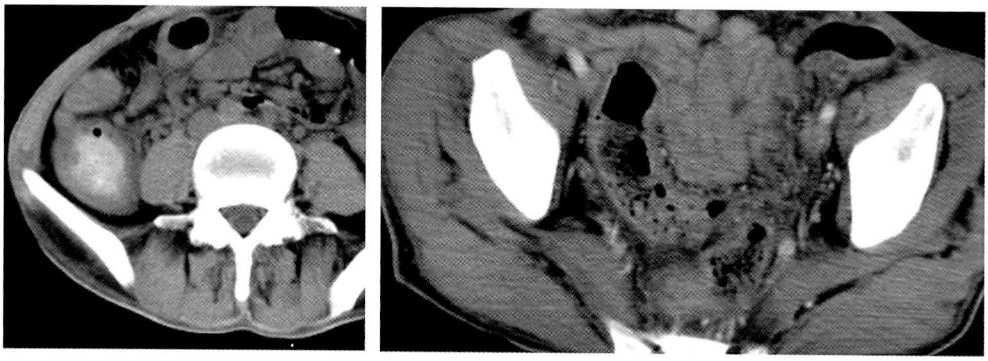

图 5-1-12　溃疡性结肠炎
全结肠壁增厚水肿，并轻度强化

【鉴别诊断】

1. 克罗恩病　好发于回肠末端、小肠中段及右侧结肠，主要表现为肠壁增厚、肠腔狭窄、非连续性溃疡，病变呈跳跃性、不对称性。肠壁分层现象较少见。肠壁增厚较溃疡性结肠炎明显。

2. 大肠癌　较长范围肠管增厚、狭窄，肠壁僵硬，可见粗大皱褶和结节样突起，并可向腔外生长。

六、缺血性肠炎

【临床表现】

缺血性肠炎是由于支配结肠的动脉或其侧支发生阻塞，导致结肠壁血流灌注减少或中断，引起肠壁缺血改变，临床表现为腹痛、腹泻、血便或黏液血便等非特异性症状，继而出现腹胀、肠鸣音消失、发热，严重时可出现休克。误诊率高。

【CT 表现】

1. 结肠壁不规则增厚，病变肠管呈节段性分布，肠腔广泛扩张，积气、积液。
2. 肠坏死时，可出现肠壁、肠系膜或门静脉内积气。
3. 增强扫描示动脉闭塞及肠系膜动脉或门静脉系统的血栓形成和侧支血管影。
4. 严重缺血时，肠壁轮廓不清，腹腔或肠腔内可见血性积液。
5. 修复期，肠腔节段性狭窄，可继发肠梗阻。

【鉴别诊断】

主要是与其他炎性肠病相鉴别。由于其临床表现与实验室检查缺乏特异性，影像学检查仍是确诊的主要方法。

第二节　肝脏疾病

一、肝弥漫性病变

（一）脂肪肝

脂肪肝是由于各种原因引起的肝细胞内脂肪堆积过多的病变。它可以是一个独立的病变，也可以是某些全身性疾病的并发表现。

【临床表现】

其临床表现轻则无症状，中度则有类似慢性肝炎的症状，重则病情凶猛。它是肝细胞纤维化和肝硬化前期病变。

【CT 表现】

1. 轻度脂肪肝肝 CT 值稍低于竖脊肌，肝内血管呈低密度影，显影欠清晰；中度脂肪肝 CT 值较明显低于竖脊肌，肝内血管显示欠清晰；重度脂肪肝 CT 值明显低于竖脊肌，肝内血管呈相对高密度，犹如血管造影（图 5-2-1）。

2. 局限性脂肪肝呈边界欠清低密度区，增强扫描后无显著强化，CT 值可轻度升高，但密度均匀一致。

【鉴别诊断】

局限性脂肪肝主要与肝内占位相鉴别，前者无占位效应及门静脉、肝静脉等阻塞和移位征象，超声检查可协助诊断。

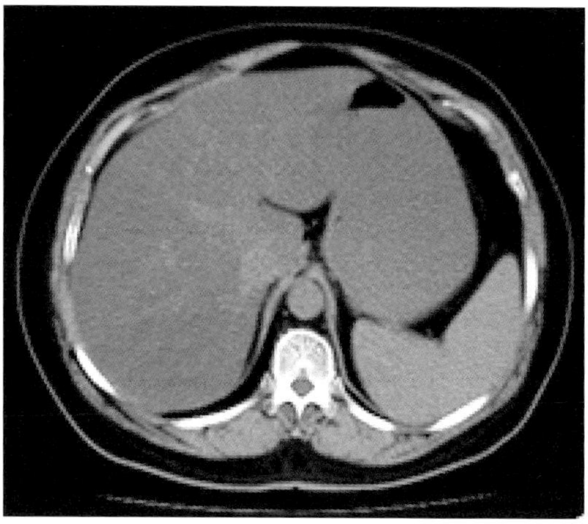

图 5-2-1 脂肪肝
肝密度明显减低，低于竖脊肌，肝内血管呈相对高密度

（二）肝硬化

肝硬化是由一种或多种病因长期、反复作用形成的弥漫性肝损害。在我国，多数为肝炎后肝硬化。

【临床表现】

病变早期由于肝代偿功能较强可无明显症状；后期则以肝功能受损和门静脉高压为主要表现，并有多系统受累；晚期常出现上消化道出血、脾功能亢进、腹水、肝性脑病等并发症。

【CT 表现】

1. 肝大小、形态变化　肝各叶比例失调，表面明显凹凸不平，边缘变钝，肝裂增宽（图 5-2-2）。

2. 密度变化　实质密度一般与正常肝组织无明显改变。肝硬化再生结节显示为相对

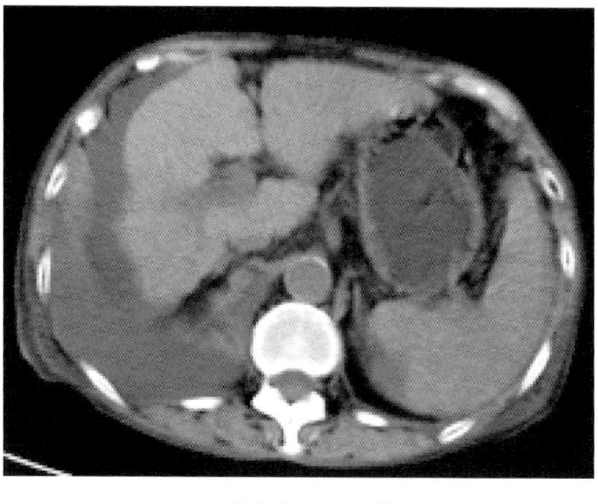

图 5-2-2 肝硬化
肝各叶比例失调，表面明显凹凸不平，肝裂增宽；脾形态增大；腹水

高密度。

3. 门静脉高压表现　门静脉、脾静脉、胃短静脉、胃冠状静脉及食管静脉等曲张、扩张及侧支循环形成；脾大；腹水。

【鉴别诊断】

主要是肝硬化再生结节与小肝癌鉴别，除了 Budd-Chiari 综合征的再生结节外，极少在 T2WI 上呈现高信号，因此可以和大多数的肝癌鉴别。此外，肝细胞特异性对比剂可协助诊断。

（三）Budd-Chiari 综合征

Budd-Chiari 综合征是由于各种原因所致的肝静脉和邻近的下腔静脉狭窄闭塞，肝静脉和下腔静脉血液回流障碍，出现肝大及疼痛、腹水、肝功能障碍等一系列临床表现。该病最常发生在 20 ~ 45 岁的青壮年。性别方面，一般报道男性发病率高。

【临床表现】

腹水和肝大是最常见的临床征象，临床表现与阻塞部位有关。肝静脉阻塞者主要表现为腹痛、肝大、压痛及腹水；下腔静脉阻塞者在肝静脉阻塞临床表现的基础上，常伴有下肢水肿、下肢溃疡、色素沉着，甚至下肢静脉曲张；病变波及肾静脉者，可出现蛋白尿，甚至表现为肾病综合征。

【CT 表现】

1. 多层螺旋 CT 血管成像可以直接显示肝部下腔静脉 / 肝静脉阻塞，得以确诊。

2. 肝实质内呈网格状改变或局部低密度影，增强扫描呈渐进式强化，为肝淤血所致的局部区域有相对减弱的动脉血供，窦后压力增高，门静脉血流减慢所致。

3. 门静脉高压征象。

4. 肝硬化改变，伴或不伴有轻度脾大。

【鉴别诊断】

主要与急性肝炎鉴别。急性 Budd-Chiari 综合征腹水的出现和增长速度以及下肢水肿与肝功能变化不成比例，且患者无病毒性肝炎或肝毒性药物或毒物接触史。血管造影可将两者区分开。

二、细菌性肝脓肿

细菌性肝脓肿通常是由革兰氏阴性菌和厌氧菌引起的多重感染。感染途径可分为两种：上行性感染（如经胆道）和血行性感染（如经门静脉来自阑尾炎的感染）。

【临床表现】

临床上以寒战、高热、肝区疼痛、肝大和压痛为主要表现。

【CT 表现】

1. 肝内低密度占位，边缘模糊，内可见分隔及气体。

2. 增强后可见环状强化，可是单环、双环和三环。单环为脓肿壁。双环代表脓肿壁（内环）和周围水肿带（外环）。三环则表示除水肿带外，脓肿壁有内、外两层构成，外层（中环）一般为纤维肉芽组织，强化最明显；内层（内环）为炎性组织。

3. 脓肿内分隔强化。

4. “肝段强化” 动态增强动脉期脓肿旁的一过性强化。

5. 胆源性肝脓肿与扩张的胆管相通或紧邻、胆系积气、胆系结石。

【鉴别诊断】

肝癌病灶强化呈现“快进快出”的特点，强化持续时间短，增强后病变与正常肝组织分界反而清楚；而不典型肝脓肿强化后病灶呈缩小趋势，与正常肝实质分界不清。

三、肝寄生虫病

（一）慢性血吸虫肝病

血吸虫肝病在我国仍然存在。急性期患者已经少见；慢性期病例却时有发现，且为日本血吸虫虫卵为主要致病因子引起肝硬化为主要改变的晚期血吸虫病。

【临床表现】

血吸虫成虫主要寄生于肠系膜下静脉及门静脉系统，虫卵分布在肠壁和肝。临床上多出现肝纤维化门静脉高压综合征、严重生长发育障碍或结肠显著肉芽肿性增殖，表现为肝硬化、脾功能亢进、腹水、门静脉高压、结肠病变和其他综合征。主要并发症有上消化道出血和肝性脑病。

【CT 表现】

CT 检查可发现肝内、外异常改变，主要表现：有肝内钙化，特别多见于肝右叶，有地图样或线条状改变（图 5-2-3）；肝硬化；肝脾密度的改变，亦可视为脾大及腹水；门静脉系钙化；肠系膜及肠壁增厚、钙化；最具特征性的是肝内存在线条高密度影。

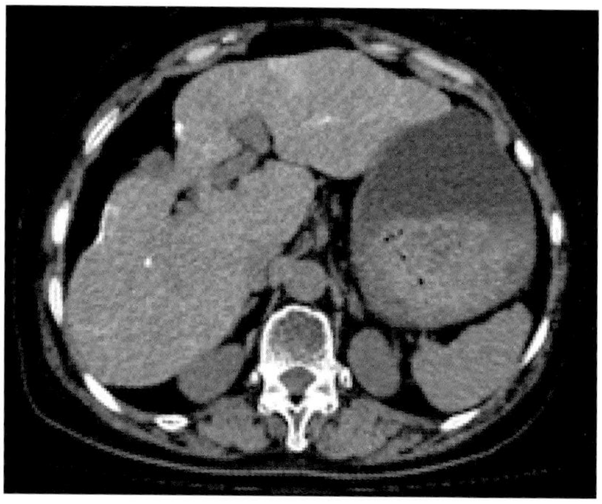

图 5-2-3　血吸虫肝病

CT 平扫示肝实质内多发地图样或线样高密度钙化

【鉴别诊断】

CT 为最常见的影像学检查方法，平扫表现多较典型：可见肝内线状、地图样钙化及门静脉、肠壁钙化，肝硬化改变、脾大、腹水、门静脉高压等，结合临床寄生虫筛检阳性及声像图表现多能明确诊断。

（二）肝棘球蚴病

肝棘球蚴病俗称肝包虫囊肿，多见于牧区。我国内蒙古、西北、四川西部、西藏等地区较常见，主要由细粒棘球绦虫的蚴侵入肝所致。

【临床表现】

患者往往感染后 5 ~ 20 年才有症状。由于棘球蚴的不断生长，压迫周围组织、器官，引起组织细胞萎缩、坏死，常见症状有：局部压迫和刺激症状，随着囊肿增大可扪及上腹包块，腹胀、腹痛，如位于右上肝者因膈肌抬高可有呼吸系统症状，少数可因囊肿压迫胆道产生黄疸。不少患者曾有过敏反应症状。亦有合并感染或穿入胆管出现胆管炎甚或败血症。穿入胸腔者可出现呼吸系统症状或支气管胆道瘘。体征主要为上腹囊性包块。

【CT 表现】

平扫检查可见肝内单发或多发大小不一、圆形或类圆形囊样低密度影，边界清楚、光滑。有时可见环形、半环形、条带样或结节样钙化影。增强囊肿无明显强化。囊肿内囊、囊壁分离为其特征性表现。

【鉴别诊断】

根据流行病史、临床表现及影像学检查等多可诊断，其中 CT 显示单囊、多囊病变及特征性钙化，尤以囊肿内囊和囊壁分离为局部特征性改变。肝棘球蚴病需与肝囊肿、肝脓肿鉴别，后者包虫囊液皮内试验阴性，临床症状亦不同。

四、肝良性肿瘤与肿瘤样病变

肝良性肿瘤中海绵状血管瘤最常见，肝细胞腺瘤、局灶性结节样增生、错构瘤等少见。

（一）肝海绵状血管瘤

肝海绵状血管瘤是肝最常见的良性肿瘤，约占肝良性肿瘤的 84%，女性多见，占 70% ~ 95%。

【临床表现】

患者多无症状。瘤体大于 5 cm 者，生长快，可表现为肝大、上腹肿块，压迫邻近脏器，出现腹胀、肝区痛、食欲减退；血管瘤破裂引起瘤内、包膜下或腹腔内出血，严重者休克。一般对肝功能影响不大。

【CT 表现】

平扫肝实质内低密度灶，单发或多发，密度均匀，边界清晰，圆形或类圆形（图 5-2-4a）。可见小钙化密度影，较大瘤体内也可见不规则更低密度影，代表纤维瘢痕组织、血栓形成或出血灶。

增强扫描需行动态增强扫描和延迟扫描。扫描要求对比剂注射速度及开始扫描要快，延迟时间够长。动脉期呈周边强化，即肿瘤自边缘开始结节样或斑片状强化（图 5-2-4b）。少许可中央型强化或混合型强化，病灶较小时可见弥漫强化。静脉期可见强化区逐步向瘤体中心方向融合、扩展。延迟期整个瘤体较均匀强化，至十几分钟，病灶越大，所需时间越长。整个强化过程呈现“快进慢出”改变。瘤内血栓或纤维化部分始终呈低密度。

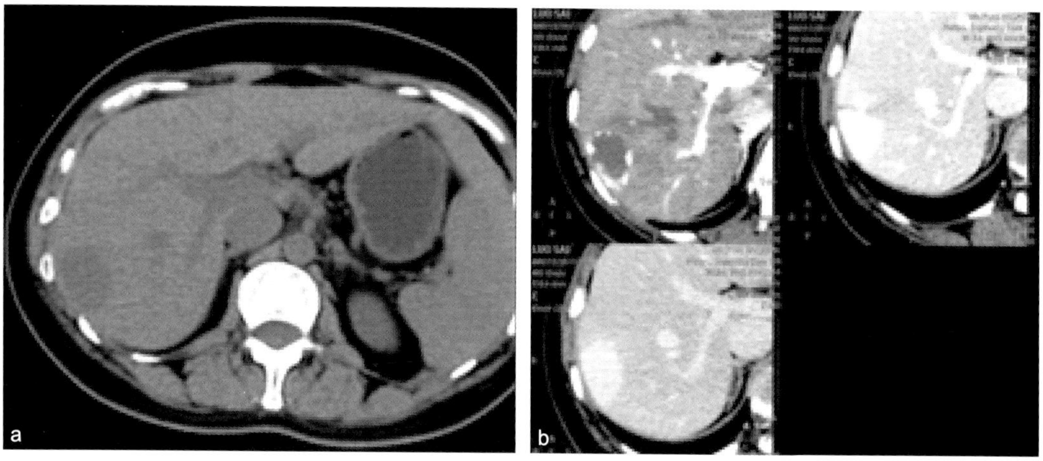

图 5-2-4 肝血管瘤

a. 平扫显示肝右叶后段类圆形稍低密度影，边界尚清；b. 三期动态增强扫描显示肿瘤自边缘开始强化，逐渐向中心扩展，最后均匀强化

【鉴别诊断】

典型病例表现具有特异性：平扫时表现为边界清晰的低密度灶，增强扫描病灶自边缘向中心渐进强化，至病灶整体均匀强化。不典型病例强化可较缓慢。血管瘤需与多血供的肝癌鉴别。后者可有假包膜，对比剂强化多表现为“快进快出”，结合临床其他检查多不难诊断。

（二）肝囊肿

肝囊肿是一种较常见的疾病，其中先天性肝囊肿最常见。肝囊肿可单发、多发甚至为多囊肝，后者常合并肾、胰腺、脾囊肿。先天性肝囊肿的病因不明，多认为与胚胎期肝内胆管和淋巴管发育障碍有关。

【临床表现】

肝囊肿的临床表现根据囊肿大小、部位、生长快慢、合并出血或感染而有较大不同。小囊肿多无症状，大的囊肿可有右上腹胀痛感。囊肿压迫胃肠道可有食后不适、呕吐。压迫胆道可引起梗阻性黄疸。合并出血、感染会有上腹疼痛、畏寒发热、白细胞升高。囊肿破裂可引起腹膜炎。

【CT 表现】

CT 扫描为肝囊肿常用的检查方法。绝大多数肝囊肿经 CT 平扫即可作出诊断，表现为单个或多个圆形或类圆形、密度均匀、边缘光滑低密度区（图 5-2-5），CT 值接近，0 ~ 15 Hu。少数囊肿囊内含较多蛋白质成分，密度较高或合并出血；增强检查无强化。小于 1 cm 囊肿可能产生部分容积效应而容易误诊或漏诊。合并感染，囊壁可有强化。

【鉴别诊断】

典型肝囊肿多容易诊断。需与囊性转移瘤、肝脓肿、肝包虫病等鉴别。

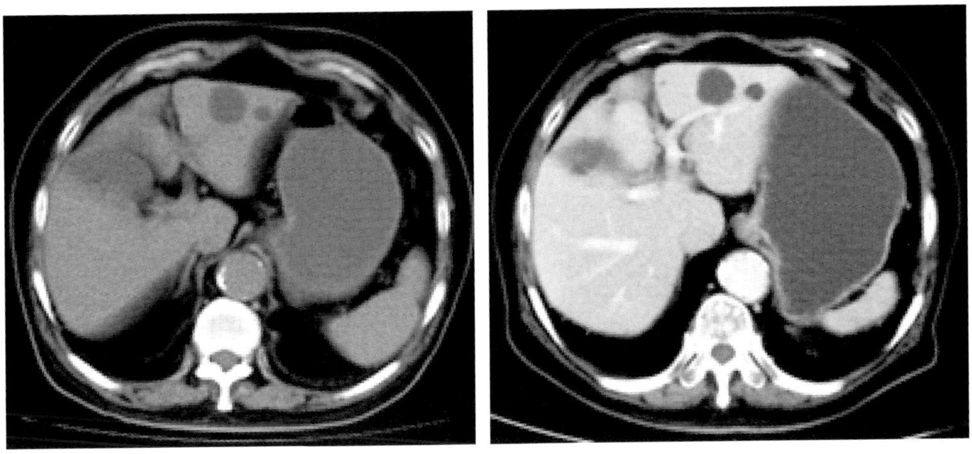

图 5-2-5 肝囊肿

CT 平扫显示肝左叶囊性占位，边缘清晰，囊壁较薄，囊内为水样密度，密度均匀，增强扫描病灶无强化

五、肝恶性肿瘤

肝恶性肿瘤是全身较为常见的恶性肿瘤，分为原发性和继发性恶性肿瘤。

（一）肝细胞癌

原发性肝癌是我国常见的恶性肿瘤之一，高发于东南沿海地区。我国肝癌患者的中位年龄为 40 ~ 50 岁，男性比女性多见。其病因和发病机制尚未确定，与乙型肝炎、肝硬化等密切相关。

【临床表现】

临床上分三期：Ⅰ期（亚临床期），无临床症状和体征；Ⅱ期（中期）和Ⅲ期（晚期），有肝区不适、腹部包块、消瘦、乏力、黄疸、腹水和远处转移等表现，并可出现肝癌结节破裂出血、消化道出血、肝性脑病等并发症。实验室检查 AFP 阳性。

【CT 表现】

平扫可见肝内单发或多发、圆形或不规则形肿块。弥漫型肝癌可见分布广泛、边界不清的结节。肿瘤多数为低密度，少数为等密度或高密度。浸润性生长的肿瘤无包膜形成，形态不规则且边界模糊不清。膨胀性生长为主的肿瘤压迫周围肝组织或引起周围组织纤维化反应形成假包膜。病灶较大时，其内可出现缺血坏死而表现为更低密度区，合并出血或钙化时则肿块内可见高密度影。

常规增强扫描多不规则强化，强化程度多低于正常肝实质。坏死区不强化。动态增强扫描可见肿瘤血供动态变化及血管解剖，增加小病灶检出率，并与其他占位性病变鉴别。由于肝癌主要为肝动脉供血，动脉期肿瘤即可出现明显不均匀斑片状、结节状强化；门静脉期，由于几乎没有门静脉供血，肿瘤强化密度迅速下降，而正常肝实质则强化明显；平衡期，肝实质仍保持高密度强化，肿瘤密度继续降低（图 5-2-6）。整体增强过程对比剂呈“快进快出”改变，这是肝癌的特征性表现。

其他表现：门静脉、肝静脉及下腔静脉侵犯或癌栓形成，表现为门静脉、肝静脉或下腔静脉扩张，增强后出现充盈缺损。肝门区和肝内胆管梗阻性扩张。周围胆囊、腹膜、前

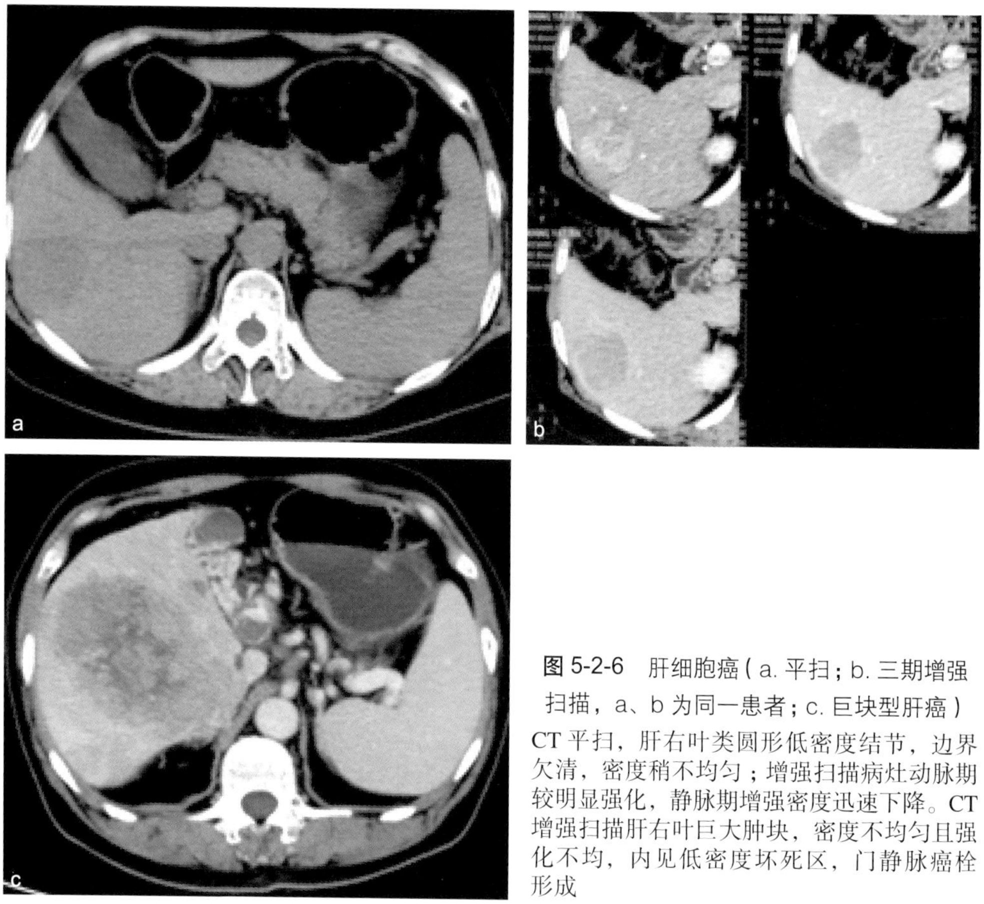

图 5-2-6 肝细胞癌（a. 平扫；b. 三期增强扫描，a、b 为同一患者；c. 巨块型肝癌）

CT 平扫，肝右叶类圆形低密度结节，边界欠清，密度稍不均匀；增强扫描病灶动脉期较明显强化，静脉期增强密度迅速下降。CT 增强扫描肝右叶巨大肿块，密度不均匀且强化不均，内见低密度坏死区，门静脉癌栓形成

腹壁等可直接受肿瘤侵犯。肝门区、腹膜后淋巴结肿大。远处转移多提示晚期，肺转移是肝外转移主要形式。同时多合并肝硬化、门静脉高压、腹水等。

【鉴别诊断】

典型肝癌在 CT 增强扫描表现为对比剂“快进快出”的强化特点，有时可见假包膜形成、静脉系侵犯、淋巴结肿大、远处转移等，诊断多不困难。需与肝内其他占位鉴别，如血管瘤、胆管细胞癌、转移瘤、肝脓肿、局灶性结节样增生、炎性假瘤等，结合病史及强化特点有助于鉴别。

（二）肝转移瘤

肝是转移性肿瘤的好发部位之一，全身各组织器官的恶性肿瘤均可转移到肝，形成肝转移瘤。一般可通过邻近脏器直接侵犯、淋巴道、门静脉及肝动脉等途径发生转移。

【临床表现】

早期一般无明显症状。临床可首先或在原发肿瘤的基础上出现肝病变症状，此时病灶多已较大或较多，症状同其他肝肿瘤类似，但一般来说症状较轻，发展较慢。晚期可有黄疸、腹水及恶病质。一般预后不佳。

【CT 表现】

平扫肝实质内多发圆形或类圆形、大小不一低密度灶，少数可单发。病灶边缘模糊或清晰。肿瘤密度较均匀，合并出血、钙化时可见高密度影，合并液化坏死或囊变时则表现为瘤内水样密度。转移瘤可高于或等于肝实质（合并脂肪肝），平扫易漏诊，需增强扫描。

增强扫描可提高小病灶检出率。动脉期病灶多表现为边缘强化；静脉期呈均匀或不均匀强化，但多低于正常肝组织；延迟扫描仍为低密度。少许病变可表现为“牛眼征”：病灶中心为低密度，边缘高密度，外周又有低于肝密度的水肿带（图 5-2-7）。有时病灶较小可发生囊变，呈现壁厚薄不一的囊状瘤灶。

【鉴别诊断】

有原发肿瘤病史，肝内发现多发结节，多容易作出诊断。如无明确原发肿瘤病史，或肝内单发肿块，需与原发性肝癌、肝脓肿、淋巴瘤、结核及寄生虫病等鉴别。

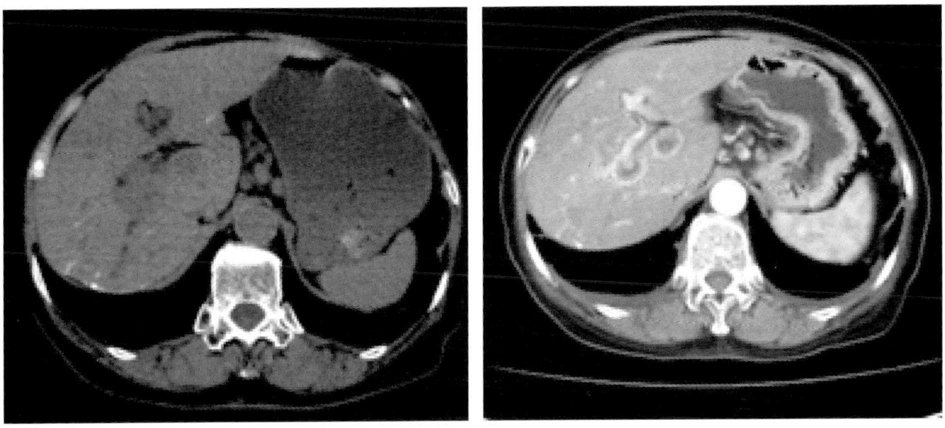

图 5-2-7　肝转移瘤

肝右叶结节样密度影，边界模糊不清，增强扫描病灶呈环形强化

六、肝移植

肝移植是针对进行性、不可逆性和致死性终末期肝病无其他有效治疗方法而采取的器官替代性手术治疗方法。影像学检查主要是了解移植前肝及其血管、胆管改变及评价术后血管、胆管通畅情况等。

【临床表现】

肝移植适应证包括良性病变和恶性肿瘤。良性病变有先天性胆道闭锁、肝豆状核变性、α-1 抗胰蛋白酶缺乏症、糖原贮积症、血红蛋白沉积症、多发性肝腺瘤病、巨大肝血管瘤、多囊肝、病毒性和酒精性肝硬化、暴发性肝衰竭、难复性肝外伤等。恶性病变主要为早期原发性肝癌。

【CT 表现】

CT 是术前评价肝胆疾病和血管、胆管改变的主要方法。检查需要行常规扫描和血管、胆管重建，除对原发肝疾病的诊断外，还要明确肝血管、胆管结构及变异、肿瘤的侵犯情况等。术后主要了解血管、胆管通畅情况，血流灌注及观察肿瘤有无复发或感染。

第三节 胆道系统疾病

一、胆道系统先天性疾病

胆道先天异常为发育障碍和变异所致。胆囊和胆管由于胚胎时期原始前肠的一个芽状突出发育形成。如果发育过程出现问题，就会出现胆囊、胆管异常。有些先天异常无重要临床意义，有些则易引发一些如炎症、结石等并发症。本节主要介绍先天性胆管扩张。

1975 年，日本学者户谷（Todani）在 Alonso-lej 分类的基础上将胆管囊状扩张分为 5 种类型。①Ⅰ型，有 3 个亚型：Ⅰa 型，胆总管囊性扩张，常见类型；Ⅰb 型，节段性的胆总管囊性扩张，无胰胆合流异常，极少见；Ⅰc 型，胆总管梭状扩张，常见类型。②Ⅱ型，胆总管憩室型。③Ⅲ型，胆总管末端囊肿脱垂。④Ⅳ型，多发性的肝内或肝外的胆管扩张。⑤Ⅴ型，肝内胆管扩张。

（一）肝内胆管扩张

该病是先天性常染色体隐性遗传病，非常罕见，主要见于儿童和青年。Caroli 于 1958 年首先报道，故又称 Caroli 病。

【临床表现】

肝内胆管扩张分为两型。Ⅰ型：少见，不合并先天性肝硬化，常伴有胆石、胆管炎和肝脓肿。Ⅱ型：常见，合并先天性肝硬化，较少有胆管炎和胆管结石。在儿童期出现症状，如肝脾大、食管静脉曲张和胃肠道出血。肝功能衰竭和门静脉高压常致死亡。

【CT 表现】

平扫肝内胆管扩张，呈边界清晰的条状、分支状或梭形低密度影，弥漫或节段性分布，囊状结构与胆管可见同时显影。低密度区高密度影为胆管结石（图 5-3-1）。Ⅱ型可见肝硬化、门静脉高压。增强病灶无强化。

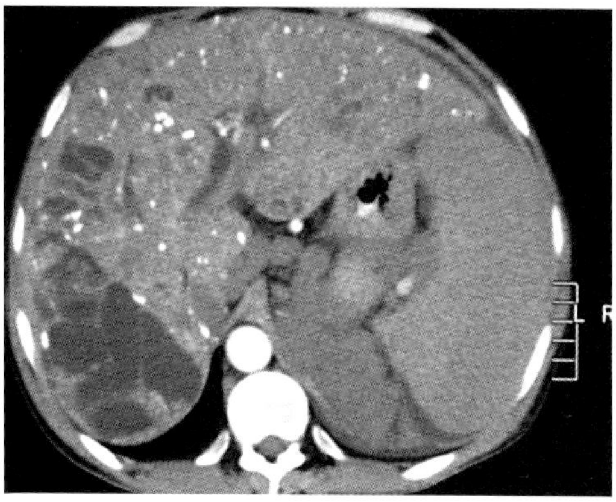

图 5-3-1 先天性胆管扩张（Ⅴ型）
肝内胆管扩张，部分伴有结石

【鉴别诊断】

磁共振胰胆管造影（MRCP）为本病首选诊断方法。诊断主要与肝囊肿、多囊肝鉴别，囊与囊之间有小胆管相连即可鉴别。在排除梗阻性胆管扩张后，影像学表现有囊性胆管扩张且囊性病灶与胆道相通应考虑本病。

（二）肝外胆管扩张

【临床表现】

本病多见于儿童，女性多见。腹痛、黄疸及腹部包块为本病的 3 个典型症状。临床上常以其中 1 ~ 2 种表现就诊。

【CT 表现】

胆总管高度扩张，直径可达 10 cm 或更大，管壁增厚，扩张胆管可延伸至肝门区肝管，但肝内胆管远端不扩张（图 5-3-2）。

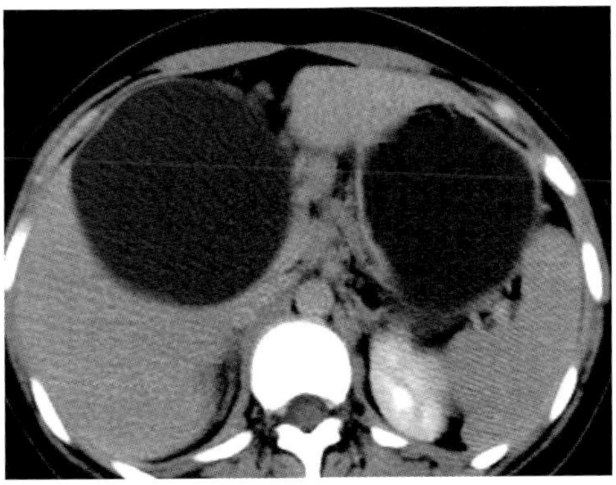

图 5–3–2　先天性胆管扩张（Ⅰ型）
肝外胆管明显囊状扩张，肝内胆管不扩张

【鉴别诊断】

通过典型的 CT 表现、声像图改变较容易诊断。MRCP 可不同角度观察胆管扩张的类型和程度，是较良好的无创影像学检查方法。

（三）肝内、外胆管扩张

临床症状和影像学表现综合了上述肝内、肝外胆管扩张的特点。CT 表现如图 5-3-3 所示。

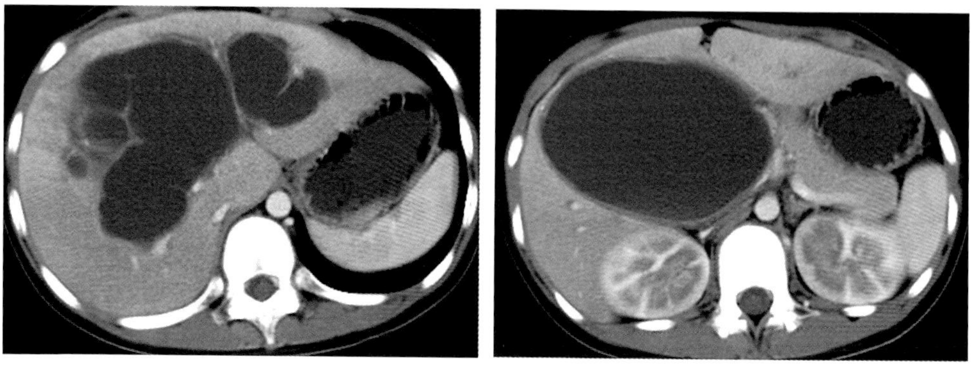

图 5-3-3　先天性胆管扩张（Ⅳ 型）
肝内、外胆管扩张，但扩张程度不成比例

二、胆道系统结石症

胆道系统结石症是胆道系统最为多见的疾病之一，包括胆囊结石和胆管结石，以中青年多见。

【临床表现】

临床上可出现胆绞痛和梗阻性黄疸表现，常在进食油腻的情况下发生，伴有胆囊炎者可出现胆囊炎体征。按化学成分不同可将胆结石分为 3 种类型：①胆固醇类结石，常常单发，一般较大，质地轻软；②胆色素类结石，常多发，泥沙样或颗粒状；③混合类结石。

【CT 表现】

按 CT 密度变化，可见胆石分为高密度、等密度、低密度及混杂密度结石。含钙质及胆色素较多者 CT 值高，含胆固醇较多者 CT 值低。

胆囊结石 CT 平扫可见胆囊内单发或多发圆形、环形或不规则形高密度影，或呈泥沙样颗粒状（图 5-3-4）。等密度及低密度结石平扫较难发现。

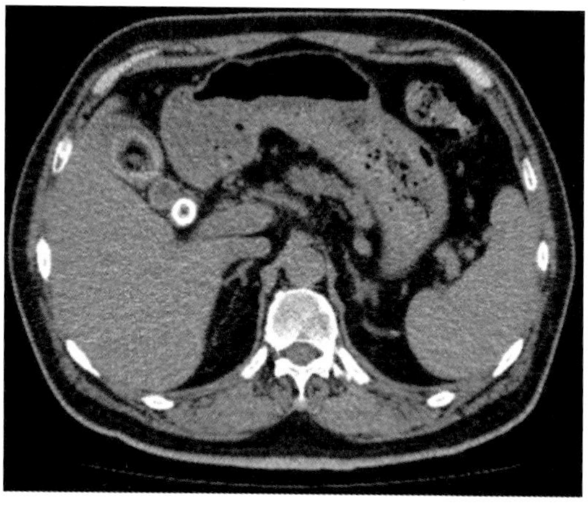

图 5-3-4　胆囊结石

胆管结石 CT 平扫多为与肝管走行一致的等、高密度影，呈点状、条形、圆形、环形或不规则形，常伴胆管扩张（图 5-3-5）。有时可见胆管壁增厚，增强有强化。

【鉴别诊断】

胆结石影像学上较容易诊断，某些阴性等、低密度结石行 MRCP 等检查有助于发现。胆管结石并发胆道梗阻时，需与胆管肿瘤、炎症等鉴别。

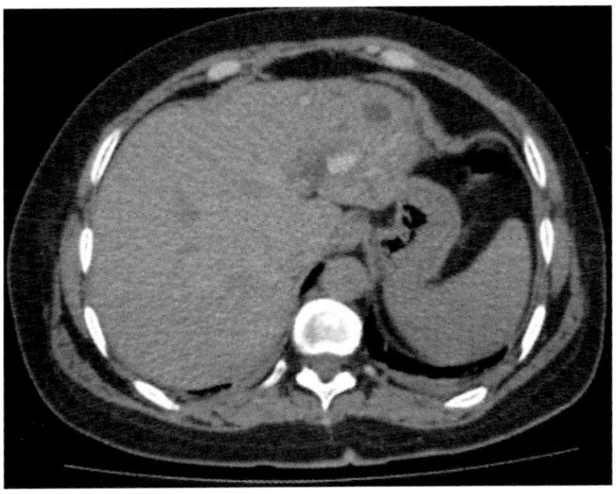

图 5-3-5　肝内胆管结石

三、胆囊炎与胆管炎

胆囊炎临床分为急性和慢性。急性胆囊炎是由结石梗阻、细菌感染、胰液反流等原因引起。慢性胆囊炎可由急性胆囊炎延续而来，也可为原发慢性炎症，常合并胆结石。

（一）急性胆囊炎

急性胆囊炎为常见急腹症，是胆囊管梗阻和细菌感染引起的炎症。约 95% 以上的患者有胆囊结石。

【临床表现】

急性发作主要是上腹部疼痛，开始仅有上腹胀痛不适，逐渐发展至呈阵发性绞痛；夜间发作常见，饱餐、进食油腻食物常诱发发作。疼痛放射到右肩、肩胛和背部。伴恶心、呕吐、厌食、便秘等。患者常有轻中度发热。检查有右上腹压痛、Murphy 征阳性，严重可出现黄疸。实验室检查白细胞计数增高，血清胆红素或碱性磷酸酶增高。

【CT 表现】

平扫可见胆囊明显增大，横径大于 4.5 cm。胆囊壁弥漫性增厚，一般超过 3 mm。边缘模糊，周围可见低密度水肿带，有时可见胆囊窝积液。增强扫描胆囊壁可见明显强化。若有胆囊坏死、穿孔，则胆囊窝可见有液平的脓肿，胆囊周围脂肪间隙模糊、消失。

【鉴别诊断】

急性胆囊炎主要依靠临床和声像图确诊。根据上述急性胆囊炎 CT 表现，诊断多不困难。少数病例胆囊壁结节样增厚，需与胆囊癌鉴别，结合临床表现多不难作出诊断。

（二）慢性胆囊炎

慢性胆囊炎是胆囊持续的、反复发作的炎症过程，超过 90% 的患者有胆囊结石。常与胆结石互为因果或并存。

【临床表现】

临床表现为右上腹痛、腹胀不适、消化不良等。体格检查右上腹局限性压痛、Murphy 征阳性。有时表现不典型，病程中可有急性胆囊炎发作史。

【CT 表现】

平扫表现为胆囊壁普遍性增厚，均匀或不均匀增厚，增强扫描囊壁均匀强化（图 5-3-6）。有时可见胆囊壁钙化，是慢性胆囊炎的典型表现。胆囊多扩张不良或缩小，提示胆囊纤维化、萎缩。有时胆囊积水可扩大。周围发生粘连时，则胆囊皱褶变形。如胆汁钙化或胆囊壁钙化，则形成"瓷器胆囊"。

【鉴别诊断】

超声是慢性胆囊炎的主要影像学检查方法。CT 出现囊壁增厚、均匀强化，合并钙化或结石时，多能作出诊断，但有时会受到胆囊充盈状态影响。需与胆囊癌鉴别，后者胆囊壁常不规则增厚，厚度更显著，胆囊变形僵硬。

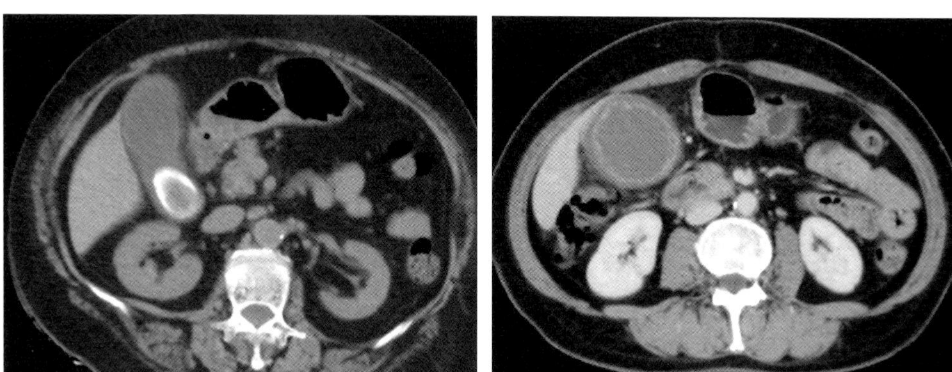

图 5-3-6　胆囊炎，胆囊结石
平扫胆囊壁增厚，边缘模糊，周围可见低密度环；增强扫描见强化胆囊壁

四、胆道系统肿瘤

胆道系统肿瘤包括胆囊、胆管的良性和恶性肿瘤。良性者少见，如胆囊腺瘤、胆管绒毛肿瘤等；恶性肿瘤相对多见，如胆囊癌、胆管癌、胆管肉瘤等。

（一）胆囊癌

胆囊癌为胆道系统最常见的恶性肿瘤，原因不明，可能与胆囊结石和慢性胆囊炎的长期刺激有关，约 75% 的病例合并胆囊结石。易发生于中老年人，以女性多见，男女发病比例为 1∶3。

【临床表现】

早期无症状，很难获得诊断。患者出现症状多属进展期，常表现为上腹持续性疼痛、黄疸、消瘦、肝大和上腹包块。合并胆囊炎时可有发热、恶心呕吐等。

肿瘤多发生在胆囊底部或颈部。组织学类型 85% 为腺癌，少许为鳞癌、腺鳞癌。生长方式可分为浸润型、乳头状型和黏液型，以浸润型最为常见。

【CT 表现】

依据肿瘤的病理类型及生长方式，胆囊癌的 CT 表现分为以下几种：①浸润型：胆囊壁不规则增厚、局限性或弥漫性增厚大于 1 cm，则应考虑胆囊癌，其边缘毛糙，凹凸不平；增强扫描病灶区明显强化；②结节型：单发或多发结节突向腔内，呈乳头状或菜花状，增强扫描明显强化；③肿块型：表现为胆囊由一软组织肿块填充或替代，增强后病灶多为动脉期明显持续强化；肿瘤可以侵犯邻近肝组织，表现为肝内边界不清低密度区（图 5-3-7）；④梗阻型：多为胆囊颈部肿瘤引起胆囊管阻塞；胆囊癌同时可以伴有胆结石、肝内外胆管扩张、腹水和淋巴结肿大；胆囊癌也可以侵犯十二指肠和胰腺等。

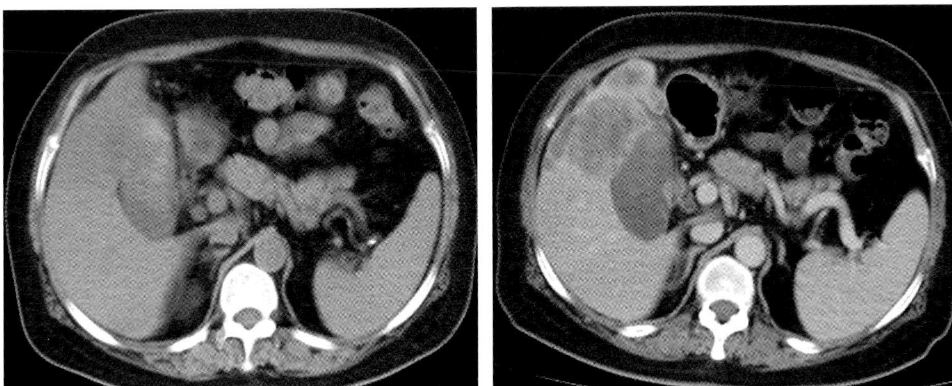

图 5-3-7　胆囊癌

胆囊壁明显增厚，与邻近肝实质边界不清；增强扫描增厚的胆囊壁不均匀强化，邻近肝组织受侵犯

【鉴别诊断】

1. 胆囊炎　急性者胆囊增大，直径大于 5 cm，胆囊壁弥漫性增厚超过 3 mm，增强后胆囊壁呈分层状强化，胆囊周围可伴有炎性渗出改变或积液。

2. 胆囊息肉和腺瘤　胆囊壁向腔内突出的软组织密度小结节，常小于 1 cm，增强后可见结节明显强化，但邻近胆囊壁无增厚。

3. 胆囊腺肌增生症　胆囊壁常明显增厚，增强扫描增厚的壁明显强化，强化壁内见小囊状未强化的 Rokitansky-Aschoff 窦与胆囊腔相连。

（二）胆管癌

胆管癌指发生于肝外胆管的恶性上皮性肿瘤。病因不明显，可能与胆管结石、原发性硬化性胆管炎、胆总管囊肿有关。病理多为腺癌，其次为鳞状上皮癌。可分为浸润型、结节型和乳头状型，以浸润型最为常见。好发部位为肝门区左右肝管汇合部、胆囊管与肝总管汇合处和胆总管壶腹部。

【临床表现】

胆管癌好发于50～70岁男性。起病隐匿，随病情进展出现阻塞性黄疸，且进行性加重，可伴有皮肤瘙痒、上腹部胀痛、体重减轻等。

【CT表现】

因生长方式不同可有不同CT表现。①浸润型：胆管受到广泛浸润，肿瘤体积可较小或呈肿块状向周围组织浸润，两端胆管壁可明显增厚，增强扫描增厚胆管壁明显强化；②结节型：常表现为肿瘤较小，呈结节状，占据扩张胆管，胆管突然中断或变窄，增强扫描可见结节明显强化；③乳头状型：肿瘤呈菜花状，实性瘤组织向胆管内生长，致胆管膨胀。胆管癌表现为壁不规则增厚，厚度可超过5 mm，或胆管内充盈缺损和软组织肿块，伴发近侧端胆管及肝内胆管不同程度扩张，呈"软藤征"。可有肝门区和（或）腹膜后淋巴结肿大（图5-3-8）。

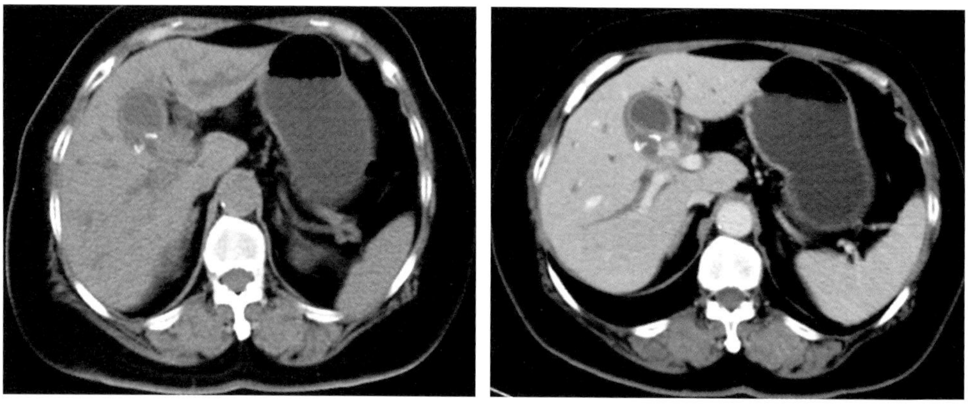

图5-3-8 胆管癌

左右肝管汇合处肝总管壁明显增厚呈肿块状，肝内胆管呈"软藤样"扩张，增强扫描肿块明显强化

【鉴别诊断】

1. 胆管炎 可见胆管壁广泛增厚，胆管管腔可呈串珠状或不规则状扩张，增强扫描管壁明显强化，其内有时可见气体影。

2. 胆管结石 平扫表现为胆管内高密度或低密度结节（胆固醇成分），周围可见环形或新月形液性胆汁影环绕，增强后结节不强化；可伴有胆管壁轻度增厚。

五、胆道系统梗阻

胆道系统梗阻是胆管腔狭窄或阻塞所致的胆汁通过障碍，临床出现以梗阻性黄疸为主要表现的胆汁代谢障碍综合征。病因常为胆管或胰头肿瘤、胆道结石和炎症狭窄。胆道梗阻发生后，主要病理改变是胆管扩张和黄疸。梗阻发生2周以上，影像学上均可显示胆管扩张。

【临床表现】

患者早期可无症状，梗阻进一步发展，则出现黄疸，并逐渐加深，皮肤瘙痒。出现进行性黄疸并消瘦、贫血等症状时应考虑恶性肿瘤的可能性；胆管结石的黄疸可伴有腹痛、发热；结石和胆管慢性炎症可有腹痛和胆道感染反复发作史。体检可发现巩膜、皮肤黄染，胆囊增大，有时可触及右上腹肿块。实验室检查示血胆红素升高和碱性磷酸酶升高。

【CT 表现】

正常肝内胆管一般不显示，如能显示，其直径也在 1 ~ 3 mm 以下。肝内胆管直径达 3 ~ 5 mm，则为胆管轻度扩张；5 ~ 9 mm 为中度扩张；大于 9 mm 以上为重度扩张。表现为肝门及肝实质内呈树枝状分布的条带状低密度区，形如枯枝状、残根状、软藤状。垂直走向的胆管 CT 横断面上则呈多发圆形、类圆形低密度区，增强后无强化。肝总管和胆总管扩张时，直径大于 1 cm，于肝门至胰头之间层面见到圆形或类圆形低密度区，形成自上而下连续不断的环影，环影消失的层面即提示梗阻的部位。

通过 CT 扫描观察胆道扩张的形态和程度、梗阻部位、梗阻末端胆管形态和有无肿瘤转移征象等，可进行梗阻病因分析。一般认为扩张的胆管呈枯枝状或残根状多为良性病变，胆管扩张较轻；而软藤状、重度扩张多为恶性肿瘤所致。梗阻部位越高，如在肝门部，恶性肿瘤的可能性增加；胰腺段和壶腹段恶性肿瘤及结石都有可能。良性病变所致胆管狭窄范围常较长，呈鼠尾状；恶性肿瘤则常表现为边缘不规则，呈偏心性或向心性狭窄。若扩张的胆管突然中断，胆管由大变小在 2 cm 之内，末端层面见高密度结石影（图 5-3-9a），可明确为胆管结石所致；末端层面见到软组织肿块，出现胆管不规则变窄，胆管壁增厚，常提示为恶性肿瘤（图 5-3-9b）；胆管由大变小逐渐过渡，范围在 3 cm 以上，多为炎症狭窄。

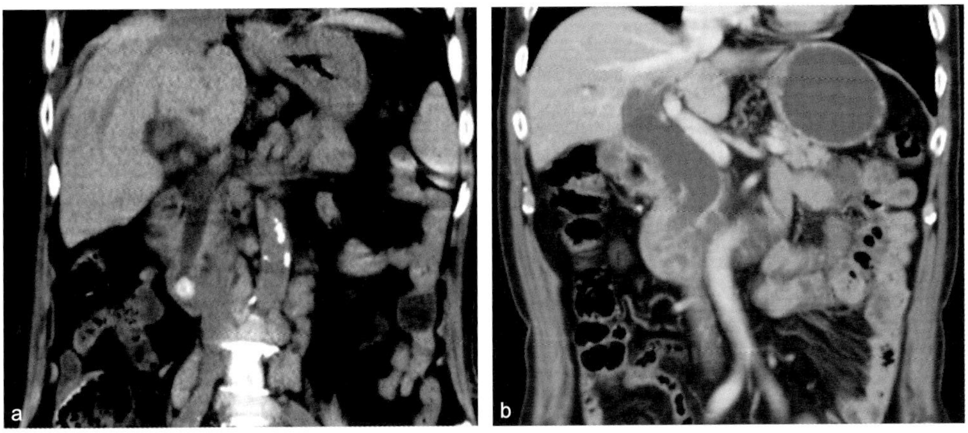

图 5-3-9　胆道系统梗阻

a. 胆总管下端结石致胆总管及肝内、外胆管扩张；b. 胆总管壶腹癌致胆总管及肝内、外胆管明显扩张

第四节 胰腺疾病

一、急性胰腺炎

急性胰腺炎指胰腺及周围组织被胰腺分泌的消化酶自身消化的化学炎症，是一种常见的急腹症。半数以上病例伴有胆管疾病，如结石、炎症和狭窄等；还可以由于感染、创伤、十二指肠疾患、药物、代谢因素及饮酒所致。

病理上为两型：①急性水肿型，最为多见，约占90%，表现为胰腺水肿、体积增大，中性粒细胞浸润；②出血坏死型，胰腺实质和胰腺邻近组织发生广泛的坏死、出血、液化，肾筋膜增厚。

【临床表现】

急性胰腺炎发病急，临床症状与病理分型有关，轻重不一，但均有不同程度的腹痛，伴有恶心、呕吐、腹胀、体温升高，以及上腹部压痛、反跳痛和肌紧张等腹膜炎体征。腹痛多为上腹部持续性剧烈疼痛，常放射至胸背部，严重者可出现休克症状。实验室检查示血白细胞计数升高，血、尿淀粉酶升高。

【CT表现】

1. 急性水肿型胰腺炎　表现为胰腺不同程度肿大，胰腺密度正常或轻度减低，密度均匀或不均匀，胰腺轮廓清楚或模糊，可有胰周积液；增强扫描胰腺均匀强化（图5-4-1）。

2. 急性出血坏死型胰腺炎　表现为胰腺弥漫性明显肿大，密度不均匀，坏死和积液区呈低密度，出血区可呈略高密度，并可形成小脓肿，增强扫描可见胰腺内的坏死和脓肿形成区。胰腺周围脂肪间隙消失，胰腺边界模糊不清，周围液体渗出，表现为肾筋膜增厚及肾前间隙、小网膜囊内、肾后间隙内积液，甚至腹腔及胸腔积液。

急性出血坏死型胰腺炎的并发症有：①蜂窝织炎，常发生在胰体和胰尾区，常先累及小网膜囊和左肾旁间隙，病变轻时表现为肾周筋膜增厚，严重时可见大片低密度软组织影；

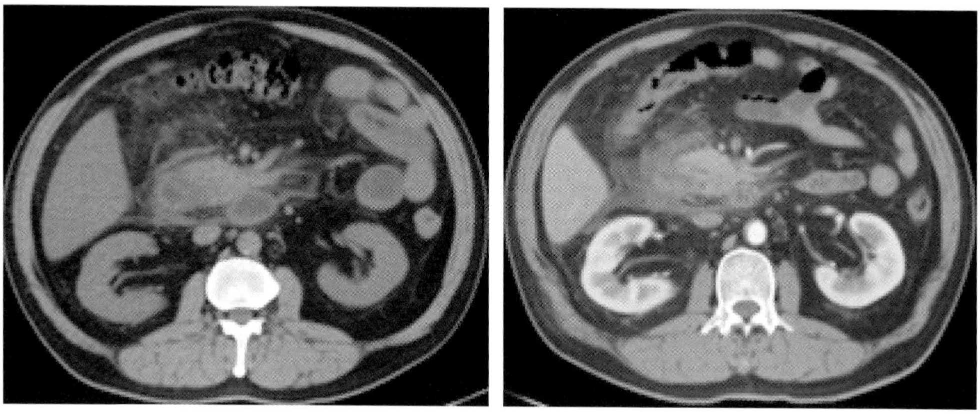

图5-4-1　急性胰腺炎

图示急性水肿型胰腺炎，胰头肿大，边缘脂肪间隙模糊，右肾前筋膜增厚，增强扫描胰腺强化尚均匀

②脓肿，位于胰腺内或胰腺外，脓肿壁增强扫描可见强化，其内有时可见积气；③假性囊肿，见于急性胰腺炎的亚急性期，在病程的 4～6 周内形成，发生率约 10%，可位于胰腺内或胰腺外，表现为大小不一的圆形或卵圆形囊性病变，内为液体密度，绝大多数为单房，囊壁均匀，可厚可薄；④假性动脉瘤，门静脉系统血管闭塞和血栓形成，以及血管受消化酶的侵蚀，管壁变薄、局限性扩张，血管破裂可形成假性动脉瘤，常见于脾动脉或胃十二指肠动脉。

【鉴别诊断】

急性胰腺炎一般根据临床症状及 CT 表现多可明确诊断，其并发症常需与其他急腹症，如急性胆囊炎、急性胃肠道穿孔、急性阑尾炎等相鉴别，一般结合病史及影像学表现多可作出诊断。

二、慢性胰腺炎

慢性胰腺炎是胰腺复发性和持续性炎症病变，多由急性胰腺炎迁延、反复发作而形成。国外报道多与长期饮酒和营养不良有关。

【临床表现】

主要症状：①上中腹部疼痛，为最主要症状，饮酒和饱餐可诱发疼痛或使疼痛加重；②体重减轻，由于厌食或腹痛不敢进食所致，严重者可有消化不良和腹泻；③胰腺功能不全，由于胰岛细胞和腺体大量破坏，损害胰腺的内、外分泌功能，前者可并发糖尿病，后者引起消化不良、脂肪痢。

【CT 表现】

轻型病例 CT 可完全正常，主要阳性表现为：①胰腺体积变化，腺体大小可正常、缩小或增大，以弥漫性胰腺萎缩最为常见；②胰管扩张，可表现为胰管不同程度扩张，典型表现为主胰管呈串珠状扩张，亦可见扩张与狭窄交替存在；③胰管结石和胰腺实质钙化，为慢性胰腺炎较可靠的征象；④胰腺假性囊肿，约 34% 的病例伴有假性囊肿，常位于胰腺内，胰头区常见，常多发，囊壁较厚，可伴钙化（图 5-4-2）。

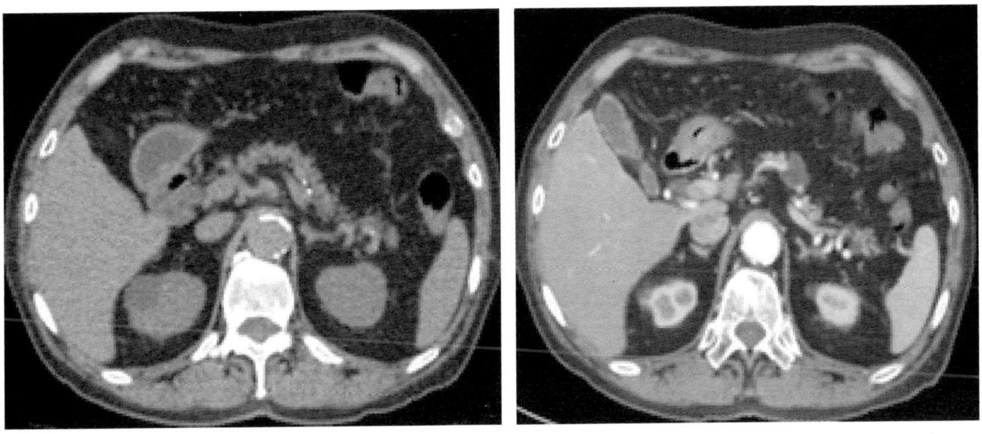

图 5-4-2　慢性胰腺炎

胰腺形态明显萎缩，边缘见钙化，胰体部见假性囊肿形成

【鉴别诊断】

1. 胰腺癌 胰腺癌亦常见胰管扩张，但胰腺癌尤其是胰头癌所致的胰管扩张常较规则，边缘光整，且常伴有胆总管扩张，即“双管征”。

2. 胰腺导管内乳头状黏液性肿瘤 见于胰腺任何部位。肿块较大时可呈囊性，肿瘤主要局限在胰腺导管内伴胰管的明显扩张，内有多发的乳头状软组织密度，增强扫描有轻中度强化。

3. 急性胰腺炎 胰腺体积增大，周围脂肪间隙模糊，假性囊肿可位于胰腺内或胰腺外。

三、胰腺癌

胰腺癌是消化系统较常见的恶性肿瘤，好发于40～70岁的中老年人，占胰腺恶性肿瘤的95%,可发生在胰腺的任何部位，胰头约60%，胰体约15%，胰尾约5%，弥漫性约20%。

【临床表现】

胰腺癌早期症状不明显，随病情进展可出现腹痛、黄疸、体重明显下降，也可出现食欲减退、恶心、呕吐、消化不良和乏力等症状。无痛性黄疸是胰头癌最突出的症状。胰体、尾部癌常有腹痛和腹部肿块。本病恶性程度高，早期发现困难，切除率低，预后差。

【CT表现】

1. 直接征象 表现为胰腺肿块或增大，多数为局限性增大或肿块，边缘呈分叶状。较小肿瘤（直径小于3 cm）常局限在胰腺内，可不引起胰腺外形改变。平扫时多数肿瘤与胰腺实质呈等密度或略低密度；肿瘤较大时表现为相应部位局限性隆起，其内密度不均匀（图5-4-3a），可伴有液化坏死的低密度区。胰腺癌为乏血供肿瘤，增强扫描时，早期肿块强化低于周围正常胰腺组织（图5-4-3b），此期可直接清楚显示肿瘤；静脉期仍为低密度灶，但与周围正常胰腺组织的密度对比缩小。

2. 间接征象 为胰腺癌引起的继发性改变，胰头癌侵犯胆总管和主胰管可引起阻塞，出现胆管和胰管扩张，在胰头内扩张的胰管呈类圆形低密度影，多位于扩张的胆总管前方，

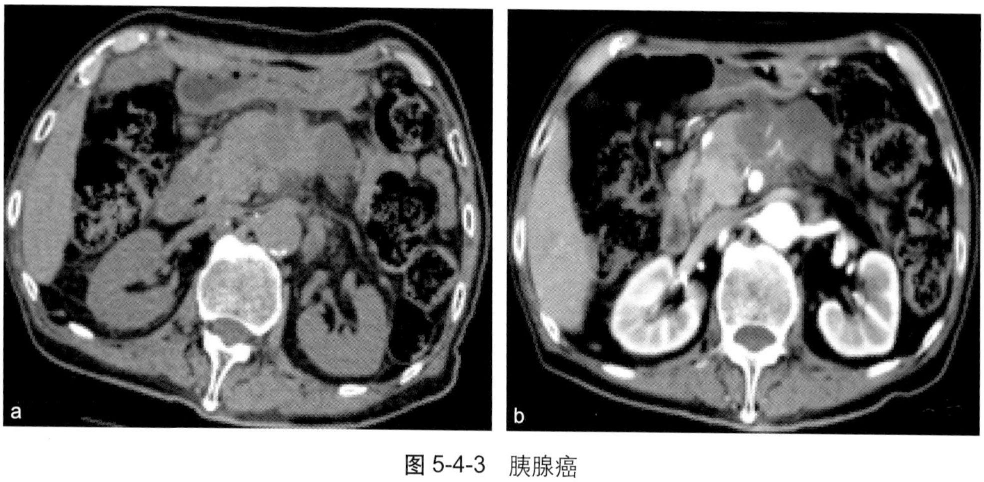

图5-4-3 胰腺癌

图a、b示胰腺体部见不规则肿块，密度不均匀，增强后肿块不均匀强化，相对于正常胰腺呈低密度影

称为双管征，是诊断胰头癌较可靠的征象。

胰腺癌向周围浸润表现为胰腺周围脂肪间隙模糊或消失。周围血管受侵犯表现为胰腺与血管间脂肪间隙消失，血管被肿块部分或全部包绕，血管形态不规则、变形、僵硬和边缘不整齐，血管不显影或有瘤栓形成，常可侵犯肠系膜上动脉、静脉、门静脉和下腔静脉。淋巴转移以腹腔动脉和肠系膜上动脉根部淋巴结最为常见，其次是下腔静脉、腹主动脉旁、肝门区及胃周淋巴结。血行转移以肝最为常见，也可转移至远处其他脏器或骨骼。

【鉴别诊断】

1. 慢性胰腺炎　常有长期饮酒史和反复胰腺炎病史，常见胰腺及胰管钙化，胰管呈不规则或串珠状扩张，胰周常有积液及胰腺内假性囊肿形成。

2. 胰腺实性假乳头瘤　多为年轻女性，为囊实性肿瘤，病灶边界清楚，包膜完整，较小肿瘤以实性成分为主，肿瘤实性部分和包膜可有钙化。增强后实性部分呈逐渐性强化，强化程度略低于正常胰腺组织，包膜强化明显。

3. 功能性胰岛细胞瘤　多数肿瘤较小，绝大多数为富血供肿瘤，平扫时常为等密度。增强后动脉期肿瘤明显强化呈相对正常胰腺高密度，但静脉期肿瘤密度与正常胰腺组织接近。

4. 无功能性胰岛细胞瘤　常较大，多发生在胰体、尾部，肿块密度可均匀，可不均匀，可有液化坏死。增强后实质部分明显强化，常高于正常胰腺组织，坏死部分不强化。

四、胰腺囊性肿瘤

【临床表现】

胰腺囊性肿瘤常分为两种：浆液性囊腺瘤和黏液性囊腺瘤或囊腺癌。

浆液性囊腺瘤为良性肿瘤，无恶变倾向。常发生在胰体、尾部，老年女性多见。肿瘤边界清楚，直径 2 ~ 25 cm，呈蜂窝状，由无数个小囊肿构成，内含透明液体。

黏液性囊腺瘤常有恶变的可能，实际上是潜在的恶性肿瘤，故目前把黏液性囊腺瘤和囊腺癌统称为黏液性囊性肿瘤。多见于 40 ~ 60 岁的女性，胰腺体、尾部多见，肿瘤常较大，直径 1 ~ 30 cm。小的肿瘤（1 ~ 3 cm）多为良性，直径超过 5 cm，要考虑恶性可能。超过 8 cm 则多为恶性。

肿瘤较小时常无明显临床症状和体征，较大时可出现腹痛和腹部不适，腹部触及肿块。

【CT 表现】

浆液性囊腺瘤 CT 平扫表现为圆形或分叶状囊性肿块，边界清楚，中心瘢痕和纤维间隔使病灶呈蜂窝状，囊内含低密度液体，中央有时可见放射状钙化或条片状不规则钙化，放射状钙化对于浆液性囊腺瘤具有特征性。增强扫描病变不均匀强化，肿瘤的蜂窝状结构显示更清楚（图 5-4-4）。

黏液性囊腺瘤和囊腺癌 CT 平扫表现为圆形或卵圆形，可为大单囊，也可为几个大囊组成，囊壁厚薄不均，囊内有线样菲薄分隔，囊壁有时可见壳状或不规则钙化，有时可见乳头状结节突入腔内。恶性者囊壁常较厚，增强扫描囊壁、分隔、壁结节强化。不规则厚壁及突入腔内的壁结节提示恶性可能大，有转移病灶则为恶性的可靠证据。

【鉴别诊断】

1. 胰腺假性囊肿　继发于胰腺炎，有胰腺炎病史。CT 表现为壁薄而均匀，没有壁结节，

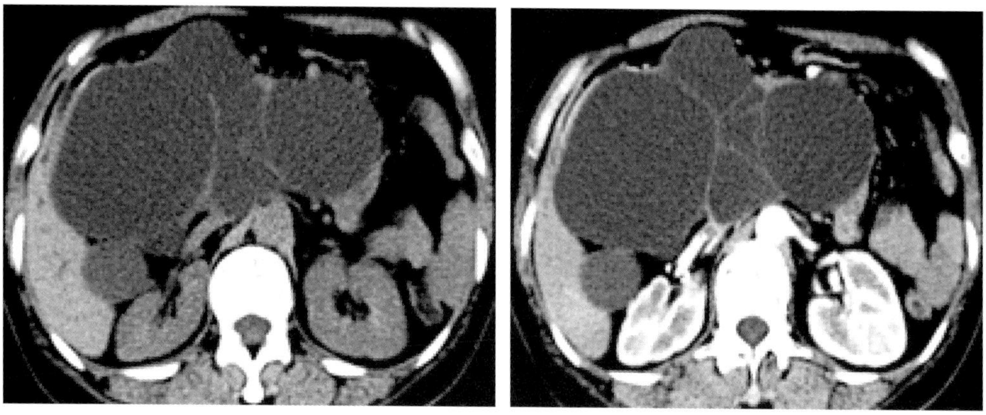

图 5-4-4 胰腺浆液性囊腺瘤

图示胰腺巨大分叶状囊性肿块，边界清楚，其内见菲薄的纤维间隔，呈蜂窝状，增强扫描可见囊壁及纤维间隔强化

增强扫描囊壁光滑锐利，囊内无强化、无分隔。

2. 胰腺真性囊肿 为先天性囊肿，壁菲薄光滑，增强扫描囊壁无强化、囊内无分隔及壁结节。

3. 胰腺实性假乳头状瘤 多为年轻女性，为囊实性肿瘤，小的肿瘤以实性为主，较大者以囊性成分为主，肿瘤周边有较厚纤维包膜，增强扫描后期包膜强化明显。

4. 胰腺导管内乳头状黏液性肿瘤 见于胰腺任何部位，肿块较大时可呈囊性，肿瘤主要局限在胰腺导管内伴胰管的明显扩张，内有多发的乳头状软组织密度，增强扫描有轻中度强化。

五、胰岛细胞瘤

胰岛细胞瘤是一种少见的内分泌源性胰腺肿瘤，发病率＜1/10 000。临床上分两类：一类分泌较多激素引起临床症状，称为功能性胰岛细胞瘤；另一类分泌激素量少，不能达到有效的生物学浓度，不引起临床症状，称为无功能胰岛细胞瘤。功能性胰岛细胞瘤中，按分泌激素及胰岛细胞类型，又可分为 B 型胰岛细胞瘤即胰岛素瘤和非 B 型胰岛细胞瘤，后者包括胰高血糖素瘤、胃泌素瘤、舒血管活性肽瘤、生长抑素瘤。其中以胰岛素瘤最常见，约占胰岛细胞瘤的 60%；无功能胰岛细胞瘤占胰岛细胞瘤的 15% ~36%。

【临床表现】

胰岛细胞瘤可发生于任何年龄，以中青年多见，男性多于女性。胰岛素瘤因分泌较多胰岛素，使患者出现典型的 Whipple 三联征，即清晨自发性低糖血症或劳累后发作性低糖血症，发作时血糖低于 2.8 mmol/L，给予葡萄糖后症状缓解。实验室检查：空腹血糖可低至 2.2 mmol/L 以下，血清胰岛素水平增高。患者常伴脑功能障碍及交感神经兴奋性表现。

【CT 表现】

1. 功能性胰岛细胞瘤 多数肿瘤较小，绝大多数为富血供肿瘤，平扫时常为等密度。增强后动脉期肿瘤明显强化呈相对正常胰腺高密度（图 5-4-5），但静脉期肿瘤密度与正常胰腺组织接近。

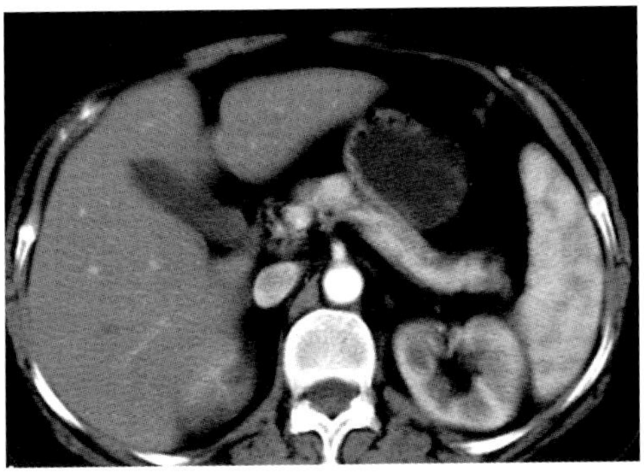

图 5-4-5　胰岛细胞瘤
胰体近端可见结节状动脉期明显强化灶

2．无功能性胰岛细胞瘤　常较大，多发生在胰体、尾部，肿块密度可均匀，可不均匀，可有液化坏死。增强后实质部分明显强化，常高于正常胰腺组织，坏死部分不强化。

【鉴别诊断】

胰岛素瘤患者根据其典型的临床表现、生化检查及 CT 表现不难确诊。无功能胰岛细胞瘤患者多因其并发症而就诊，常需要与以下疾病相鉴别：

1．胰腺癌　胰腺癌为少血供肿瘤，CT 增强扫描强化程度较低，与正常胰腺组织分界不清，多伴局部淋巴结大。

2．胰腺假性囊肿　多有胰腺炎病史，螺旋 CT 增强扫描前后呈均匀低密度影，囊壁较薄、无强化。

3．囊腺瘤　分为浆液性囊腺瘤和黏液性囊腺瘤，CT 平扫肿瘤内可见片状不规则钙化影，囊壁光滑，增强扫描囊壁仅有轻度强化。

4．胰腺实性假乳头状瘤　强化明显，但三期增强扫描均低于正常胰腺组织密度为其特点，肿瘤位于胰头，也很少有胆管或胰管扩张。

第五节　脾脏疾病

一、脾先天性发育异常

脾先天性发育异常包括副脾、无脾症、多脾综合征。

【临床表现】

多数患者无明显症状。

【CT 表现】

1．副脾　发生率比较高，多近脾门，为正常的脾组织构成，平扫及增强特性与脾相当。

2．无脾症　为少见的先天异常，多同时合并其他的先天异常，如先天性心脏病。

3．多脾综合征　表现为多个副脾（图 5-5-1），但无主脾；脾异位，常位于右侧腹部，也可以位于双侧上腹部；可同时伴有内脏异常，如肝转位、胆囊缺如、环形胰腺等；心血管畸形，双上腔静脉，房、室间隔缺损等。

【鉴别诊断】

需与腹腔内大淋巴结或其他肿瘤性病变鉴别。

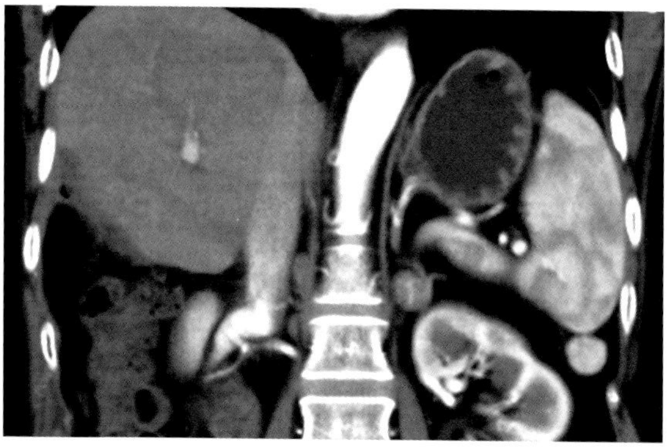

图 5-5-1　多脾综合征

脾下缘见多个副脾影

二、脾脓肿

【临床表现】

患者表现为左上腹疼痛，渐进性加重，可伴有肌紧张、叩击痛、发热。

【CT 表现】

早期，多数脾脓肿均有轻至中度脾大。脾脓肿进展期，CT 增强出现细线样不规则血管增强影样特征性表现。晚期，脓肿呈低密度，无气或气液平面，类似脾囊肿，但 CT 值高于水密度，增强边缘强化（图 5-5-2）。

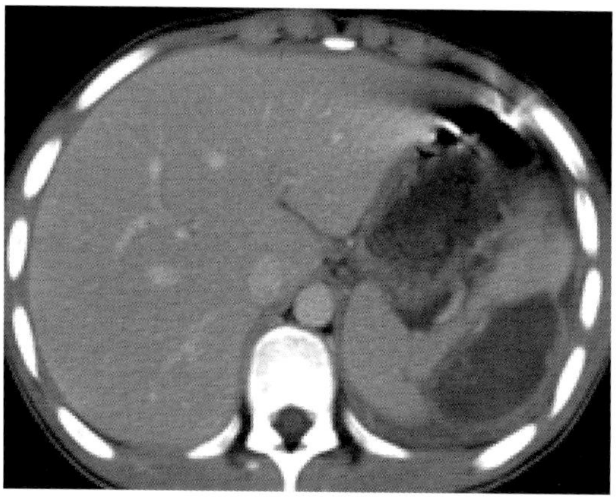

图 5-5-2　脾脓肿

脾内厚壁低密度影，壁轻度强化

【鉴别诊断】

1. 进展期脾脓肿

（1）脾淋巴瘤：脾内多发略低密度影，增强有一定程度点片状强化，但增强程度明显低于脾实质。

（2）转移瘤：多数圆形或卵圆形低密度影，少数等密度影，增强轻、中度不均匀强化。多同时可见肝或其他脏器转移灶。

（3）脾结核：边界不清，大小不等的多发低密度灶，可无明显增强或边缘增强。

2. 晚期脾脓肿　脾囊肿：平扫呈圆形或卵圆形低密度灶，边缘光滑，无明确的壁，增强后无强化。

三、脾肿瘤样病变

（一）脾囊肿

【临床表现】

脾囊肿分寄生虫性和非寄生虫性，后者分真性、假性，假性囊肿常见，与外伤、胰腺炎有关。一般无明显临床症状。

【CT 表现】

CT 表现为单发或多发、圆形、边界清楚的水样低密度灶，无强化，个别可见壁钙化。脾包虫囊肿有一定特征性（囊壁囊内钙化、母囊内子囊）（图 5-5-3）。

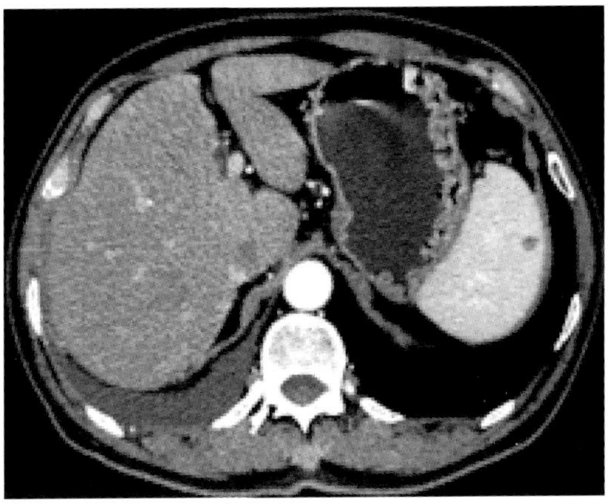

图 5-5-3　脾囊肿

增强可见脾内未强化影

【鉴别诊断】

需与囊性肿瘤性病变鉴别，后者可见不规则壁厚、壁强化、壁结节等。

（二）脾血管瘤

【临床表现】

瘤体较小时，临床上往往无明显症状；但当瘤体较大时，则可伴有因脾增大压迫周围脏器而产生一系列症状，如上腹部疼痛及不适、乏力、贫血等。

【CT表现】

平扫呈低密度，小的密度均匀；较大的可坏死、出血，表现为更低密度灶或不规则高密度灶。增强瘤体呈多形态改变，部分呈结节状，部分呈由皮质逐渐向病变中心的弥散充填。随时间延迟，最终造影剂完全充填至与正常脾的密度趋于相等（图5-5-4）。

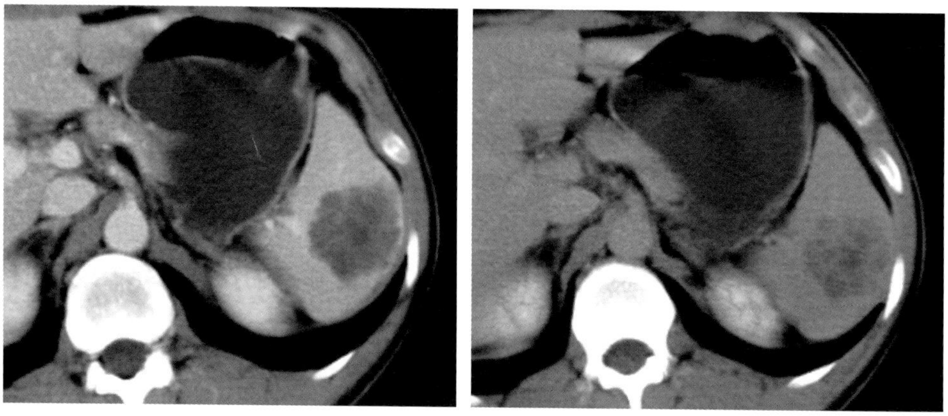

图5-5-4 脾血管内皮瘤

脾内强化病灶，可见分隔，分隔可强化

【鉴别诊断】

不含钙化的脾错构瘤与血管瘤难以鉴别，前者病灶内密度不均，增强呈渐进性延时强化。

（三）脾恶性淋巴瘤

【临床表现】

主要表现为左上腹痛及脾大，好发于中壮年。多为恶性淋巴瘤晚期累及，其中霍奇金病是侵犯脾的最常见一型，非霍奇金淋巴瘤也有约30%侵犯脾。

【CT表现】

病变多发或单发，稍低密度或等密度灶，边界不清，或表现为整个肝密度不均匀。增强后病灶轻度不规则强化，因强化速度和程度低于正常脾实质，而显示低密度灶，边界清楚。特征的表现是多个结节病灶互相融合（图5-5-5），形成低密度地图样表现。多合并腹膜后淋巴瘤增大，或累及邻近脏器，如胃、左侧肾上腺或肾。

【鉴别诊断】

1. 脾转移瘤　结合肿瘤病史及CT增强予以鉴别。

2. 脾囊肿　多见于年轻人，80%为单发，约10%伴钙化，增强不强化。

3. 脾血管瘤　增强肿块边缘结节状强化并逐渐向中心推进。

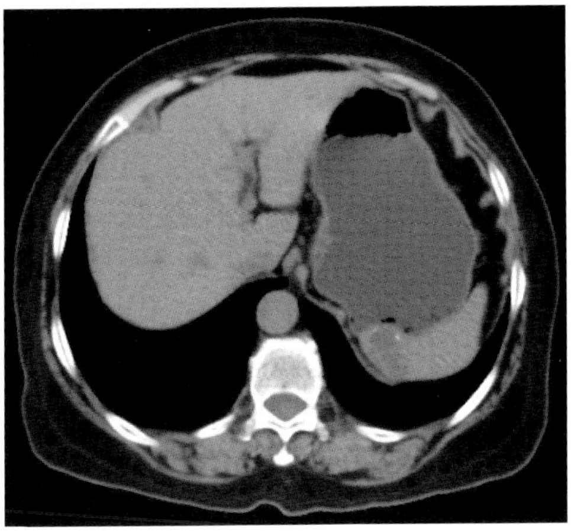

图 5-5-5　脾淋巴瘤
脾内见斑片状稍低密度影融合呈片，边界欠清

（四）脾转移瘤

【临床表现】

主要临床表现为左上腹不适或左上腹肿块、全身乏力、纳差、脾大。有肿瘤病史，如肺癌、乳腺癌、黑色素瘤、胃肠道恶性肿瘤。

【CT 表现】

CT 表现多样，有四型：囊肿型、结节型、巨块型、弥漫粟粒型。囊肿型增强边缘常有强化。结节型直径一般在 5 cm 以下，单发或多发圆形、不规则型病灶，增强后病灶轻度或不均一强化，边界清楚，偶可有"晕征"表现。巨块型转移瘤脾直径约 5 cm 以上，呈不均质低密度灶，可有融合，病灶易坏死、囊变，边界清楚或不清楚，增强后病灶实质部分有轻度强化（图 5-5-6）。弥漫粟粒型在 CT 中较难检出。

【鉴别诊断】

1. 脾淋巴瘤　发病年龄广，以青壮年多见。弥漫浸润性病灶可仅表现为脾体积增大，

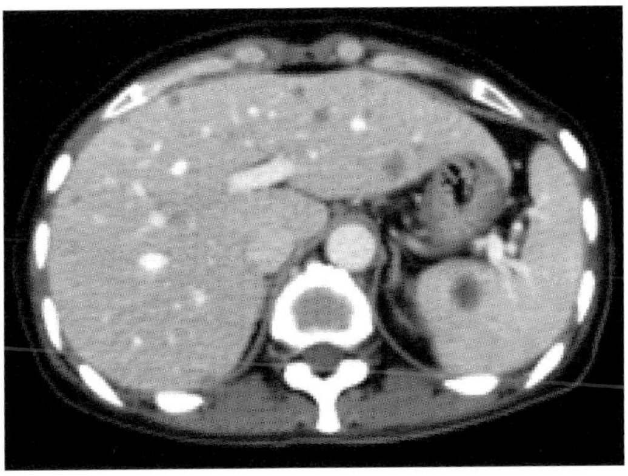

图 5-5-6　脾转移瘤
脾及肝内见多发环形轻度强化结节影

脾内大小不一单发或多发类圆形低密度灶，边缘不清。增强小病灶呈结节样强化，大者呈边缘环形强化。

2．脾囊肿　需与囊性转移瘤鉴别，前者一般表现为圆形、卵圆形的水样低密度灶，密度均匀，边界清楚锐利，增强后无强化。

3．脾脓肿　低密度灶呈类圆形或不规则形，常为多发，也可单发。增强后有时仅为边缘轻度环状强化，抗感染治疗后病灶缩小可鉴别。

（五）脾梗死

【临床表现】

早期脾梗死表现为左上腹疼痛、脾区压痛、伴脾轻度增大三联征，有时可闻及腹膜摩擦音。

【CT表现】

多发生于脾前缘近脾门的方向，为低密度区。梗死灶呈三角形或楔形，底近脾的外缘，尖端面向脾门。增强显示更为清楚，脾密度增高而梗死灶不增强，对比更好。梗死灶在急性期（8天以前）呈低密度区，不强化（图5-5-7）；在慢性期瘢痕收缩期，脾缩小、变形。若整个脾梗死，增强时整个脾不强化，只有脾包膜有强化。

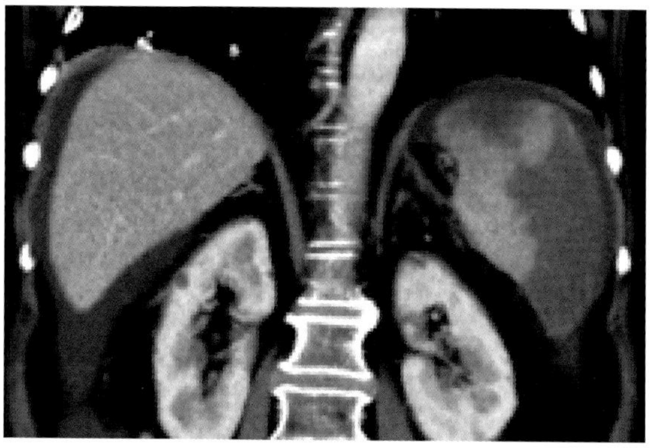

图5-5-7　脾梗死

增强脾内见大片状不强化区

【鉴别诊断】

主要与脾脓肿鉴别。脾脓肿增强可见环形强化，脾梗死增强强化不明显。

（六）脾动脉瘤

【临床表现】

脾动脉瘤可发生于任何年龄段，大多数无症状或症状较轻，仅在腹部手术或动脉造影时偶然发现，少数表现为左上腹或中上腹不适或钝痛，但无特异性，偶可闻及杂音或触及搏动。

【CT表现】

脾动脉瘤好单发，瘤体多呈囊状，直径一般小于3 cm，以脾动脉干中远段多见。瘤体可分为真性和假性动脉瘤。CT 平扫可见脾动脉走行区的类圆形、柱状、囊状或其他形态的软组织影，呈稍高或稍低密度，可见边缘钙化。增强真性动脉瘤瘤体与动脉血管强化一致，瘤壁可见钙化、非钙化斑块影（图 5-5-8）。假性者显示对比剂从管腔外溢进入瘤腔，中心区域部分呈高密度。

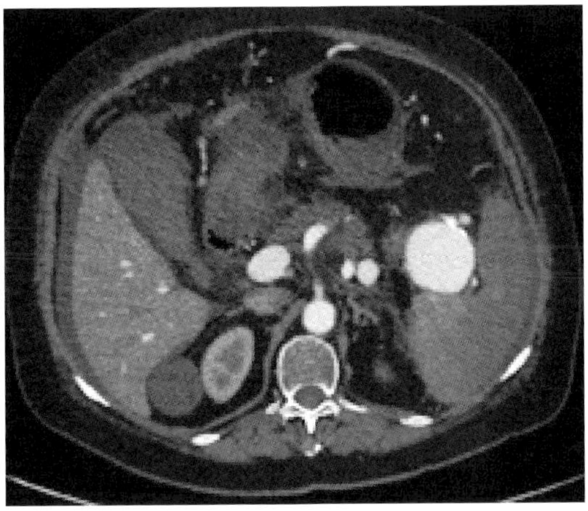

图 5-5-8　脾动脉瘤
脾门区见一结节影与主动脉同等强化

【鉴别诊断】

增强扫描可与副脾鉴别，副脾增强与脾强化特性相当。

第六节　急　腹　症

一、胃肠道异物

【临床表现】

胃肠道异物多为吞入，好发生在婴幼儿和精神病患者或企图自杀者。多无临床症状，异物多能通过肛门自行排出，很少引起不适或只有轻微的上腹部隐痛、胀满、恶心等症状。异物较大，可嵌塞于幽门、十二指肠空肠曲、回盲瓣等部位。异物对胃肠黏膜直接损伤，或长期嵌塞，造成局部黏膜糜烂溃疡，可导致消化道出血。当异物引起穿孔，患者会出现腹膜炎的表现。

【CT 表现】

CT 扫描可以发现部分 X 线平片未能显示的异物，并判断是否存在相关并发症（图 5-6-1）。

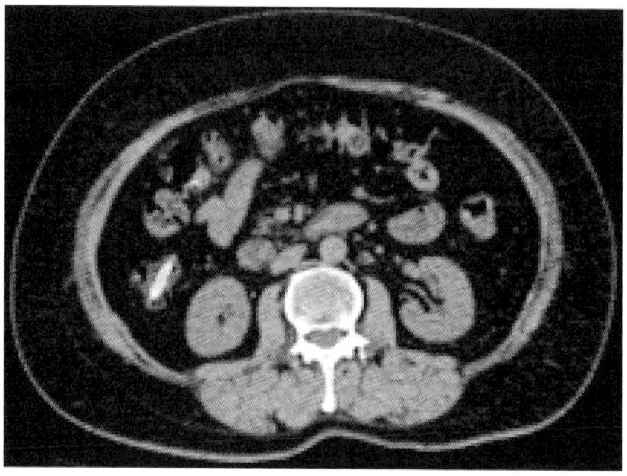

图 5-6-1 胃肠道异物
升结肠内见一枣核影

二、胃肠道穿孔

【临床表现】

胃肠道穿孔常继发于溃疡、创伤破裂、炎症及肿瘤，其中胃十二指肠溃疡为穿孔最常见的原因。胃十二指肠溃疡穿孔多发生在前壁，穿孔直径一般为 0.5 cm。穿孔的同时，胃十二指肠内的气体和内容物流入腹腔，引起气腹和急性腹膜炎。慢性穿孔多发生在后壁，穿透前，浆膜与附近组织器官粘连，有时溃疡虽很深，但内容物不流入腹腔。多数患者有溃疡病史，急性穿孔前常有溃疡病加重的表现。临床上常表现为突发性剧烈腹痛，呈持续性刀割样或烧灼样痛，很快扩散到全腹；常伴有出汗、四肢冰冷、心慌、气短等休克现象；可有恶心呕吐、腹胀、发热；全腹有压痛、反跳痛及肌紧张。

【CT 表现】

胃肠穿孔后腹腔积液，CT 检查可确认积液以及积液的部位和量，特别是能显示少量积液。如横结肠系膜上方的腹腔积液最初位于肝后下间隙内，居肝右叶后内侧与右肾之间，是横结肠系膜上方腹腔最低处，表现为围绕肝右叶后内缘的水样密度（图 5-6-2）。横结肠

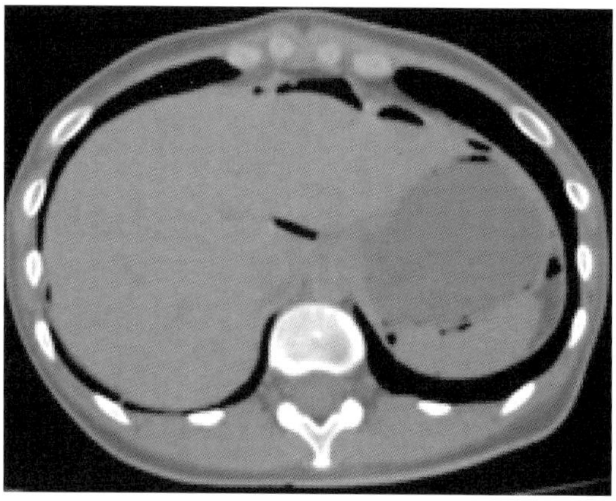

图 5-6-2 胃肠道穿孔
肝周围、胃腔周围、脾周围见游离气体影

系膜下方的积液，早期位于盆腔的膀胱直肠陷凹或子宫直肠陷凹内，表现为边界清晰水样密度，其后可延伸至结肠旁沟内。大量积液时，小肠漂浮，集中在前腹部，这时低密度脂肪性的肠系膜在周围腹水衬托下可清楚显示。而小网膜囊积液于胃体后壁与胰腺之间呈水样低密度区，大量积液时，脾胃韧带受推移。

【鉴别诊断】

肠道穿孔引起的气腹需与正常解剖变异间位结肠鉴别。

三、肠梗阻

【临床表现】

临床表现为突发腹痛、呕吐、排气及排便障碍。

【CT 表现】

CT 表现为肠管扩张，管径显著增大，其内可见气 - 液平面，也可完全为液体所充盈，肠壁变薄。梗阻远端肠管明显塌陷，梗阻远、近端肠管直径的明显差异是诊断肠梗阻非常有价值的征象。

1. 闭袢型肠梗阻　多由肠袢沿肠系膜长轴旋转引起的肠扭转所致，也可由纤维束带的粘连将一段肠管的两端收缩聚拢而形成闭袢，肠袢两端闭合，梗阻段相互邻近，CT 可显示“U”形肠袢内充以较大量的液气体，输出端由粗变细，CT 图像上表现为“鸟喙征”（图 5-6-3）。

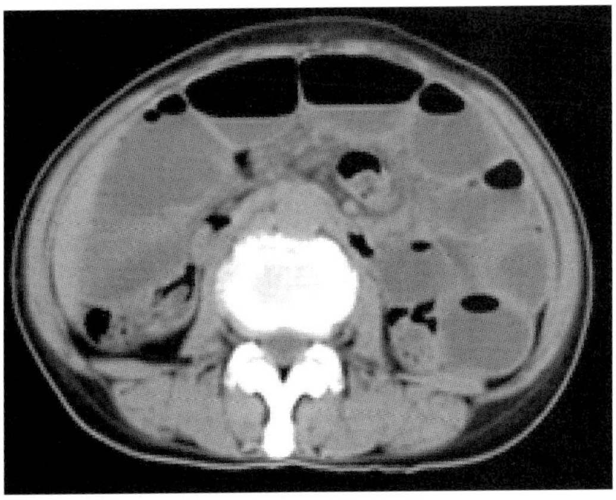

图 5-6-3　闭袢型肠梗阻

腹腔内见多发肠腔扩张，并可见多个气 - 液平面

2. 狭窄性肠梗阻　肠梗阻造成肠壁血运障碍，CT 除肠梗阻的基本征象外，肠管呈环形对称性增厚，肠壁出现分层，表现为“靶征”。增强扫描时，病变处肠壁不强化或强化明显减弱，肠系膜密度增高、模糊，呈云雾状。出现腹水，肠壁出现梗死时，可见肠壁内积气。

四、肠扭转

【临床表现】

临床表现为突发腹痛、呕吐、排气及排便障碍。

【CT 表现】

肠扭转多见于乙状结肠及直肠，其原因多数为肿瘤或炎症，或者由于系膜过长而发生乙状结肠扭转。CT 可见“漩涡征”，此征由输入和输出两段肠管组成（图 5-6-4）。

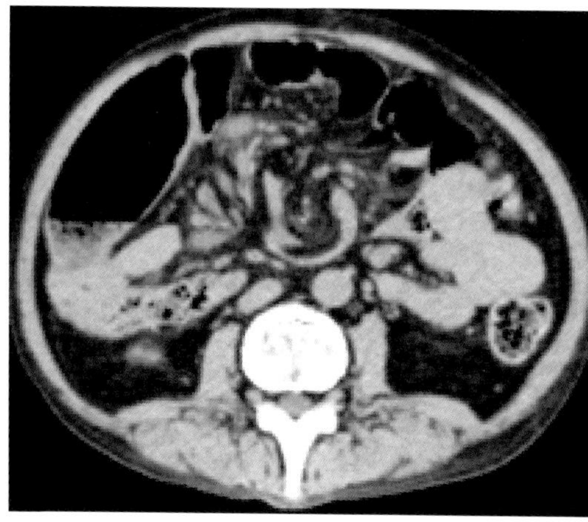

图 5-6-4　肠扭转

肠系膜扭转呈漩涡状改变

五、肠套叠

【临床表现】

肠套叠指一段肠管套入与其相连的肠管腔内。按发生部位可分为：回盲部套叠、小肠套叠和结肠套叠。临床症状表现为突发腹痛、呕吐、便血、腹部包块。

【CT 表现】

肠套叠时形成 3 个同心圆，第一层是中心部位套入层（图 5-6-5），第二层是被牵拉进入的肠系膜，第三层是系膜的外方为肠套叠的鞘部。CT 所显示的软组织肿块包括有系膜脂肪、套入部的对比剂及病灶。CT 显示套叠部近侧肠管积液、积气、扩张时，表示继发肠梗阻的存在。出现腹水和肠壁内新月形气体影时，提示肠壁有血液循环障碍。

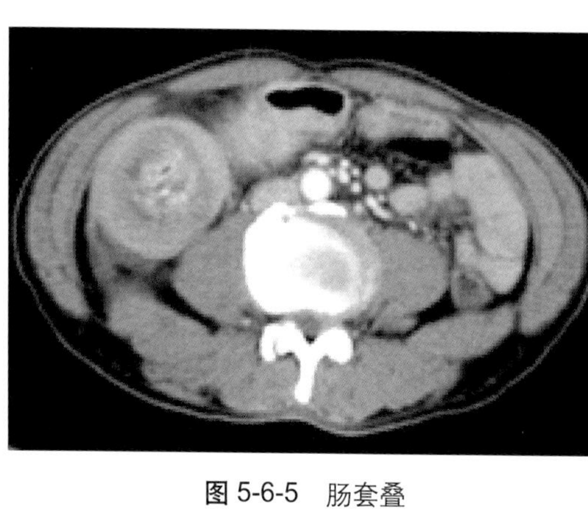

图 5-6-5　肠套叠

升结肠区见肠壁增厚，增强后其内可见套叠肠管，呈同心圆改变

【鉴别诊断】

急性出血性肠炎发病急骤，开始以腹痛为主，为阵发性腹痛或持续性腹痛阵发性加重，常有寒战、发热、腹泻、血便，可伴有中毒性休克。还要与其他慢性腹痛如阑尾炎等相鉴别。

六、阑尾炎

【临床表现】

典型表现为转移性右下腹痛，可有恶心、呕吐、腹泻等。阑尾穿孔后，腹痛暂时减轻，出现腹膜炎后，疼痛加剧，可出现胃寒、高热。

【CT 表现】

急性阑尾炎的 CT 直接征象是阑尾形态的异常，表现为阑尾的肿大、增粗（直径>5 mm）和阑尾壁的增厚，增粗的阑尾边缘模糊，密度轻度增高（图 5-6-6）。阑尾周围可见少量液体渗出，阑尾管状结构消失，阑尾壁与周围的炎症分界不清。

慢性阑尾炎主要是阑尾及盲肠周围慢性炎症性表现，阑尾不同程度地增粗，阑尾腔闭塞，阑尾边缘毛糙，多伴有钙化或结石。

【鉴别诊断】

需与急性肠系膜淋巴结炎、局限性回肠炎、回盲部结核、盲肠癌等回盲部疾病鉴别。

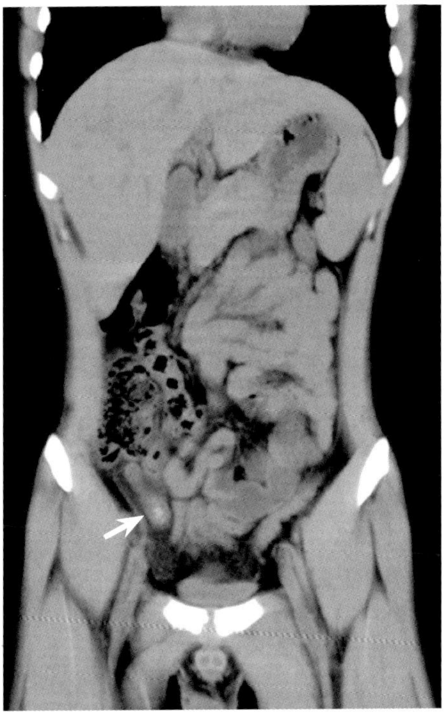

图 5-6-6　阑尾炎

右下腹阑尾壁增厚肿胀，其内密度增高（箭头），粪石形成

七、腹部外伤

（一）肝损伤

【临床表现】

一般有明确的右胸腹部外伤史，主要表现为肝区钝痛，有时向右肩部放射。患者自觉口渴、恶心、呕吐。查体可见肝大或右上方包块。中央型肝破裂或开放性肝损伤，肝碎裂程度广泛时，可出现急性休克症状和腹膜刺激症状。

【CT表现】

肝包膜下血肿形成透镜样的低密度或等密度区，伴相应肝实质受压变平，血肿的CT值随时间推移而降低。肝实质内的血肿常是圆形或卵圆形的，偶尔是星状，病灶随时间推移而缩小。肝挫伤表现为境界模糊、形态不规则的裂隙或缺口，增强扫描可显示外伤性假性动脉瘤及动静脉瘘（图5-6-7）。

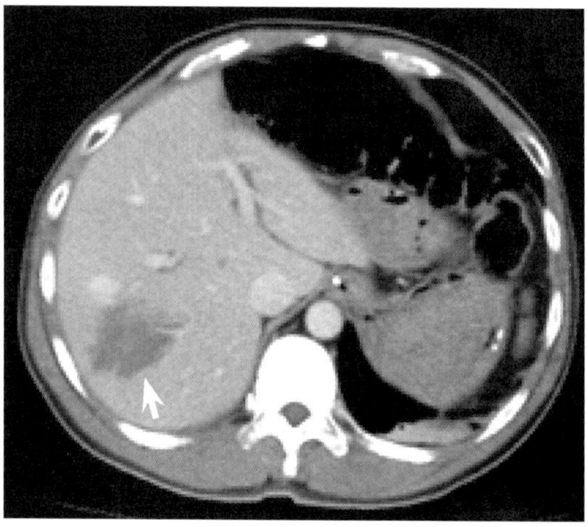

图5-6-7 肝损伤
肝右叶不规则低密度影

（二）脾破裂

【临床表现】

通常有腹部钝性损伤史。完全性脾破裂可出现弥漫性腹痛，左上腹为重并有腹膜刺激征及休克。中心破裂和包膜下破裂为左上腹痛、脾大、压痛。

【CT表现】

1. 脾包膜下血肿　在脾外围部可见半月状密度异常区，出血较长时间以后，逐渐变成低密度区。

2. 脾破裂　仅为脾局部破裂时，表现为脾内局限性低密度或高密度区，血肿境界可不清楚，稍晚时间境界清楚为椭圆形低密度区。脾完全破裂时，脾体积增大，外形不整齐，有撕裂裂隙贯穿脾，脾曲、脾周、腹腔内均可见不规则的血肿（图5-6-8）。

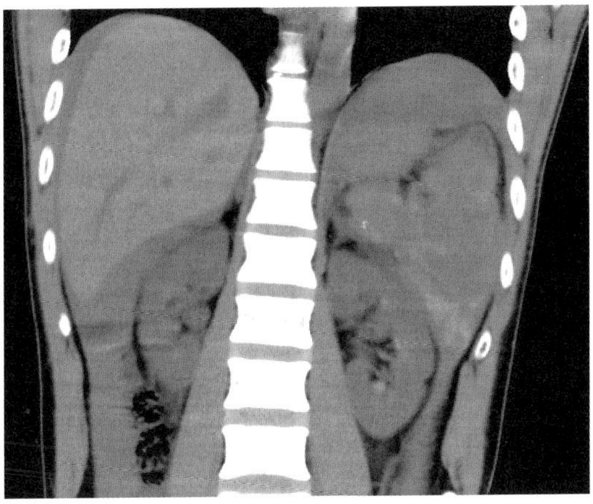

图 5-6-8 脾破裂

八、腹主动脉瘤及腹主动脉夹层

（一）腹主动脉瘤

腹主动脉瘤多见于老年人，发病年龄为 60 ~ 85 岁，男性多于女性，90% ~ 95% 由动脉粥样硬化症引起。

【临床表现】

可无症状，有症状者通常表现为脐周或中上腹部可触及搏动性肿块、钝痛或胀痛。当出现剧痛或休克症状需警惕动脉瘤破裂可能。瘤体表面可有压痛和闻及收缩期杂音。腹主动脉瘤较大者可压迫周围脏器产生症状，如黄疸、肾绞痛或血尿等。

【CT 表现】

腹主动脉瘤直径通常大于或等于 3 cm，或超过病变近端主动脉管径的 1/3 以上（图 5-6-9）。腹主动脉瘤常有瘤壁钙化和附壁血栓形成。血栓形态可为环形、半月形或新月形。增强扫描主动脉内开放管腔明显强化，而血栓表现为管腔内低密度充盈缺损。

【鉴别诊断】

主动脉瘤的 CT 表现通常比较典型，诊断无困难。动脉硬化患者主动脉伸展扭曲明显，与 CT 层面斜交而不是垂直相交时，CT 显示的扩大的主动脉管径为主动脉斜径而非直径，不要误认为主动脉瘤；当主动脉瘤内附壁血栓形成时，半月形或新月形的血栓须与主动脉夹层假腔内充满的血栓相鉴别；腹主动脉瘤通常为梭形，偶为囊状，须与假性动脉瘤鉴别。

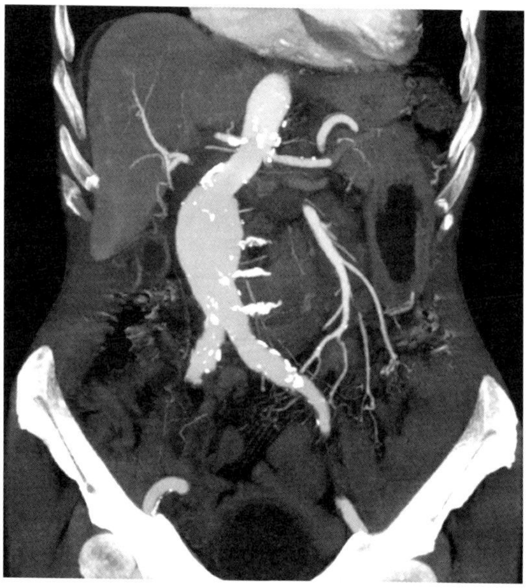

图 5-6-9 腹主动脉瘤
腹主动脉局部膨大，瘤样扩张

（二）腹主动脉夹层

【临床表现】

发病年龄多在 40 岁以上，发病较急，有胸背部撕裂痛，疼痛可向下延伸及腹部。本病的死亡率高。

【CT 表现】

1．内膜钙化内移　内膜钙化从主动脉壁外缘内移 5 mm 以上。

2．撕裂内膜瓣片的显示　增强后内膜瓣片显示为一略为弯曲的线样负性影。

3．真假两腔的显示　增强后真假两腔可同时显影，或假腔的增强与排空较真腔稍迟，取决于近端内膜撕裂口的大小（图 5-6-10）。

【鉴别诊断】

内膜瓣片须与伪影鉴别，内膜瓣片为一层薄而略为弯曲的线样结构；而条形伪影表现为较粗的直线形结构，同时伪影常伸展超出主动脉的边缘。

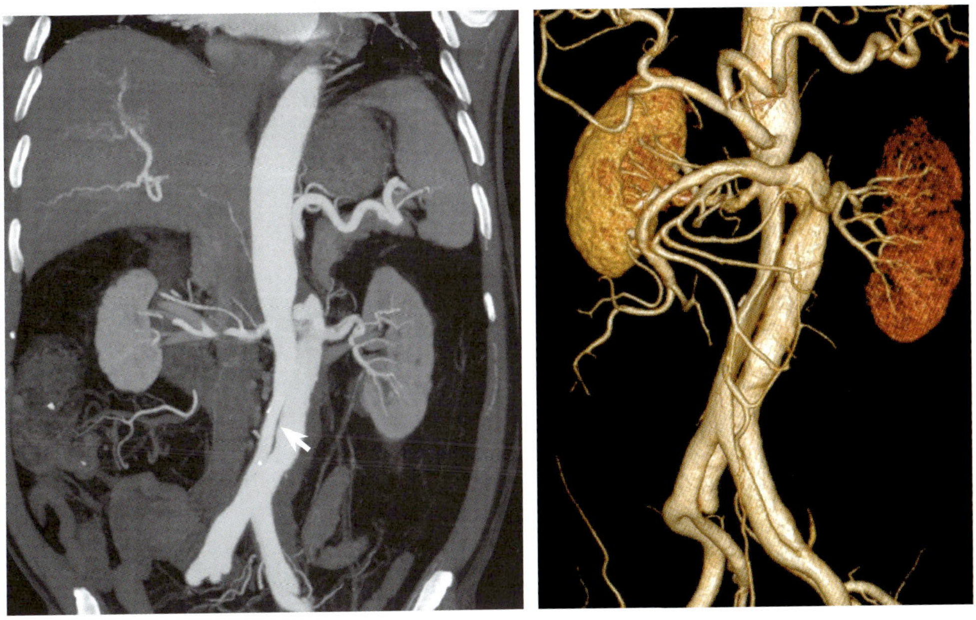

图 5-6-10　腹主动脉夹层
箭头所指处为内膜片

参考文献

1. 靳勇，张华，吴达明，等. 胃肠道淋巴瘤的多层螺旋CT影像学分析. 临床放射学杂志，2006，25: 928-931.
2. 宋亭，沈君，郭昊昶，等. 胃肠间质瘤的影像学特征与疾理学的相关性. 中华肿瘤杂志，2007，29:386-390.
3. 唐文艳，江魁明，彭晞，等. CT对胃肠间质瘤的诊断价值. 放射学实践，2009，24:43-46.
4. 杨庆康，陈克敏，钟亮，等. 壶腹周围癌的CT和MRI征象分析. 放射学实践，2000，15:399-402.
5. 安鹏，刘增胜，陈祥民，等. 十二指肠腺瘤的影像诊断与评价. 临床放射学杂志，2008，27:1053-1056.
6. 胡明华，翁媛英，吴玉林，等. 多层螺旋CT对直肠癌和结肠癌的诊断价值. 放射学实践，2007，22:847-849.
7. 尚克中. 中华影像医学: 消化系统卷. 北京: 人民卫生出版社，2002.
8. 金征宇. 医学影像学. 北京: 人民卫生出版社，2010.
9. 唐陶富. CT诊断学. 北京: 人民卫生出版社，2005.
10. 李雍龙. 人体寄生虫学. 北京: 人民卫生出版社，2004.
11. 吴在德，吴肇汉. 外科学. 北京: 人民卫生出版社，2008.
12. 白人驹，张雪林. 医学影像诊断学. 北京: 人民卫生出版社，2010.
13. 周康荣，严福华，曾蒙苏. 腹部CT诊断学. 上海: 复旦大学出版社，2011.
14. 李卉，周康荣，曾蒙苏，等. 胰腺实性-假乳头状瘤的影像学诊断. 中华放射学杂志，2006，40 (8) : 846-849.
15. 王冬青，纪元，史讯，等. 导管内乳头状黏液性肿瘤的CT诊断. 中华肿瘤杂志，2006，28: 606-608.
16. 李松年，唐光健. 现代全身CT诊断学. 北京:中国医药科技出版社，2007.

第六章　泌尿系统疾病的 CT 诊断

第一节　泌尿系统先天畸形

泌尿系统先天发育异常同泌尿系统胚胎发育过程复杂有关。泌尿系统发育衍变过程中的任何阶段发育失常，均会导致先天异常。

泌尿系统先天发育异常包括肾、输尿管、膀胱及尿道的先天发育异常，临床上有些异常可无症状，而另一些异常可有明显并发症而需尽早治疗。

一、单肾

【临床表现】

一侧肾不发育，为了担负缺如侧肾的生理功能，孤立肾发生代偿性增生、肥大。增强 CT 扫描可见一侧肾完全未发育，仅有残迹或一侧肾小，但有功能。

【CT 表现】

平扫示缺如侧肾床内无肾影显示，其空间内为腹内脂肪、胰体尾或肠管所占据，对侧孤立肾则较正常为大；增强扫描孤立肾正常强化，除非合并有其他病变。

二、异位肾

【临床表现】

异位肾可位于下腹、盆腔或胸腔。两侧肾可在同一侧，异位肾常发育不良，并多伴有旋转不良和血管起源异常。

【CT 表现】

平扫示缺如侧肾床内无肾影显示，其空间内为腹内脂肪、胰体尾或肠管所占据。肾上腺位置正常，于盆腔（图 6-1-1）、下腹部、膈下或胸内可见肿块影，其密度类似正常肾。增强扫描，其强化形式和程度同正常肾。

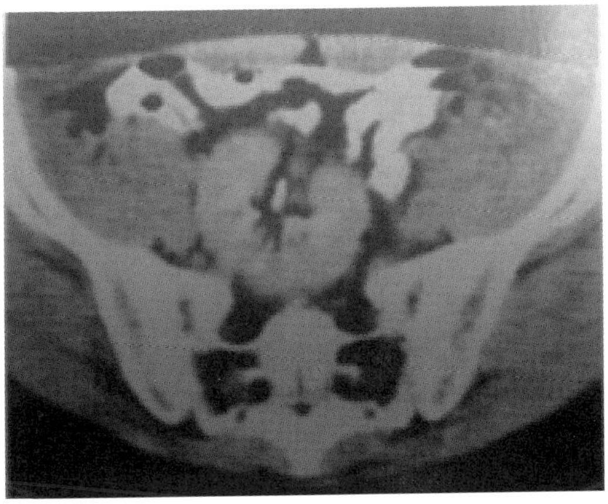

图 6-1-1　先天盆腔异位肾畸形

三、先天性马蹄肾

【临床表现】

最常见为双肾下极或上极融合，形如马蹄。双肾各有独立的肾盂和输尿管，血管走行也有相应的改变。

【CT 表现】

均可于脊柱前方发现连接两肾下极或上极的肾实质，其密度、信号和强化表现均同正常肾实质（图 6-1-2）。

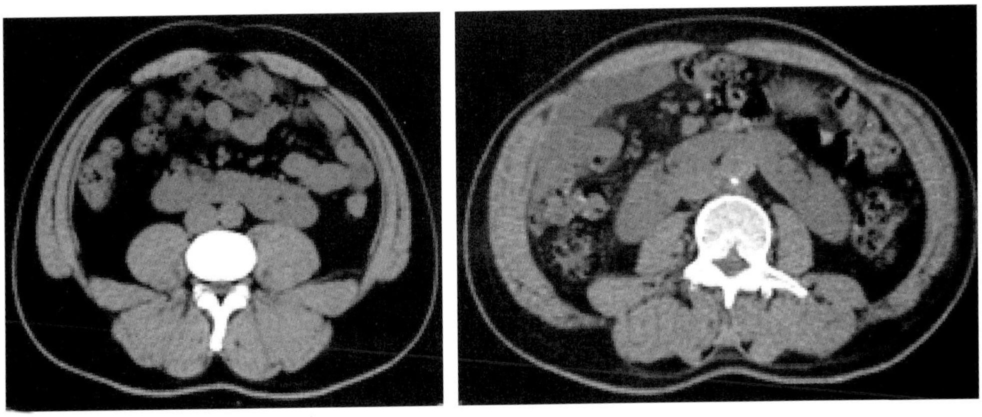

图 6-1-2　马蹄肾

两肾下极于脊柱前方融合

四、重复肾和双输尿管

【临床表现】

重复肾和双输尿管较常见。分为有症状或无症状，有症状者多有腰腹部胀痛或包块，反复发热。

【CT 表现】

增强 CT 扫描，除见重复肾外，还可见两个圆形的输尿管（图 6-1-3）。

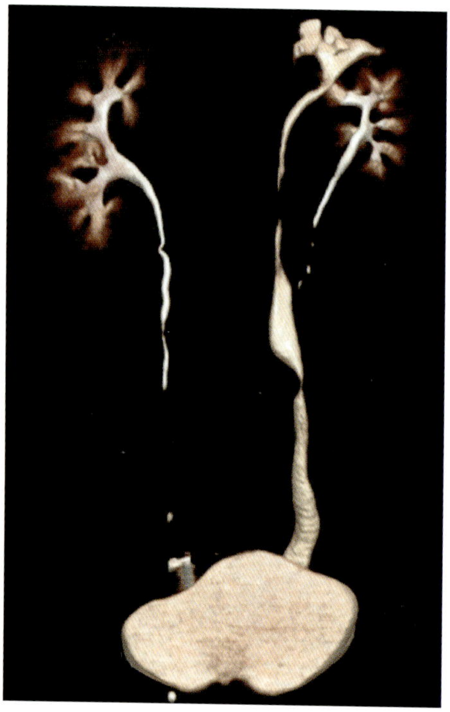

图 6-1-3 左侧双肾盂及双输尿管重复畸形

五、输尿管走行畸形

【临床表现】

该病罕见，多有不同程度的输尿管梗阻，临床表现为腰腹部胀痛不适、尿路感染伴发热并肉眼血尿。

【CT 表现】

CT 显示这种畸形多见于右侧下腔静脉后，在下腔静脉和腹主动脉间前行，故被称为环绕下腔静脉的输尿管（图 6-1-4）。

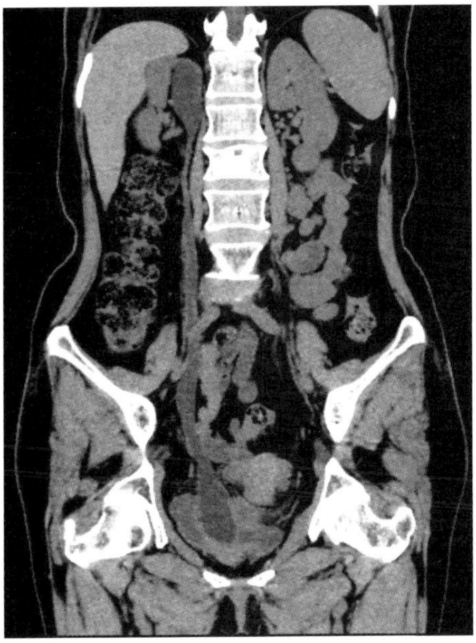

图 6-1-4 右侧输尿管迂曲增宽并下端囊肿形成

六、膀胱先天性异常

【临床表现】

膀胱先天性异常包括膀胱发育不全、重复膀胱、膀胱外翻和膀胱憩室。膀胱发育不全罕见，常合并有其他泌尿道异常。重复膀胱变异程度可有不同。完全性重复膀胱可见两个互相分离的膀胱，此外可有双尿道及男性双阴茎和女性双阴道。不完全性重复膀胱则有两个分离的膀胱顶，但只有一个基底部和尿道。临床可出现排尿困难，下腹部可触及不规则囊性肿物，触压时可有尿液自尿道排出。

【CT 表现】

可见盆腔内大小不等两个呈左右分隔的囊腔，两腔间下部有隔膜分离（图 6-1-5）。

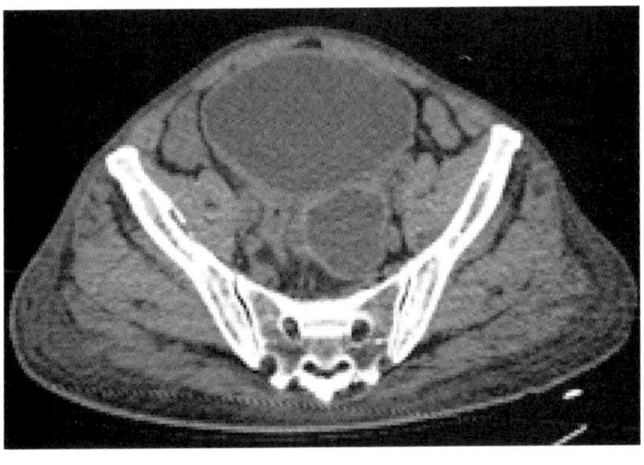

图 6-1-5 重复膀胱

于盆腔内见双膀胱影

第二节 泌尿系统结石

一、肾结石

肾结石在尿路结石中居首位，好发年龄35～50岁，男性多于女性，多数为单侧性，少数（约10%）为双侧性。肾结石多数位于肾盂内，其次在下组肾盏。

【临床表现】

肾结石的临床表现取决于结石所引起的病理改变：结石较大，位置固定，未引起梗阻时，可长期无明显临床症状，偶然发现；阻塞肾盂、肾盏时，可出现肾绞痛或钝痛，常自腰部沿输尿管向会阴部放射，可伴有恶心、呕吐等；结石在运动时损伤肾盂、肾盏时，可有镜下或肉眼血尿；合并感染时，可出现发热、疼痛、脓尿等症状。

【CT表现】

平扫可见肾盏和（或）肾盏内的高密度结石影（图6-2-1），但部分阴性结石也可在CT检查中得以显示。肾盂、肾盏小结石不易与肾窦区肾动脉壁钙化影鉴别，特别是当患者年龄较大而有动脉壁多处钙化时。增强检查早期扫描能显示动脉强化，将有助于鉴别。

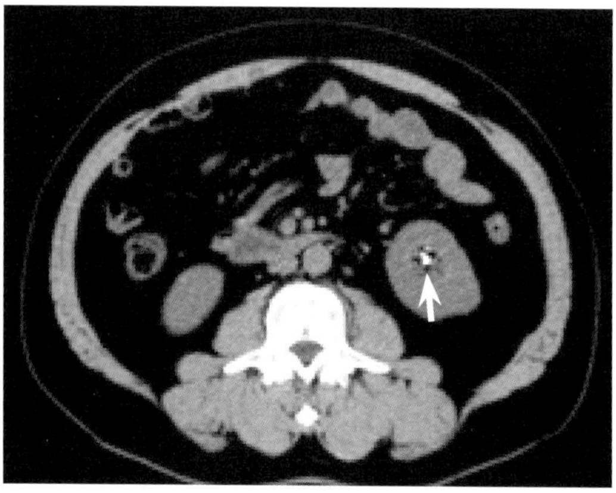

图6-2-1 左肾结石
左侧肾盏内点状致密影

二、输尿管结石

绝大多数输尿管结石是由肾结石落入输尿管所致，易停留在输尿管3个生理性狭窄处，造成结石上方尿路不同程度扩张、积水。输尿管结石好发年龄与肾结石相似，男性多于女性，大多为单侧，右侧多于左侧。输尿管结石症状通常较肾结石重，因而发病率高于肾结石。

【临床表现】

输尿管结石临床表现主要由输尿管梗阻及损伤引起：梗阻可引起腰痛、腹痛，典型表现为绞痛，并向会阴部放射；损伤表现为镜下血尿或肉眼血尿；合并感染可引起发热，尿急、尿频和尿痛等膀胱刺激症状；另外常见恶心、呕吐等症状。

【CT 表现】

平扫可发现输尿管走行区内的高密度影，横断面呈点状或结节状。其上下径一般大于横径和前后径。上方的输尿管常有不同程度扩张，并于高密度影处呈突然截断，冠、矢状面重组上显示更为直观（图 6-2-2）。当输尿管结石仅表现为高密度影，而不合并有上方尿路扩张、积水时，需行增强 CT 延迟扫描，可见平扫的高密度影与强化的输尿管相组合，从而指示其位于输尿管内。

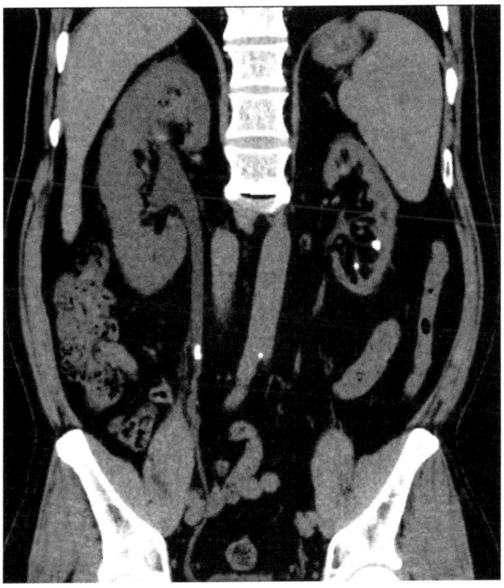

图 6-2-2　肾结石冠状面重建

左肾结石，右侧输尿管上段结石，其上肾盂、肾盏积水扩张

三、膀胱结石

膀胱结石可由上方尿路结石落入膀胱所致，称继发结石；也可形成于膀胱，称原发结石。好发于老年人及 10 岁以下儿童，绝大多数发生于男性。

【临床表现】

主要临床症状为排尿疼痛，疼痛可向其他部位放射；排尿困难，在运动时加剧；其他症状有尿频、尿急、尿流中断、血尿等。

【CT 表现】

结石表现为膀胱腔内致密影（图 6-2-3），即使是阴性结石，密度也显著高于其他病变。阴性结石在膀胱造影时表现为充盈缺损，应与血块、气泡或肿瘤鉴别。

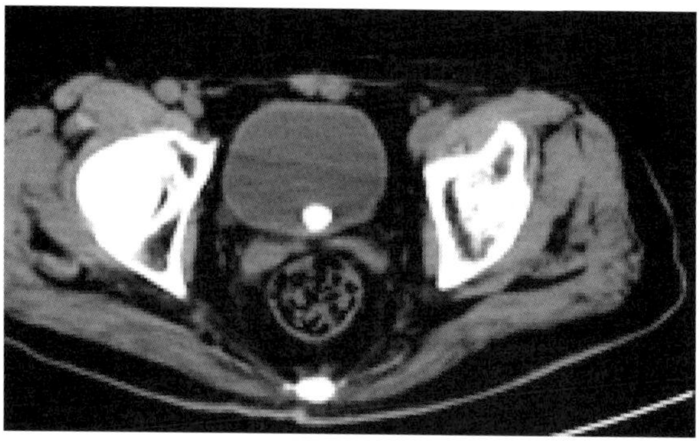

图 6-2-3 膀胱结石
膀胱区圆形或椭圆形致密影

四、尿道结石

【临床表现】

尿道结石绝大多数由落入尿道的膀胱结石形成，多为阳性结石。多见于男性儿童，临床表现为排尿困难、疼痛、尿流变细、排尿中断、急性尿潴留等。

【CT表现】

尿道阳性结石可清楚显示，多见于前列腺部、球部，通常单发、较小。阴性结石需尿道造影确认。

第三节 泌尿系统结核

一、肾结核

肾结核在泌尿系统结核中最为常见。结核分枝杆菌绝大多数经血源先感染肾，然后再扩散到泌尿系统其他部分。

【临床表现】

肾结核临床症状与病理改变密切相关：结核分枝杆菌随血流侵入肾皮质形成感染灶，局限于肾皮质形成微小病理性结核，若患者抵抗力强，病灶可自愈，多无临床症状。若病变继续进展，侵犯髓质并形成干酪样变，称临床性肾结核，此时可有结核患者一般症状，如低热、盗汗、乏力、消瘦等；病变进一步发展，累及肾盏、肾盂时，结核干酪坏死与纤维增生改变同时发生，形成坏死、溃疡、脓肿、空洞、梗阻等病理改变，除出现结核一般症状，还可引起尿频、尿急、尿痛、血尿、脓尿等泌尿系统感染症状，尿抗酸杆菌培养能证实结核感染；随身体抵抗力增强，病变趋于好转，发生钙盐沉着，甚至全肾钙化，即肾自截，此时临床症状消失。

【CT 表现】

依肾结核发展阶段不同而表现各异。早期，显示肾实质内低密度灶，边缘不整，增强检查其壁呈环状强化并可有对比剂进入，代表肾实质内结核性空洞，然而肾盂、肾盏的早期破坏难以显示；病变进展，发生肾盂、肾盏狭窄，可见部分肾盏乃至全部肾盏、肾盂扩张，呈多个囊状低密度影，CT 值略高于水，肾盂壁可显示增厚。肾结核钙化时，呈多发点状或不规则高密度影（图 6-3-1），甚至全肾钙化（图 6-3-2）。

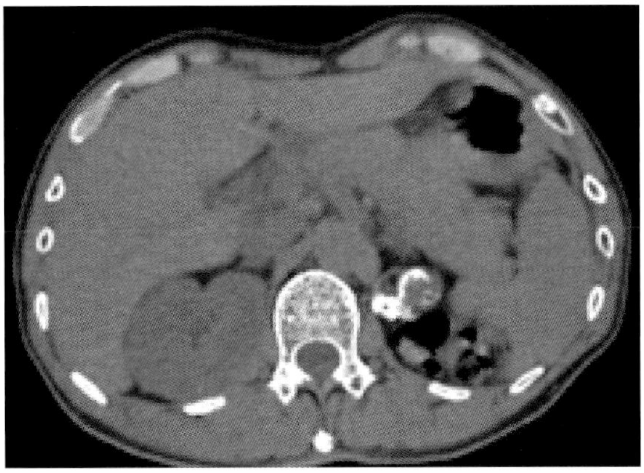

图 6-3-1　左侧肾自截
左肾体积缩小，大片钙化

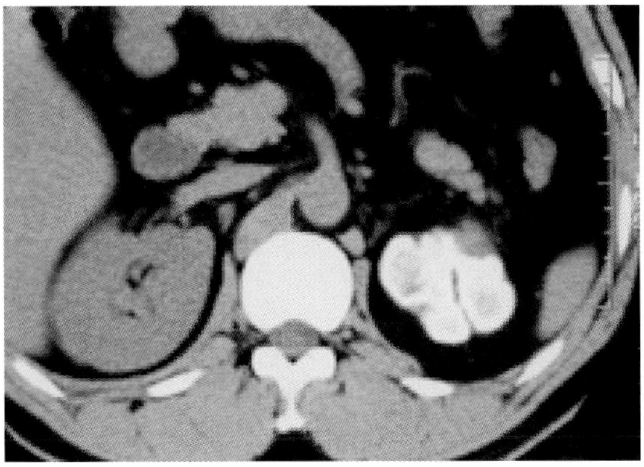

图 6-3-2　右侧肾自截
左肾斑点状、云絮状致密钙化影，外形与肾相似

【鉴别诊断】

肾结核需与下列疾病鉴别：

1. 慢性肾盂肾炎　慢性肾盂肾炎的肾萎缩、肾盏变形及肾功能减退可类似于肾结核，但慢性肾盂肾炎较少发生钙化。而脓肿壁的钙化及输尿管、肾盂壁的增厚为肾结核特征性的表现，有助于鉴别。

2. 黄色肉芽肿性肾盂肾炎　该病表现为肾实质内局灶性或多发囊状肿块，与结核性肾盏积液或积脓易混淆，但黄色肉芽肿性肾盂肾炎通常由结石梗阻引起，钙化少见，常可见肾盂内鹿角形结石或输尿管上段结石。而肾结核的结石少见，多为脓肿壁的钙化，另外，临床表现及病史有助于鉴别。

3．肾结石　局限性肾结核的钙化需与单纯肾结石鉴别。一般肾结石多见于肾盂内，密度较高，有时呈铸形。而肾结核钙化多见于肾实质内，并且多发、散在，密度不如结石高，同时可见肾实质内其他结核表现。此外，改变体位时肾结石可以移动位置。

二、输尿管结核

【临床表现】

输尿管结核多继发于肾结核，常由同侧肾结核向下蔓延所致，少数为膀胱结核经输尿管口逆行感染导致。输尿管结核的临床表现与肾结核相近。

【CT 表现】

输尿管管壁增厚、纤维化，输尿管壁的慢性增殖性改变，表现为输尿管周围的低密度影（图 6-3-3）。输尿管狭窄结核慢性感染晚期可导致输尿管管壁纤维化、瘢痕、狭窄变形，输尿管远端 1/3 部分最易受累。狭窄以上输尿管扩张、积液。狭窄常呈多发性，狭窄区的数目不等，狭窄区与扩张区交替存在。当输尿管结核导致严重狭窄或闭锁，尿结核菌检查可能为阴性。输尿管管壁钙化与输尿管结石不易鉴别。

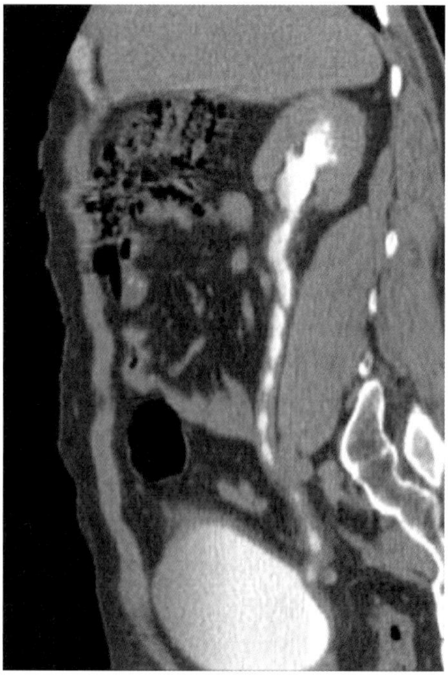

图 6-3-3　输尿管结核

输尿管狭窄扩张相间呈串珠状表现

三、膀胱结核

【临床表现】

膀胱结核在泌尿系统结核中发生率较高，通常发生于病程的晚期，由肾及输尿管结核蔓延所致。主要临床症状有结核感染所致的全身症状及膀胱受累所致的尿频、尿急、尿痛、脓尿和血尿等。

【CT 表现】

膀胱容积明显缩小，管壁增厚，轮廓毛糙，即所谓的“挛缩膀胱”。有时可表现为由结核病灶引起的充盈缺损，类似膀胱癌。少数可见膀胱壁钙化，呈不规则条索状或斑片状，为钙质沉积在膀胱壁上而形成。

【鉴别诊断】

膀胱结核早期影像学表现缺乏特征，晚期膀胱挛缩、容积变小、壁增厚，通常合并有肾和输尿管结核表现。结合临床和实验室检查，多不难诊断。膀胱结核晚期需与慢性膀胱炎鉴别，后者虽有膀胱容积变小与壁的增厚，但多合并假性憩室，且无肾和输尿管相应改变，一般不难鉴别。

第四节　泌尿系统炎症

一、肾脓肿

【临床表现】

肾脓肿多由血源性感染所致，也可为尿路逆行性感染引起。肾脓肿时，感染可局限于肾内，也常蔓延至肾周间隙，甚至形成肾周脓肿。临床表现为突然起病，发热、肾区叩痛和局部肌紧张，尿中白细胞增多，尿培养可有致病菌生长。

【CT 表现】

肾脓肿表现因病期而异。早期炎症期，脓肿尚未局限化，表现为肾实质内略低密度肿块，增强检查可有轻度不规则强化；脓肿成熟期，显示为类圆形均一低密度病变，增强检查病变周边呈环状明显强化，代表脓肿壁，而中心低密度区无强化，为脓腔，部分脓肿的脓腔内还可见低密度气体影，感染蔓延至肾周间隙时，显示肾周脂肪密度增高；有脓肿形成时，表现为肾周和肾旁脂肪间隙消失，代之以混杂密度肿块，内可有小气泡影，增强检查表现为规则或不规则单发或多发环状强化。

二、肾盂肾炎

【临床表现】

肾盂肾炎多由细菌感染所致，致病菌多为革兰氏阴性杆菌，最常见为大肠埃希菌，其次为变形杆菌、克雷伯杆菌。多见于20～30岁女性，往往继发于先天变异、尿路梗阻、尿道口周围感染、尿路器械的使用、妊娠及糖尿病等。分急性和慢性。急性肾盂肾炎多发病急，有腰痛、肋脊角压痛及叩痛、全身感染症状、尿频、尿急、尿痛等。

【CT表现】

CT平扫大多数急性肾盂肾炎表现正常，少数可见肾增大；增强CT早期由于肾血管分支痉挛，造成肾实质段性缺血，表现为多个楔形低密度区，从肾乳头向皮质表面辐射（图6-4-1），与邻近表现正常的肾实质界限清楚，随着时间延迟而分界不明显。慢性肾盂肾炎可见肾体积变小，肾实质变薄，肾表面有多发深浅不等切迹。由于碘对比剂对肾的毒副作用，一般不宜行增强检查。

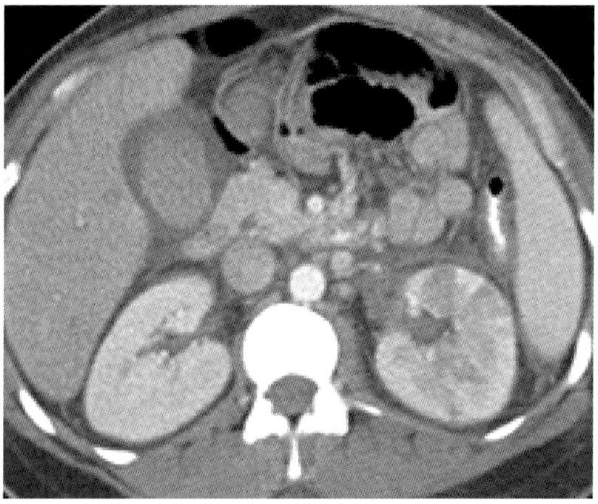

图6-4-1 左肾急性肾盂肾炎

增强表现为多个楔形低密度区，从肾乳头向皮质表面辐射

【鉴别诊断】

急性肾盂肾炎需与下列疾病鉴别：①急性肾梗死，呈楔形低密度影，不强化；边缘平直、清晰；亚急性梗死，增强CT图像皮质外缘可见线状轻中度强化，称为“皮质环”征。结合临床病因、症状和表现、实验室检查可鉴别。②肾瘢痕组织，病灶位置常更表浅，常有上行性尿路感染病史，无急性尿路感染症状和表现，实验室检查多为正常。③肿瘤，多呈圆形，增强扫描早期多明显强化。

典型慢性肾盂肾炎需与下列疾病鉴别：①胎儿性分叶肾，肾实质无变薄且增强CT示凹陷处恰与强化的肾柱相连；②先天性肾发育不良，肾外缘光滑，且肾实质与肾盏、肾盂大小成比例；③缺血性肾萎缩，在血管成像时显示肾动脉狭窄。

三、黄色肉芽肿性肾盂肾炎

黄色肉芽肿性肾盂肾炎是一种罕见的、严重的肾慢性非特异性炎症，可造成弥漫性肾实质破坏。其病因尚不清楚，主要病理改变为肾盂肾炎伴以类脂巨噬细胞（泡沫细胞）为主的黄色肉芽肿。发病年龄多为30～50岁，婴幼儿及老年人较少见，女性多于男性，多发生于单侧肾，罕见双肾发病。

【临床表现】

常见临床症状有肾区疼痛、反复发作的尿路感染、发热、乏力、厌食、消瘦、便秘，常合并结石、尿路梗阻、高血压，查体可触及腰部肿块，肾区压痛。

【CT 表现】

弥漫型：肾影弥漫增大；集合系统结石；肾实质内多发囊实性占位，多以肾盂、肾盏为中心分布。其中部分可能为结石阻塞所致的肾盂、肾盏积水；部分可能为黄色肉芽肿的脓腔，因为这部分囊腔密度高于水，增强后囊性占位的周边强化；肾窦脂肪减少，为慢性炎症纤维组织增生取代所致；肾周筋膜增厚，肾周、肾旁间隙渗液，严重者可累及后腹壁及腰部肌肉形成脓肿，甚至形成皮肤瘘；患肾皮质变薄，增强后密度不及对侧，分泌期肾功能减退。

局灶型：平扫表现为肾实质内局限的实性占位，有坏死时可见有囊性成分；增强后实性部分强化，病灶与周围肾实质分界清楚（图 6-4-2）；受累肾或肾段可有分泌功能减退；伴结石者提示本病，可见毗邻病变的结石影；不伴结石者与肾癌难以鉴别，病灶较小也多伴有肾周受累。

【鉴别诊断】

黄色肉芽肿性肾盂肾炎主要与肿瘤鉴别。本病表现为单侧肾影增大弥漫，肾盏、肾盂普遍移位、变形，与肿瘤病变局限不同；肿块 CT 增强后强化不明显，与肿瘤动脉期强化不同，同时肾内多见囊性改变。

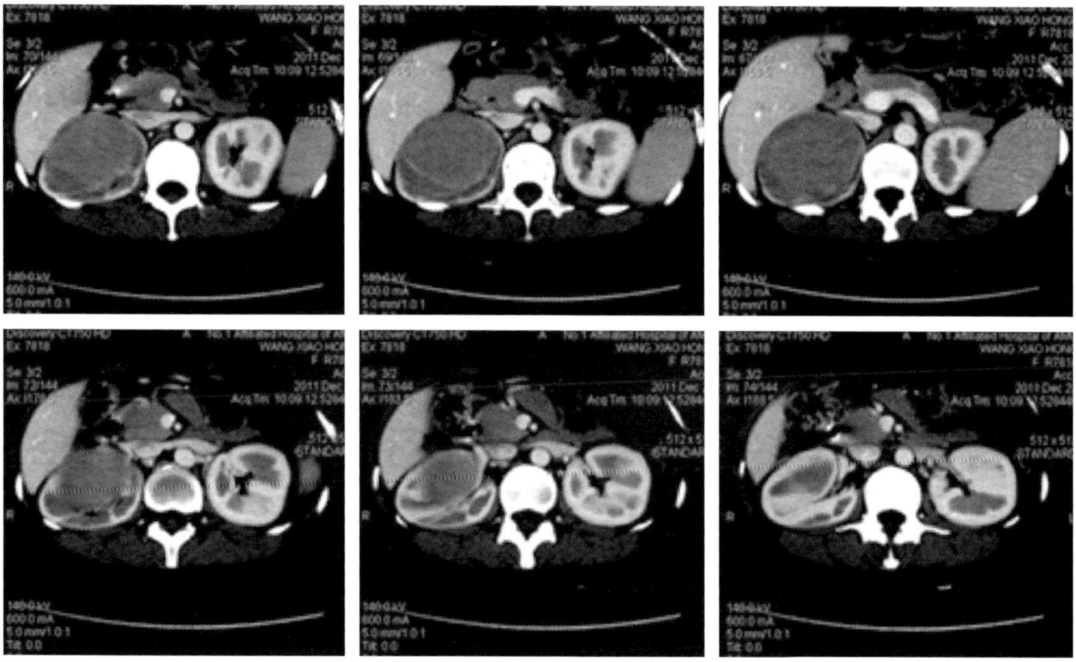

图 6-4-2　黄色肉芽肿性肾盂肾炎

增强检查，右肾囊性病灶周边发生强化，坏死区无强化

第五节　泌尿系统肿瘤

一、肾良性肿瘤

依据 2004 年肾肿瘤 WHO 病理分类，肾良性肿瘤依据其细胞起源不同，主要分为肾细胞来源（嗜铬细胞瘤、乳头状腺瘤）、间叶来源（血管平滑肌瘤、血管瘤、淋巴管瘤、纤维瘤、神经纤维瘤病等）、上皮与间质混合来源（多发囊性肾瘤、混合性上皮及间质肿瘤）、后肾来源（后肾腺瘤、后肾纤维瘤）。

肾血管平滑肌脂肪瘤

【临床表现】

该病好发于 20 ~ 50 岁，女性多见。瘤体较小时一般没有临床症状，较大肿瘤可出现血尿、腹痛及肿块等症状。

【CT 表现】

CT 平扫时，此瘤肾实质内可见混杂密度病灶，其内含有血管、平滑肌及脂肪成分，其中特殊性的是脂肪成分，在 CT 上肿瘤内可见脂肪密度影，CT 值在 -100 ~ -40 Hu（图 6-5-1）。CT 增强时，瘤内血管成分明显强化，平滑肌成分也有强化，而脂肪成分几乎没有强化。

【鉴别诊断】

1. 肾癌　通常肾细胞癌中很少含有脂肪成分，动脉期强化比较明显。
2. 肾脂肪瘤　脂肪瘤往往仅含有脂肪成分。

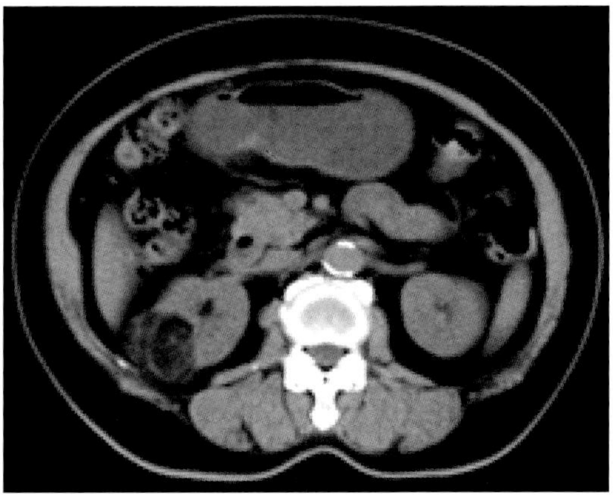

图 6-5-1　肾血管平滑肌脂肪瘤
右肾可见含脂肪混杂密度影

二、肾恶性肿瘤

肾癌是肾最常见的恶性肿瘤，起源于肾小管上皮细胞，以透明细胞癌最常见。好发于 40 ~ 70 岁，男性多于女性。

肾癌

【临床表现】

肾癌早期无临床症状，常体检偶然发现；肾癌晚期出现无痛性肉眼血尿、腰部疼痛或肾绞痛、侧腹部肿块。可发生周围转移、淋巴结转移及肾静脉内瘤栓形成等，造成下肢水肿及腹水等。

【CT 表现】

CT 平扫表现为肾实质内类圆形中等混杂密度肿块，病灶边缘光滑或不整，与周围正常肾实质分界不清，肿块较大时，肾轮廓局限性膨隆。如病灶内出现坏死或囊变时表现为低密度，而出血及钙化为高密度。CT 增强时，肿瘤呈非均匀性异常强化，但强化程度较周围正常肾实质低（图 6-5-2）。乏血管性病灶则表现为不强化或轻度强化。肾静脉或下腔静脉内瘤栓形成时，其内见强化不明显的充盈缺损影。

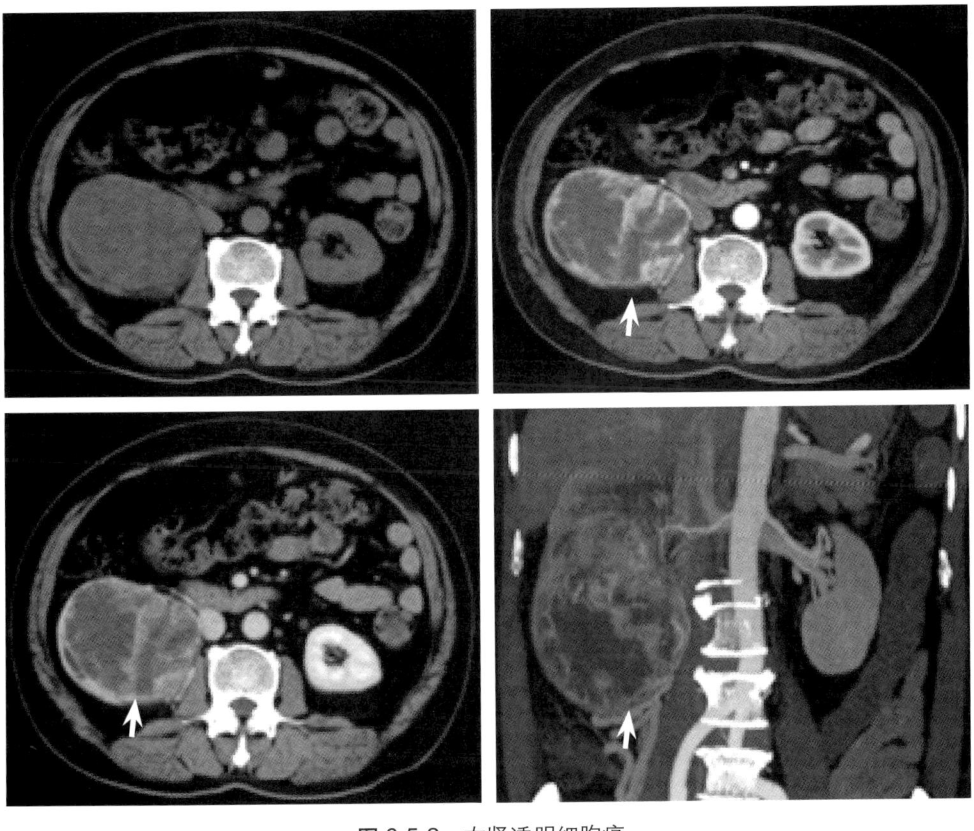

图 6-5-2 右肾透明细胞癌

【鉴别诊断】

1. 肾血管平滑肌脂肪瘤　混杂密度瘤体内含有特征性的脂肪成分。

2. 肾腺瘤　肾腺瘤一般较小，边界光整，直径一般不超过 3 cm，增强后均匀强化。

3. 肾盂癌　肾盂癌发生于肾盂内，肾癌发生于肾实质内。当肾盂癌侵犯肾实质时，影像学鉴别诊断困难，需借助于肾血管造影，了解肿瘤供血来源及血管情况以帮助诊断。

4. 肾淋巴瘤　主要表现为肾皮、髓质分界不清，肾内多发结节，增强后病灶轻度或不强化。如腹膜后淋巴结肿大、融合伴脾内低密度灶，诊断肾淋巴瘤可能性大。

5. 肾囊肿　一般单纯性肾囊肿容易与肾癌相鉴别。但如果肾囊肿内伴有感染、囊壁增厚，囊内可见分隔且囊肿内容物密度增高时，则难以鉴别，需要穿刺活检甚至手术探查才能明确诊断。

三、肾盂及输尿管肿瘤

肾盂癌一般为孤立性，常见于中年女性。大多起源于肾盂、肾盏移行上皮。

肾盂癌

【临床表现】

肾盂癌可表现为间歇性、无痛性、全程肉眼血尿；较大肿瘤或合并有肾积水时，还可触及肿块。

【CT 表现】

CT 平扫表现为肾窦区结节样软组织密度肿块，密度高于尿液、低于肾实质。肿块周围肾窦脂肪受压，可侵入肾实质，与其分界不清；肾盂、肾盏受压梗阻时，可出现肾积水；CT 增强时，病灶轻度强化；延迟期见肾盂、肾盏内充盈缺损影（图 6-5-3）。

【鉴别诊断】

1. 肾盂旁囊肿　囊肿常为水样密度，低于肾盂癌。

2. 肾盂内血块及阴性结石　增强后血块及阴性结石不强化，短期复查有明显变化；肾盂癌位置固定不变。

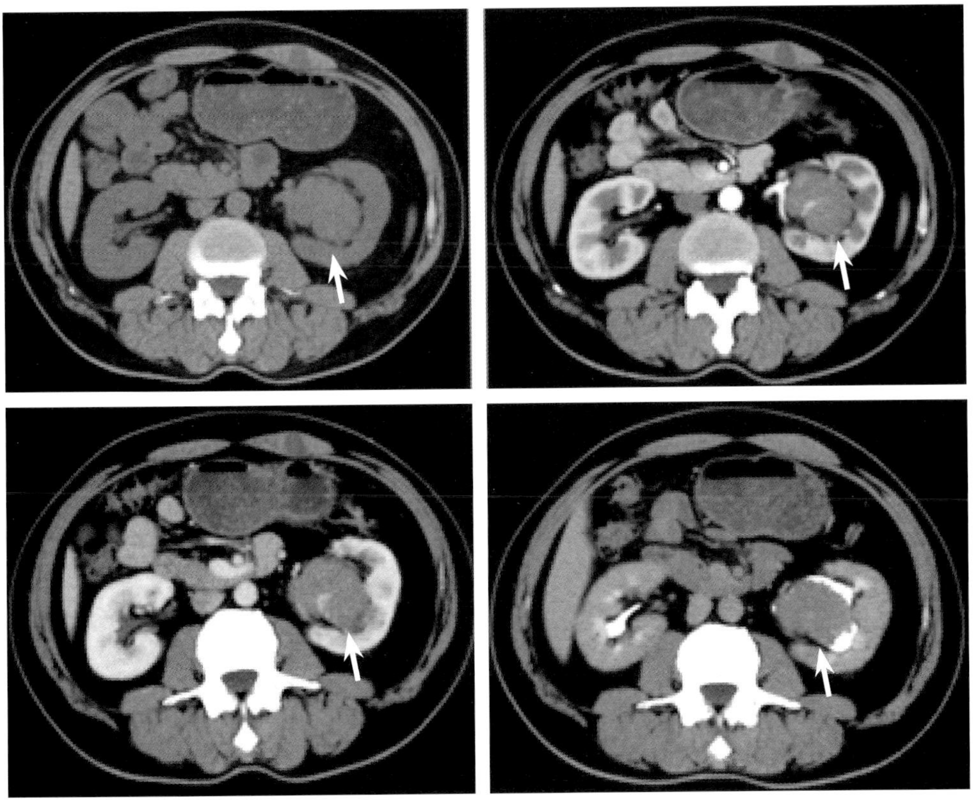

图 6-5-3　左肾低级别乳头状上皮癌
左侧肾盂内软组织密度影，弱强化，可见充盈缺损

四、膀胱肿瘤

膀胱肿瘤多发生于 40 岁以上男性，组织学分为上皮性和非上皮性肿瘤，前者约占 95%，多为恶性；后者可见于平滑肌瘤、淋巴瘤、嗜铬细胞瘤等。

膀胱癌

膀胱癌高发年龄为 50～70 岁，男女发病比例为 4∶1。多为移行细胞癌，少数为鳞癌或腺癌，好发于膀胱三角区及两侧侧壁，表面凹凸不平，可有溃疡；晚期肿块较大时，其内可见坏死，可侵犯膀胱壁全层和浆膜层，并侵犯周围组织，或通过淋巴结转移或远处转移。

【临床表现】

临床上可出现间歇性或持续性全程无痛性肉眼血尿及尿频、尿急、尿痛等膀胱刺激症状；肿块阻塞膀胱出口时，可出现排尿困难或尿潴留。

【CT 表现】

CT 平扫表现为腔内突出的软组织密度肿块，呈结节、分叶不规则或菜花状，与膀胱壁相连的基底部较宽。部分仅见膀胱壁局限性不规则增厚，表面常凹凸不平。CT 增强时，肿块多明显强化（图 6-5-4），偶可见其内坏死无强化低密度区；延迟强化可见膀胱内低密度充盈缺损影。壁外侵犯时，壁外缘不清，周围脂肪间隙模糊；邻近器官如前列腺或子宫、直肠周围出现肿块包绕。盆腔的淋巴结大于 15 mm 时，提示有淋巴结转移。

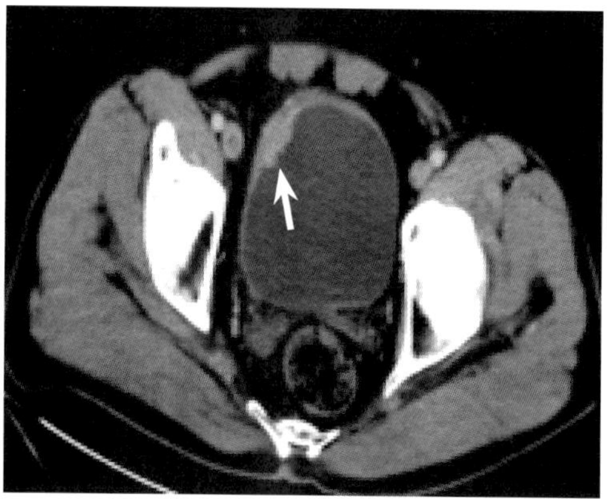

图 6-5-4　膀胱右前壁高级别浸润性尿路上皮癌
膀胱右前壁宽基底增厚

【鉴别诊断】

需与膀胱内阴性结石、血块鉴别。增强后血块及阴性结石不强化，变换体位可移动。

参考文献

1. Zisman A, Patard JJ, Raz O, et a1. Sex, age, and surgeon decision on nephronsparing surgery are independent predictors of renal masses with benign histologic findings: a multieenter survey. Urology, 2010, 76: 541- 546.
2. 许茂盛. 医学影像学. 北京: 清华大学出版社, 2012.
3. 白人驹. 医学影像诊断学. 3版. 北京: 人民卫生出版社, 2010.
4. 吴秀清, 蒋廷宠. 急性肾盂肾炎的CT表现及临床意义. 影像与介入, 2013, 8:20-23.
5. 苑任, 韩萍, 史河水, 等. 黄色肉芽肿性肾盂肾炎的CT诊断和鉴别诊断. 临床放射学杂志, 2001, 20-29.
6. 吴恩惠. 医学影像诊断学. 北京: 人民卫生出版社, 2001.

第七章　骨关节系统疾病的 CT 诊断

第一节　骨折与脱位

骨的部分性或完整性中断称为骨折。根据骨折的程度和形态，骨折可分为不完全性骨折和完全性骨折。

【临床表现】

1. 骨折部位多出现疼痛、压痛、局部肿胀与瘀斑、功能障碍。
2. 骨折特有体征包括畸形、反常活动和骨摩擦音。
3. 全身表现如大出血可引起休克，内出血的血肿吸收时，体温轻微升高等。

【影像学检查方法的选择】

一般外伤性骨折凭 X 线平片即可诊断。CT 在骨关节系统中的应用弥补了 X 线摄影的影像重叠及软组织结构分辨不清的缺点，提高了病变的检出率和诊断的准确性，尤其是螺旋 CT 扫描及其图像后处理技术，如多平面重建、最大强度投影、表面遮盖显示和容积显示等技术，对于显示解剖复杂、结构重叠较多的部位，了解三维空间关系有重要意义，可用于显示骨松质、骨皮质、骨髓腔及部分周围软组织结构。

一、肩带骨骨折与脱位

（一）锁骨骨折

锁骨骨折为一常见的创伤，常见于新生儿出生、青少年直接暴力或跌落、成年人的交通事故等。依其受累的解剖节段，锁骨骨折可分为三型。最常见的损伤部位是锁骨的内 1/3，约占所有锁骨骨折的 80%。锁骨远（外）1/3（15%）与近（内）1/3（5%）的骨折少见。如果伴有移位，近侧骨折段常抬高，远侧段向内、足侧移位（图 7-1-1）。

（二）肩胛骨骨折

肩胛骨骨折基本都是直接外伤所致，常见于交通事故或从高处的跌落伤。并发症有腋动脉损伤或臂丛神经损伤（图 7-1-2）。

（三）肩锁关节分离

肩锁关节创伤常见于 15～40 岁的患者，在体育活动时发生，常造成肩锁分离（图 7-1-3）。不同外力均可引起肩锁关节的损伤。最常见的是肩外侧遭受向下的打击，将肩峰向下（足侧）推动；其他外力包括臂牵伸，将肩拉离胸壁；跌倒时伸出的手着地或肘部屈曲同时上臂前屈 90° 时着地等。

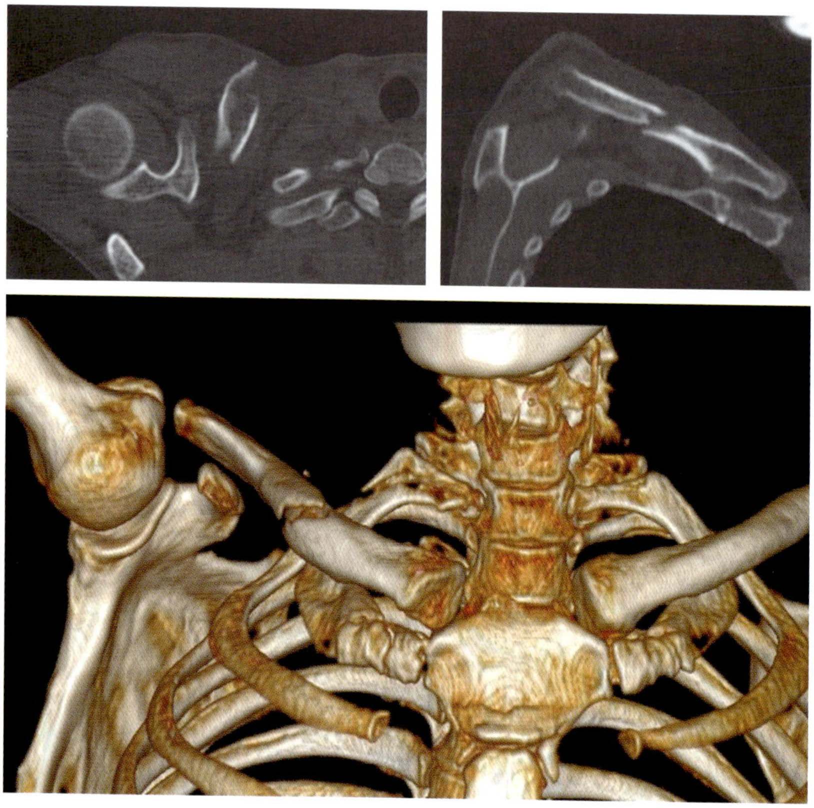

图 7-1-1　右侧锁骨骨折，断端轻度分离

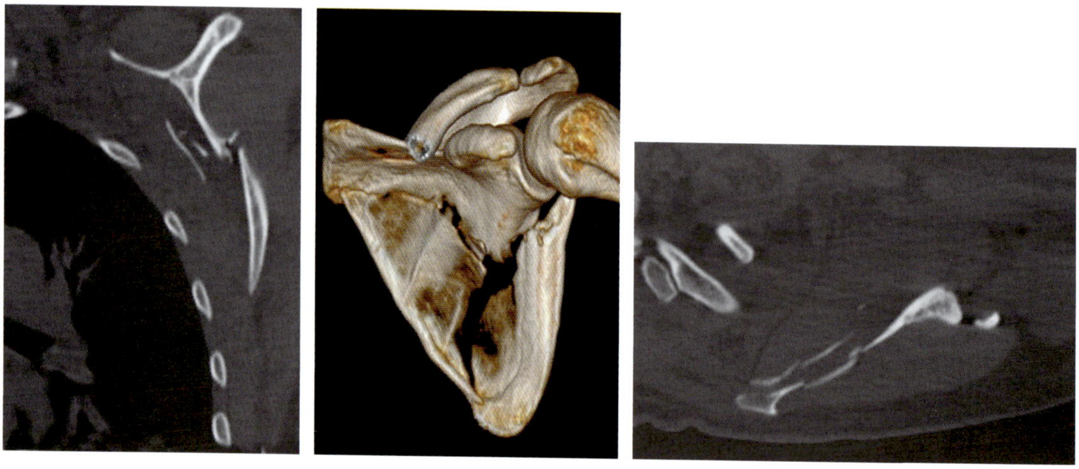

图 7-1-2　左侧肩胛骨粉碎性骨折

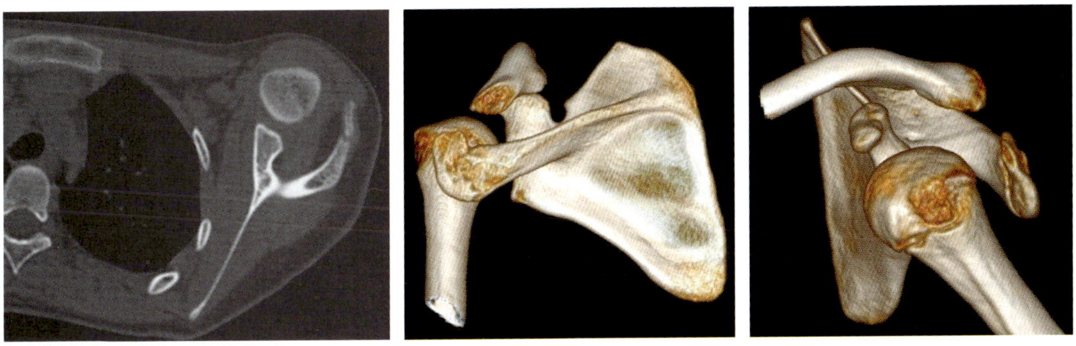

图 7-1-3　左侧肩锁关节分离

（四）肱骨近侧骨折

肱骨近侧骨折可发生于 1 个或所有 4 个主要节段上：关节段（在解剖颈水平）、大结节、小结节、肱骨干（在外科颈水平）（图 7-1-4）。

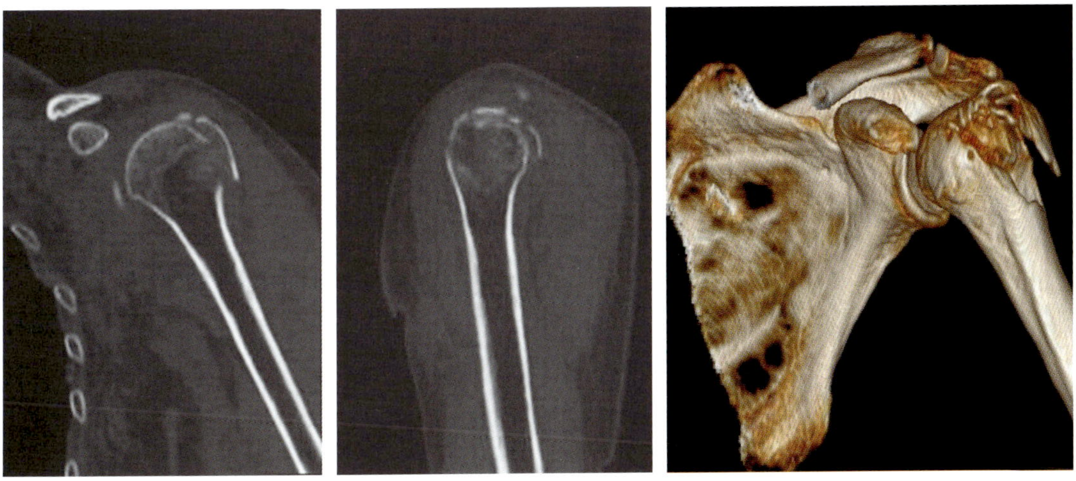

图 7-1-4　左侧肱骨头骨折

二、上肢骨骨折与脱位

（一）肘关节骨折

桡骨头骨折由 Mason 分为三型：Ⅰ型，无移位性骨折；Ⅱ型，边缘性骨折伴移位（包括压缩性骨折、凹陷性骨折与成角骨折）；Ⅲ型，累及全桡骨头的粉碎性骨折。后来由 DeLee、Green 和 Wilkins 提议加上了第Ⅳ型，即伴肘脱位的桡骨头骨折（图 7-1-5）。

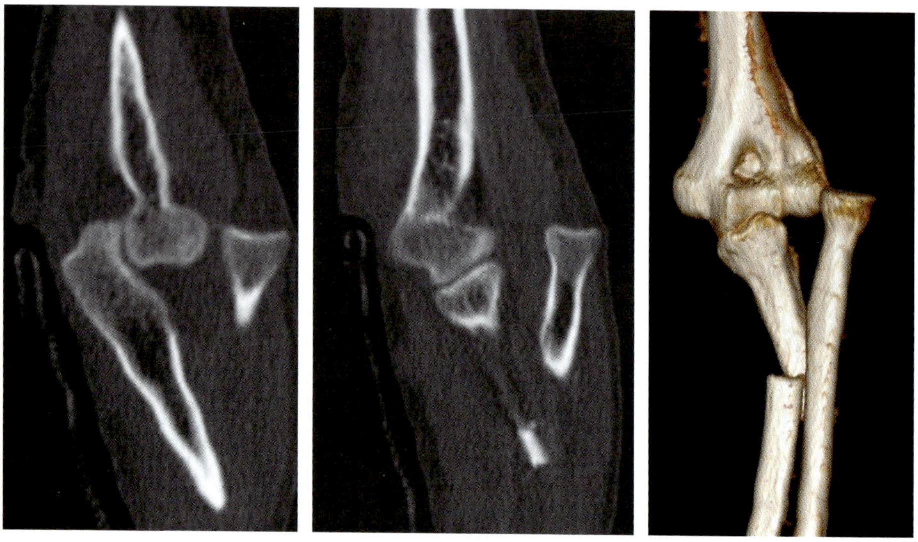

图 7-1-5　尺骨近段骨折合并桡骨小头脱位

（二）腕骨骨折

舟骨（或腕舟骨）骨折为上肢第二最常见的创伤，其发生率仅次于桡骨远端骨折，占所有骨折的 2%（图 7-1-6）。在所有腕的骨折与脱位中，舟骨骨折最为常见，占腕骨骨折的 50%～60%。舟骨骨折常发生于年轻人（15～30 岁）跌倒时伸出的手掌侧着地。腕的骨折，如果没有移位或腕的不稳定，90% 可表现为好的愈合型。累及近端的骨折不愈合与骨坏死的发生率高。

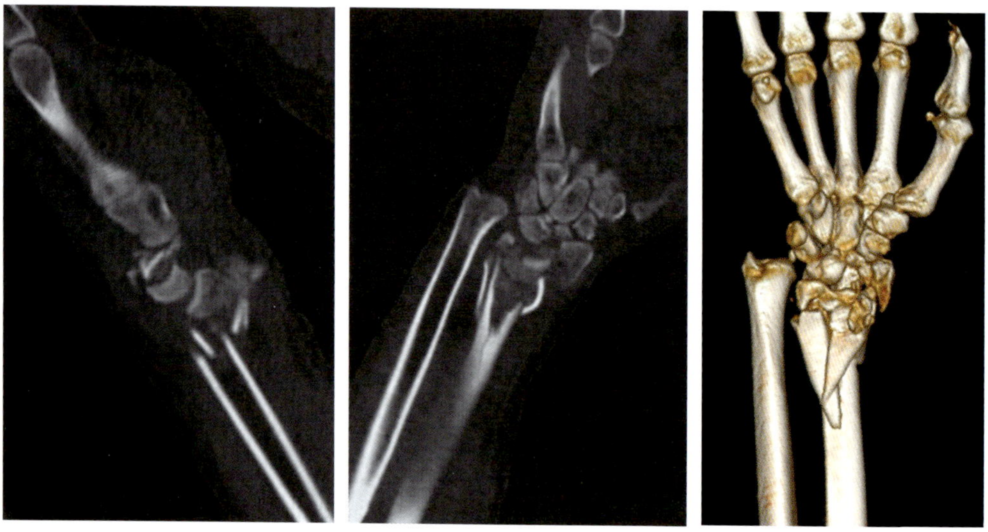

图 7-1-6　桡骨远端粉碎性骨折合并尺桡骨关节脱位，并伴有多个腕骨骨折

三、下肢骨骨折与脱位

（一）髋臼骨折

在常规 X 线片上评价髋臼可能有困难，因为存在结构的重叠，髋臼显示不清。CT 可显示移位骨折的确切位置（有时骨片可陷入髋关节内），可充分评价同时发生的软组织创伤，在髋臼与骨盆骨折的评价中起着不可替代的作用。Letoumel 改良后的分类包括以下髋臼骨折类型：①髂耻柱（前柱）骨折（少见骨折类型）；②髂坐柱（后柱）骨折（常见骨折类型）；③经髋臼的横行骨折并累及骨盆前后双柱（常见骨折类型）；④复杂骨折，包括 T 形与星状骨折、髋臼分裂为 3 个及 3 个以上骨片（最常见的骨折类型）（图 7-1-7）。

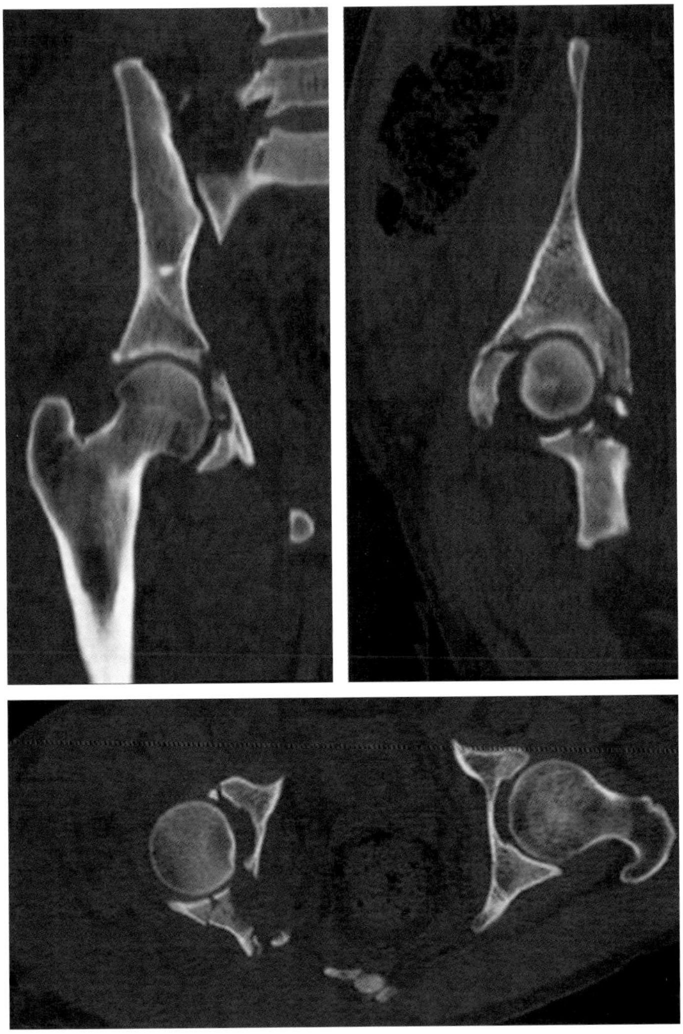

图 7-1-7　右髋臼粉碎性骨折

（二）近端股骨骨折

传统上，近端股骨骨折（所谓髋骨折）分为两组：①关节囊内骨折累及股骨头与股骨颈，骨折可为股骨头骨折、股骨头下骨折、股骨颈横行骨折或股骨颈基底部骨折（图7-1-8）；②关节囊外骨折累及转子，骨折可分为转子间骨折或转子下骨折。此种区分的意义在于股骨的关节囊内骨折后并发症的发生率更高。最常见的并发症为骨坏死（缺血性或无血管性坏死），见于15%～35%的关节内骨折患者。股骨颈骨折骨坏死的发生率如此之高的原因与近端股骨血液供应的特点有关。

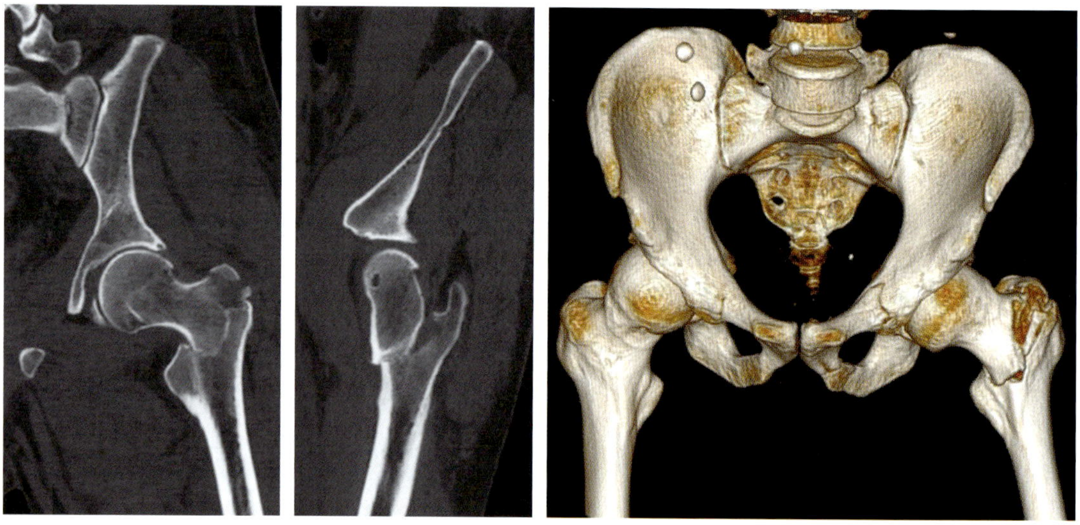

图7-1-8　左侧股骨颈骨折

（三）髋关节脱位

股骨头外伤性脱位为一种不常见的创伤，多由高能量的暴力引起，常伴有其他严重损伤。引起创伤的外力为轴向暴力，如在车祸中膝撞击在仪表板上产生的力。一般来说，髋关节脱位可分为前脱位和后脱位。髋屈曲、外展并内旋时造成后脱位（图7-1-9），髋外展并外旋则产生前脱位。股骨头后脱位较前脱位多见，后者仅占所有髋脱位的5%～18%。

（四）股骨远端骨折

股骨远端骨折最常见于车祸。按骨折的部位与骨折线的延伸范围，骨折可分为髁上骨折、股骨髁骨折与髁间骨折。在评价胫骨平台骨折上，CT的作用明确。CT可理想地观察显示平台的压陷、缺损与劈裂的骨片。当骨折累及平台的前缘与后缘时，其对压陷与劈裂性骨折的评价以及显示粉碎性骨折的范围较常规体层检查更准确（图7-1-10）。

（五）髌骨骨折与脱位

髌骨骨折可由于作用于膝前面的直接暴力或来自股四头肌腱的间接性张力造成（图

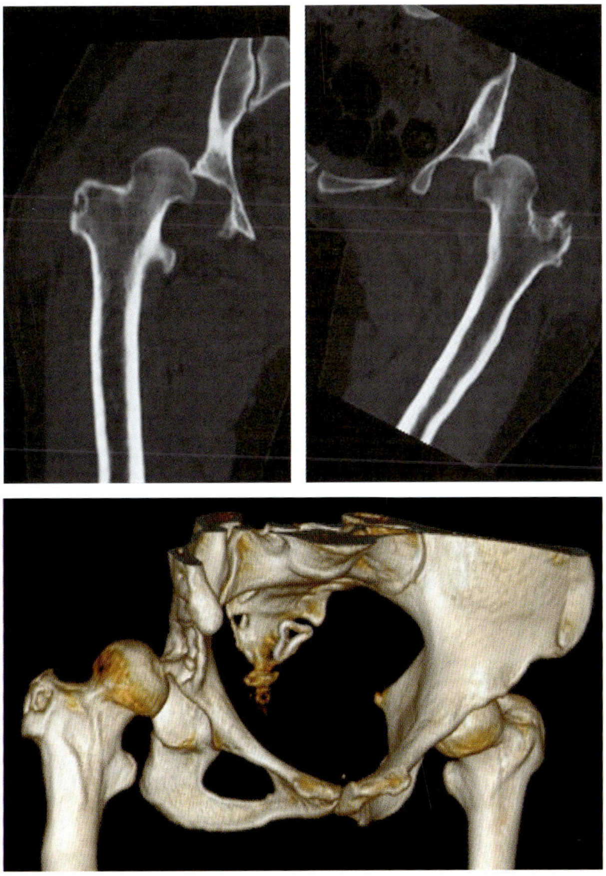

图 7-1-9　右髋关节后上脱位

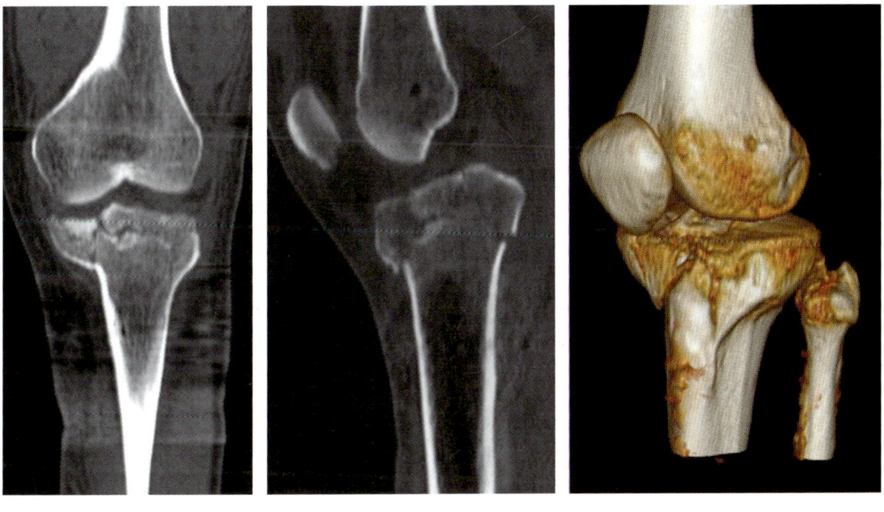

图 7-1-10　胫骨平台骨折

7-1-11），占所有骨骼创伤的约 1%。通常，髌骨骨折可分为纵行（垂直）、横行或粉碎性骨折。评价这种创伤时，重要的是要认识到所谓双分髌骨或多分髌骨。此异常为一种附属骨化中心发育变异或髌骨上外侧缘的骨化中心，不应误认为骨折。避免将双分或多分髌骨误诊为髌骨骨折，重要的是要记住，附属骨化中心恒定位于髌骨的上外 1/4，而且如果将外观上的各骨片放在一起不会组成一个正常的髌骨。而如果将髌骨骨折骨片重新摆放，则可形成一正常的髌骨。

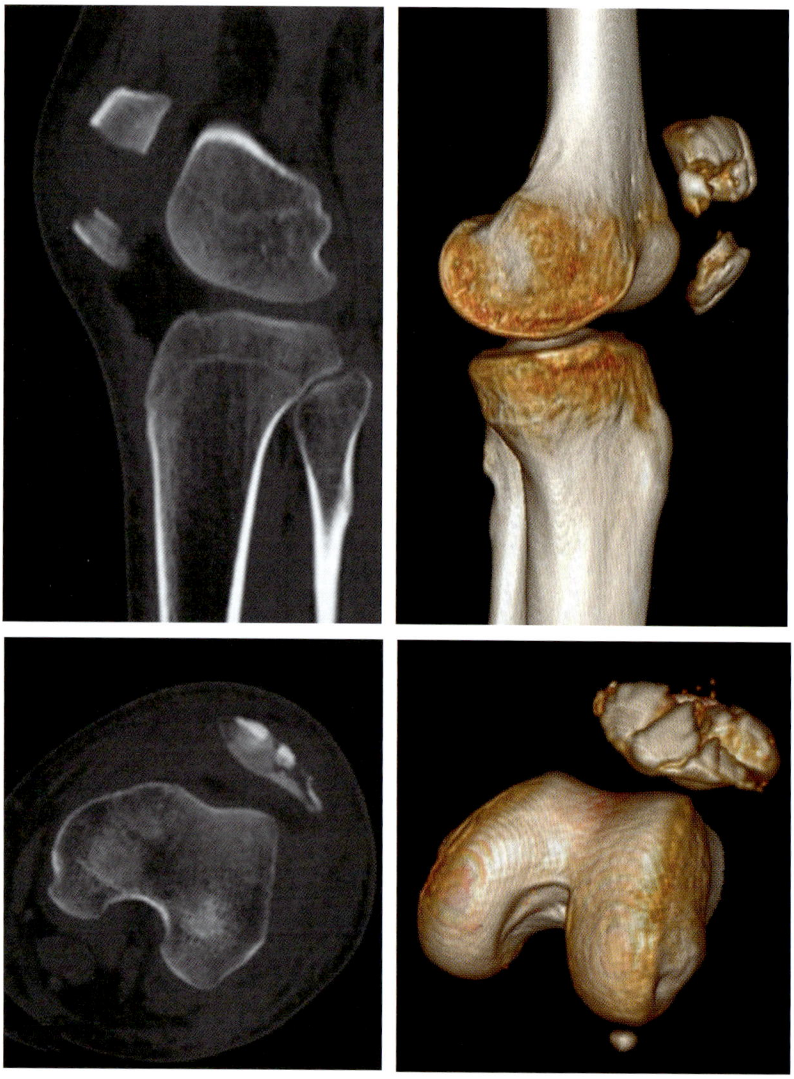

图 7-1-11 髌骨骨折

（六）跟骨骨折

跟骨骨折常因从高处跌落引起，双侧骨折约占 10%（图 7-1-12）。跟骨骨折占所有跗骨创伤的 60%。评价此类创伤关键是确定骨折线是否累及距下关节。如果累及距下关节，要评价后关节面的压缩程度。跟骨骨折分为五型：Ⅰ型，跟骨结节、载距突或前突骨折（21%）；Ⅱ型，鸟喙状骨折与跟腱附着处的撕脱骨折（3.8%）；Ⅲ型，斜行骨折不延入距下关节（19.5%）；Ⅳ型，累及距下关节的骨折（24.7%）；Ⅴ型，中心压缩性骨折与不同程度的粉碎性骨折（31%）。

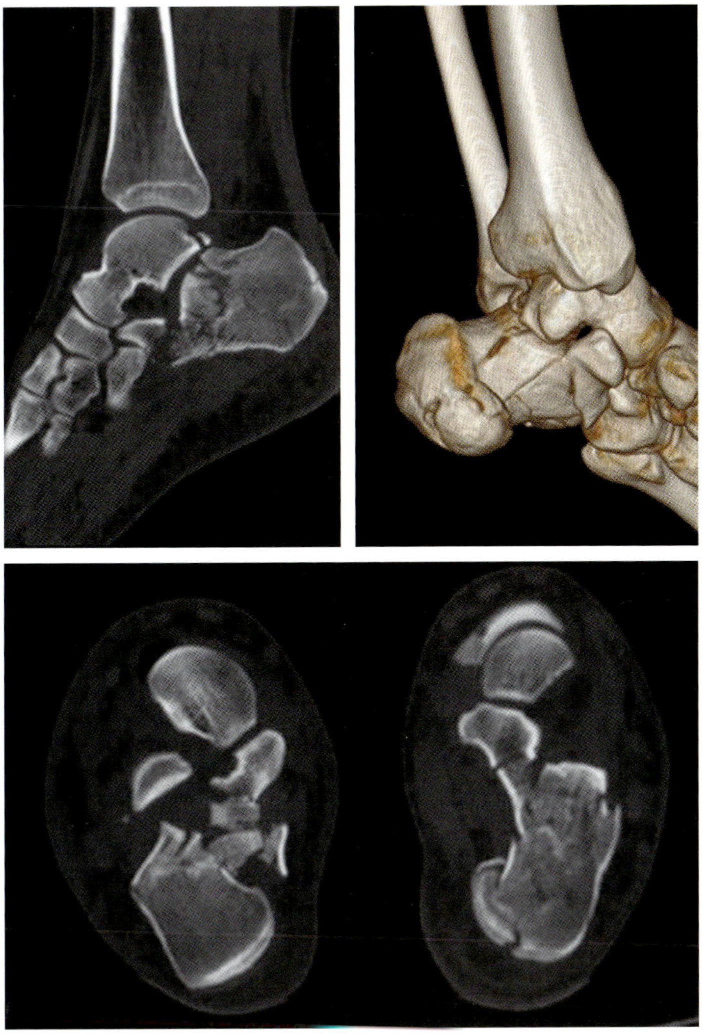

图 7-1-12　跟骨粉碎性骨折合并距骨撕脱骨折

四、脊柱骨折

（一）压缩性骨折

压缩性骨折常由于前屈或侧屈引起。椎体侧边皮质接近受累终板处膨出，同时椎体高度降低。在侧屈创伤时，压缩暴力可造成椎体的楔形畸形（图 7-1-13）。

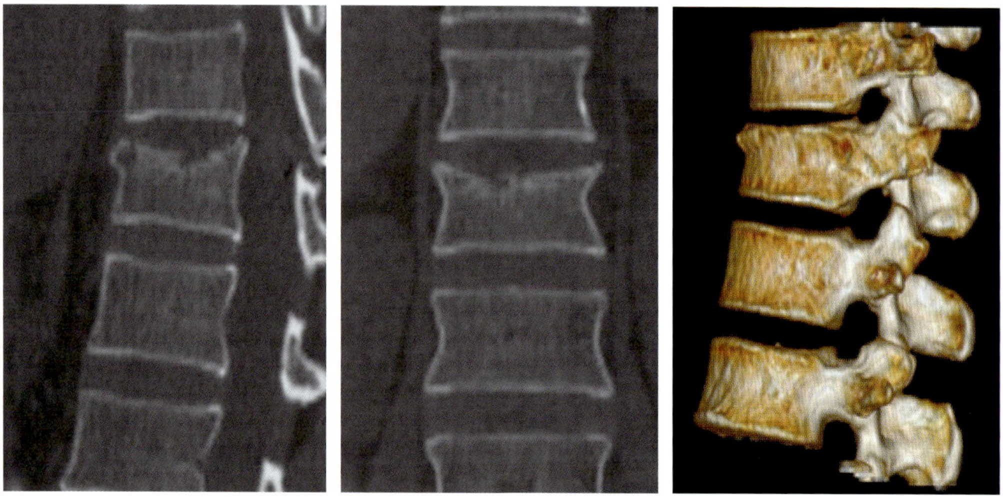

图 7-1-13 第 12 胸椎压缩性骨折

（二）爆裂性骨折

爆裂性骨折是由于轴向压缩暴力，或轴向压缩暴力与旋转力，或前屈、侧屈暴力的结合力，引起的前柱与中柱破坏（图 7-1-14）。椎板垂直骨折同时椎弓根间距增宽与后关节面关节间隙增大。椎体后部骨折造成该部分骨的高度降低。常有粉碎性骨折，骨折片后移入椎管导致硬膜囊受压。

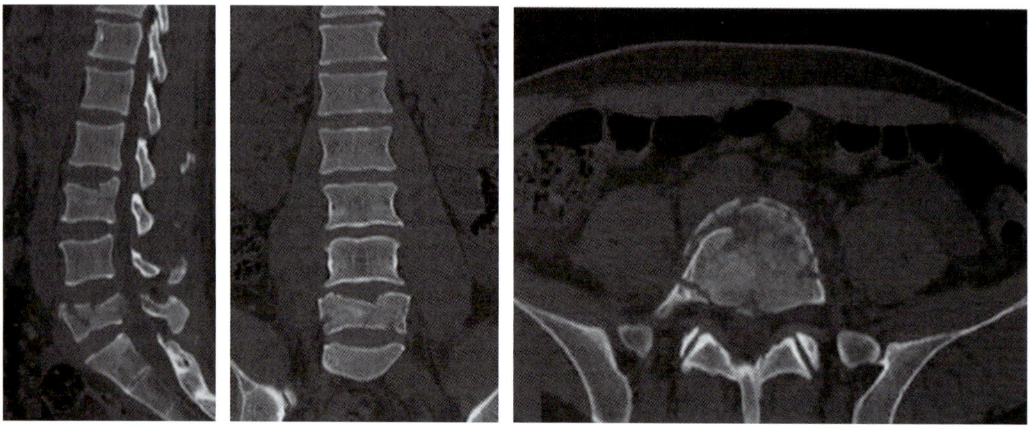

图 7-1-14 第 5 腰椎爆裂性骨折，第 3 腰椎压缩性骨折

第二节　骨关节感染

一、急性化脓性骨髓炎

化脓性骨髓炎可侵犯任何骨，但多见于长骨，发病率从高至低依次为胫骨、股骨、肱骨、桡骨。常由于金黄色葡萄球菌进入骨髓所致。细菌可经：①血行感染；②邻近软组织感染直接蔓延；③开放性骨折或火器伤进入。其中以血行感染最多，好发于儿童和少年，男性较多。

【临床表现】

临床上发病急，可有高热、寒战等全身中毒症状，局部皮肤可有红、肿、热、痛。

【CT 表现】

骨髓炎发病 7～10 天内，骨质改变不明显，可出现局限性骨质疏松，主要为软组织肿胀；其后，出现骨质破坏、死骨形成、骨膜新生骨，并伴有骨破坏区周围的骨质增生、周围软组织肿胀或脓肿形成（图 7-2-1）。

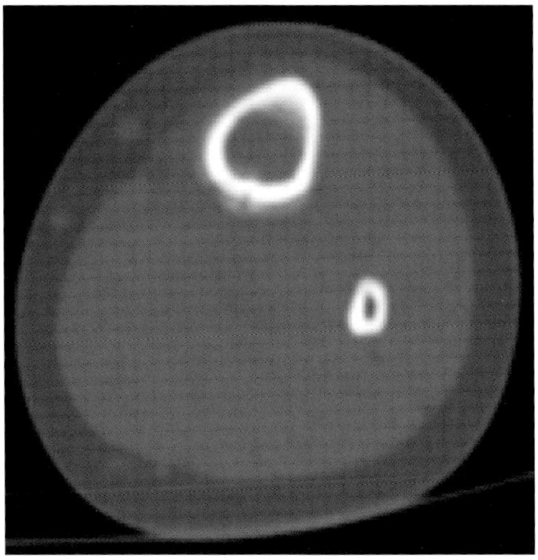

图 7-2-1　急性化脓性骨髓炎

左胫骨中段后方骨皮质局限性破坏，周围骨膜反应明显

【鉴别诊断】

急性化脓性骨髓炎主要表现为骨质破坏、死骨形成、骨膜新生骨和骨质增生。虽然以骨破坏为主，但围绕骨质破坏区的骨质增生和骨膜新生骨等修复反应几乎同时开始。另外，修复反应随病程延长而逐渐明显。以上几点是其重要特点。本病应与恶性骨肿瘤如成骨肉瘤、尤文肉瘤鉴别。恶性肿瘤的骨破坏周围不一定有骨质增生（包括瘤骨、反应性成骨和骨膜新生骨），且骨质增生不会随病程的延长而日趋明显。

二、慢性化脓性骨髓炎

慢性化脓性骨髓炎常为急性化脓性骨髓炎治疗不及时或不彻底，转为慢性，也可以开始就是慢性过程。病程长，患区反复流脓、流出死骨和患肢畸形等。

【临床表现】

1. 慢性硬化性骨髓炎　亦称 Garre 骨髓炎，常由低毒感染引起。好发于长骨骨干如胫骨、腓骨、尺骨等处。仅见局部软组织肿胀、疼痛，夜间加重。症状反复发作为其特征。

2. 慢性骨脓肿（Brodie 脓肿）　为相对静止的局限性感染病灶。多见于儿童和青年，临床症状轻微，疼痛多为阵发性，可夜间加重。

【CT 表现】

CT 表现为广泛的骨质增生硬化和骨膜增生，骨干粗大变形；骨皮质明显增厚、髓腔变窄甚至闭塞、骨质密度增高，病变区内死骨、死腔形成。CT 还易于发现 X 线片不能显示的死骨（图 7-2-2）。

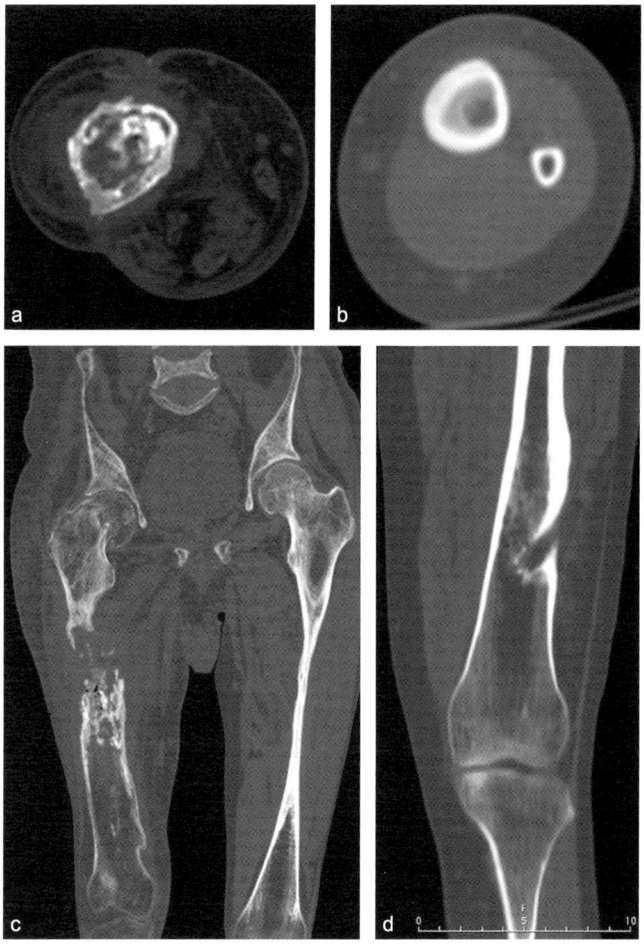

图 7-2-2　慢性化脓性骨髓炎

a. 右侧股骨中段骨质破坏，周围见增生硬化及死骨，右股骨增粗，右股骨周围软组织肿胀，并可见窦道形成；b. 左胫骨骨皮质增厚，髓腔变窄；c. 右股骨 CT 冠状位重建示右侧股骨中段骨质破坏，周围见增生硬化、含气影及死骨，右股骨增粗，部分髓腔变窄；d. 左股骨中下段外侧骨皮质增厚，并可见窦道形成

1. 慢性硬化性骨髓炎主要表现为骨质硬化，皮质增厚，髓腔变窄甚至闭塞。骨膜新生骨少，一般无死骨形成。

2. 慢性骨脓肿表现为局限性骨破坏，位于干骺端中央或略偏一侧，常发生在胫腓骨上端、股骨下端、肱骨下端的干骺区，病变破坏区周围常有骨质增生硬化。骨膜新生骨及死骨均少见。

【鉴别诊断】

由急性化脓性骨髓炎转化而来的慢性化脓性骨髓炎，因有明确病史及遗留的急性化脓性骨髓炎的影像学特点而容易诊断。

骨皮质或骨膜感染引起的局限性不典型骨髓炎应与骨样骨瘤、硬化型骨肉瘤鉴别。骨样骨瘤瘤巢骨质破坏呈透亮低密度影，其内可有钙化或骨化影，周边围绕高密度的硬化环。硬化型骨肉瘤常有 Codman 三角存在，周围软组织肿块是其重要鉴别点。

三、化脓性关节炎

【临床表现】

该病常由金黄色葡萄球菌经血液至滑膜而发病，也可因骨髓炎继发侵犯关节而致。多见于儿童，主要表现为关节的红、肿、热、痛等明显的急性炎症表现，关节活动受限。

【CT 表现】

病变早期表现为关节腔积液致关节间隙增宽，伴周围软组织肿胀；之后可见关节承重面骨质破坏，关节间隙变窄；晚期多出现骨性强直（图 7-2-3）。

【鉴别诊断】

本病主要依靠临床表现、影像学表现进行诊断。关节内抽液镜检及细菌培养可以确定诊断。其应与关节结核鉴别，后者病程长，无急性症状及体征，关节边缘性侵蚀破坏和骨质疏松为其特点，晚期可出现关节的纤维强直，很少出现骨性强直。

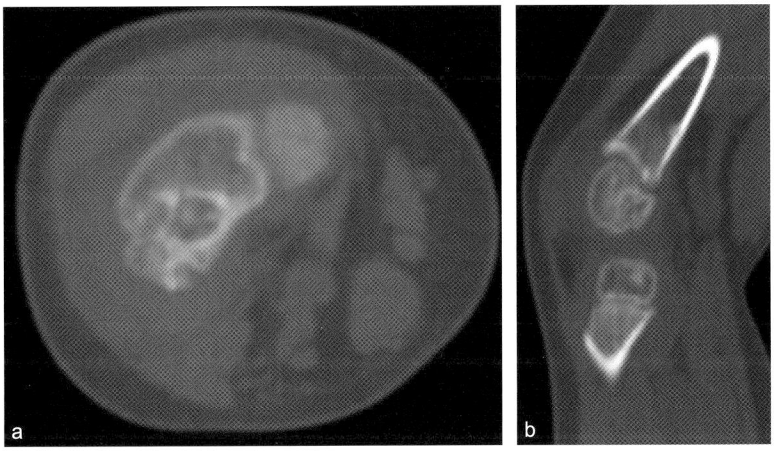

图 7-2-3　化脓性关节炎

a. 右膝股骨远端骨骺见片状骨质破坏，其内见小死骨，周围轻度增生硬化；b. 右膝关节 CT 矢状位重建示右膝股骨远端骨骺关节承重面见片状骨质破坏，髌上囊肿胀积液

四、化脓性脊柱炎

【临床表现】

该病多发生于成年人。腰椎多见，且多发于椎体。常发病急，可有恶寒、高热，因背或腰部剧痛常被迫卧床，并有局限性棘突叩击痛。

【CT 表现】

病变从椎体终板下骨松质，逐渐向椎体中心发展的同时，可破坏椎间盘，致间盘逐渐变窄，相邻椎体的边缘也出现破坏。其特点是破坏的同时病变周围修复，表现为椎体骨质硬化，并可在椎旁或前缘形成特征性的粗大骨桥。可有椎旁软组织脓肿形成，但常比结核形成的寒性脓肿小（图 7-2-4）。

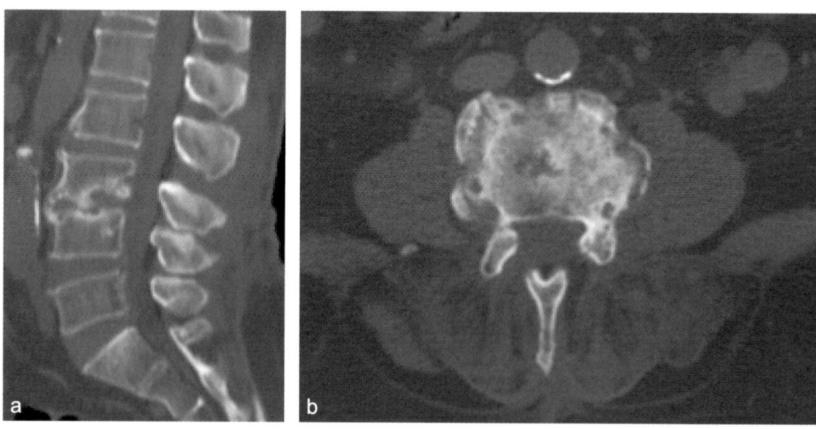

图 7-2-4　化脓性脊柱炎

第 3 腰椎椎体下缘及第 4 腰椎椎体上缘骨质吸收破坏，密度不均。第 3～4 腰椎椎间隙变窄

【鉴别诊断】

脊柱骨髓炎临床发病急，全身症状明显，多表现为明显的骨质硬化，椎体及椎间盘破坏进展较快，常有骨赘或骨桥形成，一般容易诊断，但需与布鲁菌性脊柱炎、伤寒性脊椎炎等鉴别。布鲁菌性脊柱炎 CT 表现与本病相似，需依靠职业史、接触史及细菌学检查予以鉴别。伤寒性脊柱炎常有典型病史，血液学和局部穿刺脓液培养对确定诊断很重要。椎间盘炎常需与边缘型结核鉴别：二者早期都可表现为椎间系变窄，但前者的椎体骨性终板破坏灶周围的硬化、骨桥形成及常无较大的软组织脓肿可与结核鉴别。

五、脊柱结核

脊柱结核在骨关节结核中最为多见，好发于儿童和青年，发病部位以腰椎最多，胸腰段次之，颈椎较少见。儿童以胸椎最多，成人好发于腰椎。

【临床表现】

临床上发病隐匿，病程缓慢，症状较轻。全身症状可有低热、食欲差和乏力。

【CT 表现】

1. 骨质破坏　依据骨质最先破坏的部位，可分为：①中心型（椎体型），多见于胸椎，表现为椎体内圆形或不规则形骨质破坏，边界不清，可有小死骨。椎体常常塌陷变扁或呈楔形，甚至整个椎体全被破坏消失。②边缘型（椎间型），多见于腰椎，椎体的前缘、上或下缘局部骨质首先破坏，再向椎体和椎间盘侵蚀蔓延，椎间系变窄（图 7-2-5）。③韧带下型（椎旁型），主要见于胸椎，病变在前纵韧带下扩展，椎体前缘骨质破坏，椎间盘完整。④附件型，较少见，以椎体附件骨质破坏为主，累及关节突时常跨越关节。

2. 椎间隙变窄或消失　因椎间盘及软骨终板被破坏，后期相邻椎体可互相融合在一起，为诊断脊柱结核的重要依据。

3. 后凸畸形　为脊柱结核较特征的表现之一，可伴有侧弯。

4. 冷性脓肿　病椎周围软组织中的干酪性脓肿表现为椎体周围的软组织肿胀，可压迫周围组织，甚至突入椎管压迫脊髓。时间较久的可有不规则钙化。

5. 死骨　较少见。

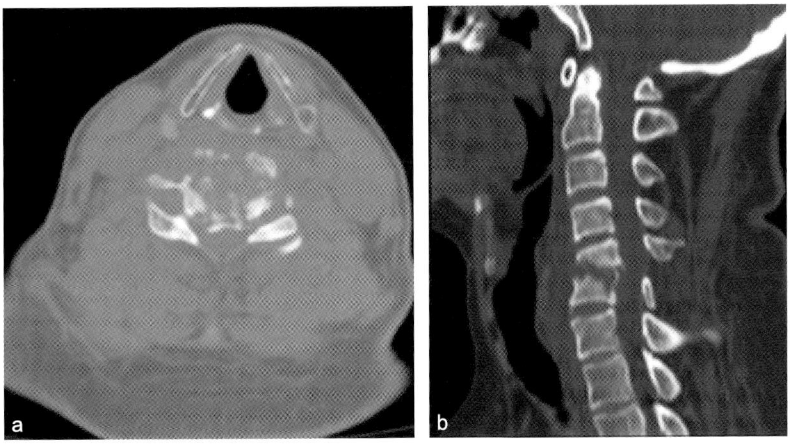

图 7-2-5　脊柱结核

a. 颈椎椎体骨质破坏，并可见细小死骨，未见明显硬化，周围软组织肿胀明显；b. 颈椎 CT 矢状位重建示第 5 颈椎椎体下缘及第 6 颈椎椎体上缘骨质破坏，第 5 ~ 6 颈椎椎间隙变窄，颈椎稍后突，周围软组织肿胀

【鉴别诊断】

脊柱结核临床症状不明显，病程长。两个以上椎体的溶骨性破坏、椎间隙变窄或消失、脊柱后凸畸形、椎旁脓肿形成和软组织钙化影是脊柱结核的特点。

脊柱结核应与下列疾病鉴别：①化脓性脊柱炎：多单椎或双椎发病，破坏进展快，骨质增生硬化明显，骨赘或骨桥形成。②脊柱转移瘤：椎弓根破坏是转移瘤的常见征象，而脊柱结核极少单独累及椎体后部及椎弓根，多为椎体广泛破坏后累及。转移瘤很少累及椎间盘和沿前纵韧带向下蔓延。③椎体压缩骨折：患者有明显外伤史，多累及一个椎体，一般是椎体上缘的前中部压缩，无侵蚀性骨破坏及椎间隙狭窄。可以见到骨折处椎旁软组织影，但局限、弧度小、密度淡。

六、关节结核

关节结核多见于少年和儿童，大多累及一个持重的大关节，以髋关节和膝关节为常见，其次为肘、腕和踝关节。依据发病部位分为骨型和滑膜型关节结核。

【临床表现】

多数患者发病缓慢，症状轻微。摔伤或扭伤常为发病诱因。在活动期可有全身症状，如盗汗、低烧、食欲减退、逐渐消瘦；关节肿痛，疼痛多为酸痛或胀痛，活动受限。

【CT 表现】

1. 骨型关节结核　以髋、肘常见。表现在骨骺与干骺结核的基础上，又出现关节周围软组织肿胀、关节骨质破坏及关节间隙不对称狭窄等（图 7-2-6）。

2. 滑膜型关节结核　多发病于膝、踝关节，髋、肘、腕关节亦常见。病变早期，关节囊增厚，关节积液和周围软组织肿胀，关节间隙正常或增宽，邻关节骨质疏松。病变发展，首先在关节非承重面出现虫蚀状骨质破坏，边缘模糊，且关节上、下边缘多对称受累。关节软骨破坏较晚，因此关节间隙变窄较晚。骨端骨质疏松明显，周围肌肉萎缩。关节周围软组织常形成冷性脓肿，若穿破皮肤则形成瘘管，可继发化脓性感染。晚期，关节面及破坏边缘变清楚并可见硬化。严重病例，可出现关节强直，多为纤维强直。

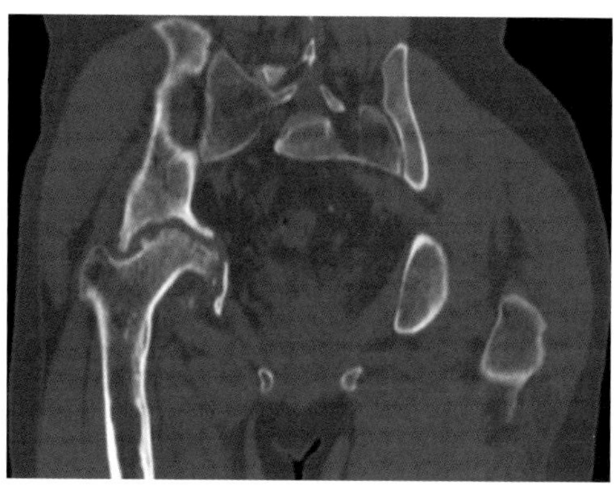

图 7-2-6　关节结核

右髋关节间隙变窄，股骨头骨质疏松破坏，并可见沙粒样钙化，关节囊肿胀

【鉴别诊断】

应与下面疾病鉴别：

1. 化脓性关节炎　起病急，症状重，病程进展快，关节软骨较早破坏而出现间隙变窄，常为均匀性狭窄。骨破坏发生在承重面，骨破坏同时多伴有增生硬化，骨质疏松不明显，最后多形成骨性强直。

2. 类风湿关节炎　骨破坏也从关节边缘开始，骨质疏松与关节结核相似，但类风湿常对称累及多个关节，关节间隙变窄出现较早，且均匀性狭窄，然后再累及骨性关节面。

七、骨结核

【临床表现】

1. 长骨结核　好发于骨骺和干骺端，骨干罕见。发病初期，邻近关节活动受限，酸痛不适，负重、活动后加重。局部肿胀，但热感不明显。

2. 短管骨骨干结核　多见于 5 岁以下儿童。病变常双侧发病，好发于近节指（趾）骨。可有肿胀等轻微症状，或无症状而无意中发现。

【CT 表现】

1. 长骨结核　分为中心型和边缘型，中心型较多见。中心型：病变多位于骨骺、干骺端内，早期可出现弥散的点状骨质吸收区，逐渐扩大并相互融合，形成圆形、椭圆形或不规则形破坏区，边缘清晰，邻近无明显骨质增生，骨膜反应轻微。在骨破坏区内有时可见沙粒状死骨，密度不高，边缘模糊。破坏区常横跨骺线，此系骨骺、干骺结核的特点。边缘型：病灶常见于骺板愈合后的骺端，特别是长管状骨的骨突处（如股骨大粗隆）。表现为局部骨质糜烂，病程进展可形成不规则骨破坏，可伴有薄层硬化边缘，周围软组织肿胀。

2. 短管骨骨干结核　病变早期仅见软组织肿胀，手指梭形增粗和局部骨质疏松。继而骨干内出现圆形、卵圆形骨破坏或呈多房性并向外膨隆，大多位于骨中央，与骨长轴一致。病灶内可见粗大而不整的残存骨嵴，但少见死骨。边缘清楚，可有轻度硬化，并可见有层状骨膜增生或骨皮质增厚。严重的骨破坏可延及整个骨干，但很少累及关节。修复期，软组织肿胀消退，破坏区逐渐缩小硬化。

3. 其他骨结核　其他骨结核包括颅骨结核、肋骨结核、耻骨及坐骨结核等。CT 表现为病变骨小囊状不规则骨质破坏区，部分病变骨可出现骨质增生及破坏重叠，病灶内可见小死骨（图 7-2-7）。

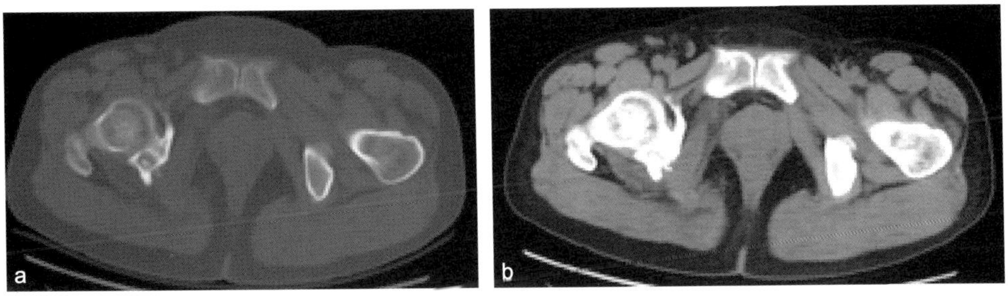

图 7-2-7　骨结核

a. 右髋臼后部见囊状骨质破坏，边界清楚，其内见沙粒状钙化，周围骨质疏松，局部骨皮质不连续；b. 右髋臼后部见囊状骨质破坏，周围软组织肿胀，内可见点状钙化影

【鉴别诊断】

1. 长骨结核常需与累及骺板的肿瘤或肿瘤样病变鉴别，如成软骨细胞瘤、骨囊肿等。成软骨细胞瘤发生于骨骺，病灶边缘基本上有一薄的硬化边，没有骨质疏松和软组织冷性脓肿。骨囊肿多位于干骺端，为卵圆形囊性病灶，边缘清楚锐利，其内无死骨。

2. 短管骨骨干结核需与多发性内生软骨瘤鉴别，后者好发于骨骺端或骨干，呈偏心性膨胀性生长，瘤区内可见条状骨嵴及斑点状钙化影，骨皮质变薄，无骨膜反应。

第三节 脊柱关节炎

一、强直性脊柱炎

【临床表现】

强直性脊柱炎一般起病比较隐匿。病变绝大多数首先侵犯骶髂关节，以后上行发展至颈椎。早期病变处关节有炎性疼痛，伴有关节周围肌肉痉挛，有僵硬感，晨起明显。腰椎受累时，多数表现为下背部和腰部活动受限。腰部前屈、背伸、侧弯和转动均可受限。胸椎受累时，表现为背痛、前胸和侧胸痛，最常见为驼背畸形。肩关节受累时，关节活动受限，疼痛更为明显，梳头、抬手等活动均受限。侵犯膝关节时则关节呈代偿性弯曲，使行走、坐立等日常生活更为困难。随着病情发展，关节疼痛减轻，而各脊柱段及关节活动受限和畸形加重。晚期，整个脊柱和下肢变成僵硬的弓形，向前屈曲。

【CT 表现】

1. 早期　双侧关节对称性受累，极少数可单侧受累；骨关节面毛糙、皮质白线消失；骨关节面皮质中断；关节面下微小囊变；骶髂关节髂骨面轻度硬化。

2. 进展期（中期）　骶髂关节关节面不光整，局部呈锯齿状或毛刷样改变；骶髂关节关节面下小囊状骨质破坏；关节面周围明显增生硬化；关节间隙假性增宽或不规则狭窄（图 7-3-1）。

3. 稳定期（晚期）　韧带骨化；关节骨性强直、关节间隙消失；明显骨质疏松及骨质硬化。

【鉴别诊断】

CT 可以准确地显示关节间隙狭窄和骨质破坏，结合病史和 HLA-B27 检查，不难诊断。

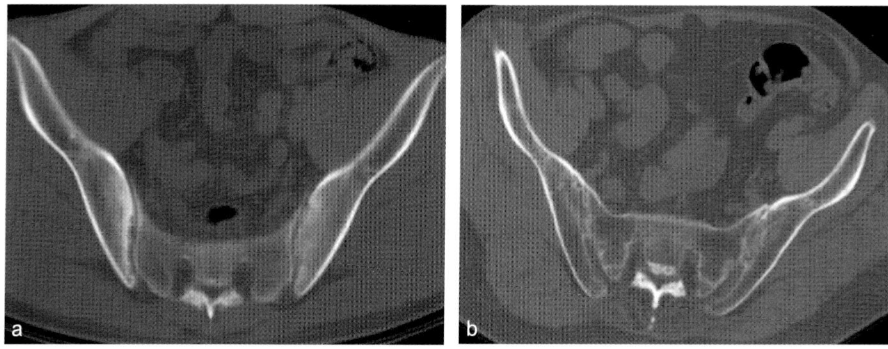

图 7-3-1　强直性脊柱炎

a. 双侧骶髂关节间隙变窄，髂骨面呈锯齿状骨质破坏，关节面骨质硬化；b. 骶髂关节间隙部分消失，骨性强直，关节周围骨质疏松；c. 双侧髋关节间隙变窄，左侧髋关节面下多发小囊状骨质破坏；d. 右侧髋关节骨性强直，左侧髋关节间隙变窄，骨质硬化

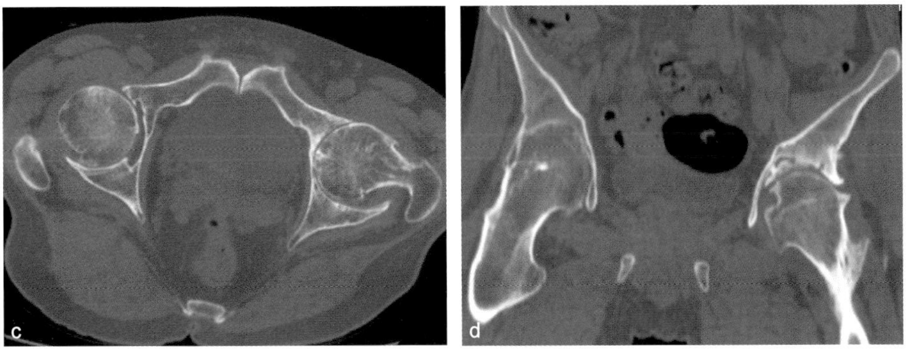

图 7-3-1（续）

二、银屑病关节炎

【临床表现】

银屑病关节炎多数缓慢发病，伴发热等全身症状。关节病变以近端指（趾）间关节为主，可累及远端指（趾）间关节及大关节，如腕、肘、膝和踝关节等。部分年龄大的男性，以脊柱和骶髂关节病变为主，常为单侧或节段性。皮肤银屑病变好发于头皮及四肢伸侧，呈散在或泛发分布。表面有丰富的银白色鳞屑，去除鳞屑后为发亮的薄膜，除去薄膜可见点状出血。大部分患者有指（趾）甲病变，最常见的指甲病变是顶针样凹陷，其他表现有指甲脱离，甲下角化过度、增厚、横嵴及变色。

【CT 表现】

1. 周围关节炎　骨质有破坏和增生表现。指间关节破坏伴关节间隙增宽；末节指骨茎突的骨性增生及末节指骨吸收；受累指间关节间隙变窄、融合、强直和畸形；长骨骨干绒毛状骨膜炎（图 7-3-2c，d）。

2. 中轴关节炎　多表现为单侧骶髂关节炎，关节间隙模糊、变窄、融合；椎间隙变窄、强直，不对称性韧带骨赘形成，椎旁骨化；相邻椎体中部之间的韧带骨化形成骨桥，呈不对称分布（图 7 3 2a，b）。

【鉴别诊断】

银屑病关节炎有银屑病皮损和特殊指甲病变、指（趾）炎、起止点炎，类风湿因子常为阴性，不难诊断。

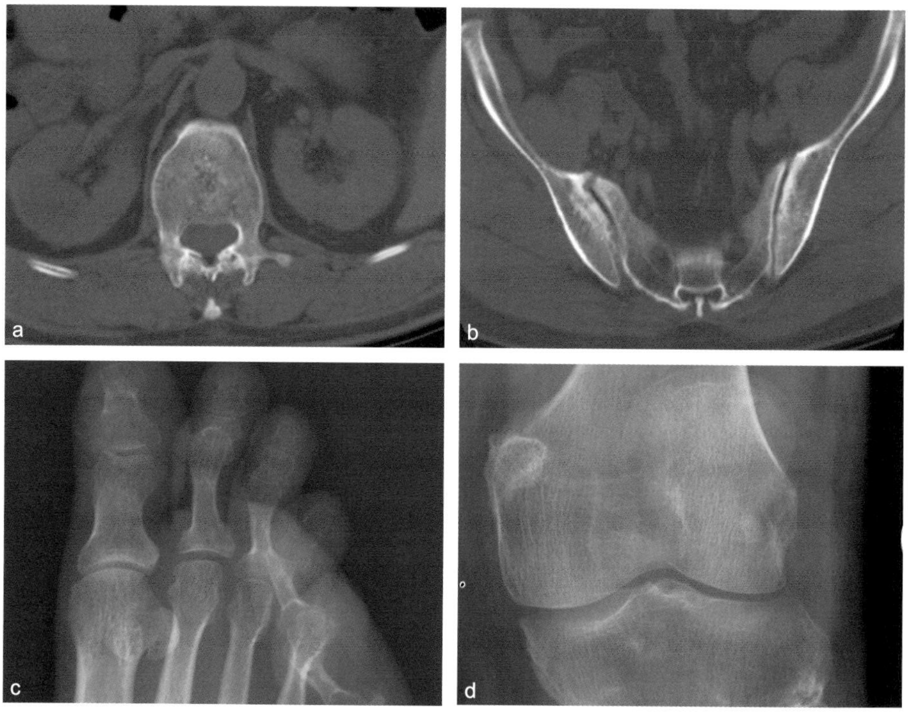

图 7-3-2 银屑病关节炎

a. 椎体小关节间隙消失，骨性强直；b. 双侧骶髂关节间隙变窄，关节面骨质硬化，右侧骶髂关节髂骨面多发小囊状骨质破坏；c. 第 4 跖趾关节半脱位，第 5 跖趾关节脱位并关节畸形；d. 膝关节边缘骨赘形成，关节面骨质硬化

三、类风湿关节炎

【临床表现】

1. 晨僵　指早晨起床时关节活动不灵活的主观感觉，是关节炎症的一种表现，并且晨僵持续时间和类风湿关节炎的严重程度呈正比。

2. 关节肿痛　多呈对称性，常侵及掌指关节、腕关节、肩关节、趾间关节、踝关节及膝关节，表现为关节红肿热痛、活动障碍。

3. 畸形　后期病例一般均出现掌指关节屈曲及尺偏畸形。如发生在足趾，则呈现爪状趾畸形外观。

4. 发热　关节周围皮肤温热、潮红，当自动或被动运动时都会引起疼痛。

【CT 表现】

CT 表现为关节周围软组织肿胀、关节骨质疏松及病情进展后的关节面下骨质囊性变、侵袭性骨破坏、关节面模糊、关节间隙狭窄、关节融合及脱位。分期：①Ⅰ期，正常或骨质疏松；②Ⅱ期，骨质疏松，有轻度关节面下骨质侵袭或破坏，关节间隙轻度狭窄（图 7-3-3a，b）；③Ⅲ期，关节面下明显的骨质侵袭和破坏，关节间隙明显狭窄，关节半脱位畸形（图 7-3-3c，d）；④Ⅳ期，上述改变合并有关节纤维性或骨性强直。胸部 CT 可进一步提示肺部病变，尤其高分辨 CT 对肺间质病变更敏感。

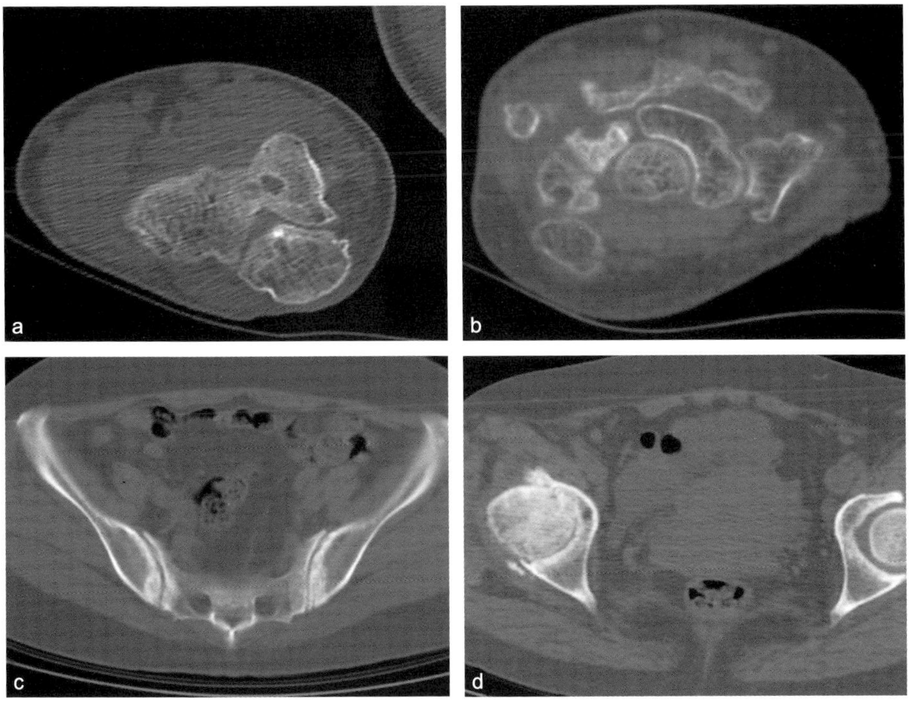

图 7-3-3　类风湿关节炎

a. 肘关节间隙变窄，关节面下多发小囊性灶，关节周围骨质疏松；b. 腕骨骨质疏松，部分腕骨皮质下骨质吸收破坏，腕骨间隙稍微变窄；c. 双侧骶髂关节对称性病变，关节间隙变窄，关节面下骨质显著硬化；d. 右侧髋关节间隙变窄，关节面骨质硬化，髋臼骨质疏松

【鉴别诊断】

1. 骨性关节炎　多见于中老年人，起病过程大多缓慢。手、膝、髋及脊柱关节易受累，而掌指、腕及其他关节较少受累。病情通常随活动而加重或因休息而减轻。晨僵时间多小于半小时。不伴有皮下结节及血管炎等关节外表现。类风湿因子多为阴性。

2. 银屑病关节炎　银屑病关节炎的多关节炎型和类风湿关节炎很相似，但本病患者有特征性银屑疹或指甲病变，或伴有银屑病家族史。常累及远端指间关节，早期多为非对称性分布。血清类风湿因子等抗体为阴性。

3. 强直性脊柱炎　本病以青年男性多发，以中轴关节如骶髂及脊柱关节受累为主，虽有外周关节病变，但多表现为下肢大关节，为非对称性的肿胀和疼痛，并常伴有棘突、大转子、跟腱、脊肋关节等肌腱和韧带附着点疼痛。CT 见骶髂关节侵袭、破坏或融合。患者类风湿因子阴性，并且多为 HLA-B27 抗原阳性。本病有更为明显的家族发病倾向。

第四节 骨 肿 瘤

一、成骨性肿瘤

（一）良性病变

骨瘤

【临床表现】

骨瘤患者年龄一般在10～79岁，多数在31～50岁，男女发病年龄相近。症状、体征取决于病变所在的部位和大小，小的病变常无症状。

骨瘤很少发生在长、短管状骨和扁骨，若骨瘤生长于这些部位即所谓骨旁型骨瘤。

值得注意的是骨瘤伴Gardner综合征，此类疾病是常染色体显性遗传性疾病。该综合征除骨病变之外，尚有多发的皮肤及皮下病变（皮肤纤维瘤、硬纤维瘤）、肠道多发性息肉。

【CT表现】

该病表现为高密度的象牙样硬化肿块，边缘锐利，附着于骨上，周围皮质无侵犯（图7-4-1）。

【鉴别诊断】

孤立性的骨瘤鉴别应包括：皮质旁骨肉瘤、无蒂的骨软骨瘤、邻皮质骨化性肌炎、骨膜成骨细胞瘤、骨旁骨化性脂肪瘤。

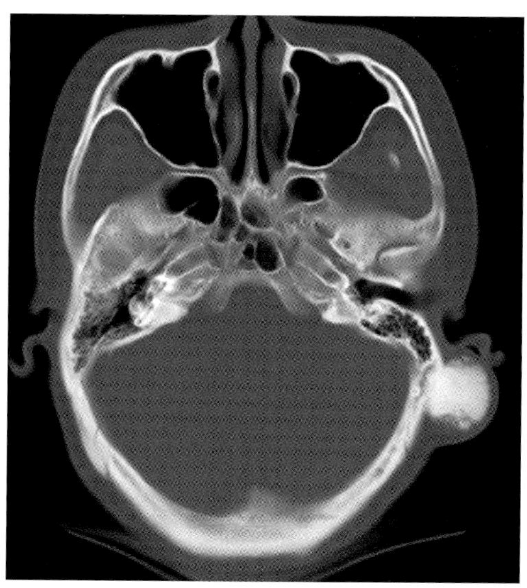

图7-4-1 骨瘤

左侧颞骨高密度的硬化肿块，边缘锐利，附着于骨上，周围皮质无侵犯

骨样骨瘤

骨样骨瘤是相对常见的骨疾患，以肋骨组织的瘤巢为其特点，其直径常小于 1 cm。瘤巢是由含有类骨组织、富含血管和细胞的组织所组成。多数病例的瘤巢被反应性骨所形成的硬化带包绕。

【临床表现】

骨样骨瘤多发生于 10 ~ 35 岁，男性发病率明显高于女性。骨样骨瘤患者几乎都有夜间疼痛，水杨酸制剂能在半小时内明显有效缓解症状。有些患者有局部肿胀和压痛点，也可以有神经症状与体征。

骨样骨瘤能发生于任何骨骼，长骨是最易受累的部位，特别好发于股骨和胫骨，胫骨近端是更常见的受累部位，病灶常靠近骨端。根据病灶在骨骼上的位置，骨样骨瘤可被分为皮质型、髓质型（松质骨型）或骨膜下型。

【CT 表现】

为了明确骨样骨瘤的诊断，应首选 CT 扫描，它不仅能确认病灶的存在，而且能精确地确定病灶的范围、大小和瘤巢的部位。瘤巢（代表肿瘤本身）常表现为边缘清楚的低密度区，其周围被范围不等的、高密度的反应性骨硬化包绕。偶尔瘤巢可出现一个中心钙化（硬化中心），骨膜反应可有可无。

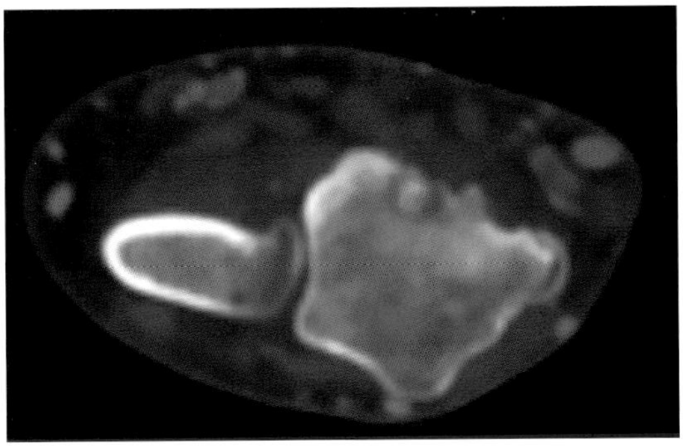

图 7-4-2　骨样骨瘤
桡骨远段混杂密度灶，无骨膜反应

【鉴别诊断】

皮质型骨样骨瘤的鉴别诊断需考虑到骨皮质的应力性骨折、感染、皮质内的骨肉瘤。髓内型骨样骨瘤的鉴别诊断需考虑到骨脓肿（Brodie 脓肿）。若骨样骨瘤有钙化的巢核，需与骨岛鉴别。

成骨细胞瘤

成骨细胞瘤占全部原发性骨肿瘤的 1%，占全部良性骨肿瘤的 3%。成骨细胞瘤和骨样骨瘤在组织学上有明显的类似性。

【临床表现】

成骨细胞瘤大多发现于 10 ~ 30 岁，其高峰年龄在 20 岁，侵袭性的肿瘤常见于较大年龄组（平均 33 岁）。男女发病比例大约为 2∶1。常累及长管状骨，但病变明显好发于脊椎骨，特别是好发于脊柱。30% ～40% 位于脊柱，颈、胸、腰段几乎相等，主要发生在脊柱的后部，包括椎弓和棘突。成骨细胞瘤患者可无症状，可有局限性钝痛，水杨酸制剂不能缓解。腰椎病变的患者可有脊柱侧突。成骨细胞瘤很少发展至软组织中，虽可有局部复发，但无转移。

【CT 表现】

成骨细胞瘤体积较大，直径常大于 1.5 ~ 2 cm。病灶常呈低密度的溶骨性病变，内可有成骨性病灶（图 7-4-3）。大部分肿瘤有反应性骨壳，脊柱、髂骨或跟骨的松质骨中的成骨细胞瘤很少有明显的反应骨形成。若肿瘤在骨皮质，反应性骨形成明显。

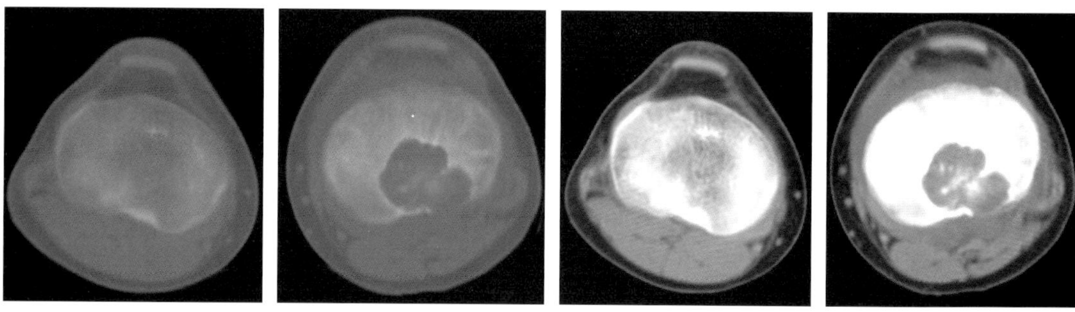

图 7-4-3　成骨细胞瘤
左侧胫骨平台低密度骨质破坏区，内部伴有点状及小片状的骨化

【鉴别诊断】

成骨细胞肿瘤应与骨样骨瘤、骨脓肿（Brodie 脓肿）、动脉瘤样骨囊肿、骨肉瘤鉴别。

（二）恶性病变

骨肉瘤

骨肉瘤包括了潜在恶性程度不同的结缔组织肿瘤的一个系谱。所有这些肿瘤都能从肿瘤细胞直接产生骨和类骨组织。骨肉瘤的全部类型可按其解剖部位中轴骨和四肢骨分类，另外还可以根据肿瘤所在骨上的部位分类，如髓质、皮质类或皮质旁。一般来说，中心性的骨肉瘤比皮质旁骨肉瘤更为常见，其恶性程度也较高。

【临床表现】

骨肉瘤患者的临床表现取决于骨肉瘤的类型、解剖部位和患者年龄。疼痛和软组织肿块是最常见的首发症状。缓慢增大、变硬的无痛性肿块是皮质旁骨肉瘤最常见的临床表现。

【CT 表现】

骨质破坏、瘤骨形成、侵袭性骨膜反应以及软组织肿块高度提示骨肉瘤（图 7-4-4）。

【鉴别诊断】

骨肉瘤的鉴别诊断随着骨肉瘤的亚型而变化。常见（髓质型）的骨肉瘤主要应与尤因肉瘤鉴别。骨肉瘤发生于骨成熟后，应当与软骨肉瘤、纤维肉瘤、恶性纤维组织细胞瘤相

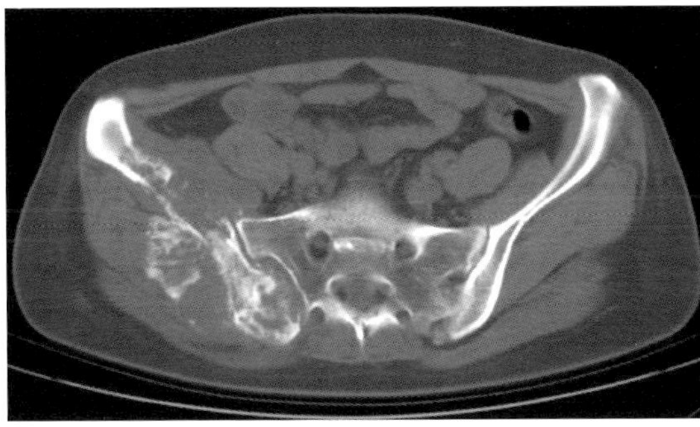

图 7-4-4　骨肉瘤
右髂骨骨质破坏伴周围软组织肿块形成，并可见肿瘤骨形成

鉴别。当骨肉瘤侵及骨骺时，还必须同透明细胞型骨肉瘤相鉴别。中心型低度恶性骨肉瘤应同纤维结构不良相鉴别。多中心型骨肉瘤需同转移性骨肉瘤或其他的成骨转移瘤相鉴别。骨旁性骨肉瘤应同邻皮质骨瘤、软组织骨瘤、无蒂骨软骨瘤、骨化的骨旁脂肪瘤、非常成熟的邻皮质骨化性肌炎相鉴别。

二、软骨源性肿瘤

（一）良性病变

内生软骨瘤

内生软骨瘤是第二位最常见的骨良性肿瘤，它以形成成熟的透明软骨为特征，约占良性骨肿瘤的 10%，也是手指最常见的肿瘤。

【临床表现】

该肿瘤可以发生于各个年龄段，大部分发生于 11～20 岁和 41～50 岁，性别无差异。手足的短管状骨是最好发的部位，其次是股骨、肱骨、胫骨和肋骨。该病通常无症状，常常因该肿瘤引起的病理性骨折而发现。

【CT 表现】

内生软骨瘤表现为低密度病灶，可出现点状、环状、弧状、像爆米花样钙化（图 7-4-5）。若病变有广泛的钙化，则称为钙化性内生软骨瘤。若内生软骨瘤为多发，并且广泛累及骨骼（特别是单侧）的情况下，则称为内生软骨瘤病（Ollier 病）。若内生软骨瘤病合并软组织血管瘤病，则称为马富奇（Maffucci）综合征。

【鉴别诊断】

当单发性内生软骨瘤位于长骨内，并显示出大量的钙化时（钙化性内生软骨瘤），应当与髓性骨梗死鉴别。若内生软骨瘤延伸到了骨的关节端，特别是当病变位于短管状骨内时，应与巨细胞瘤鉴别。

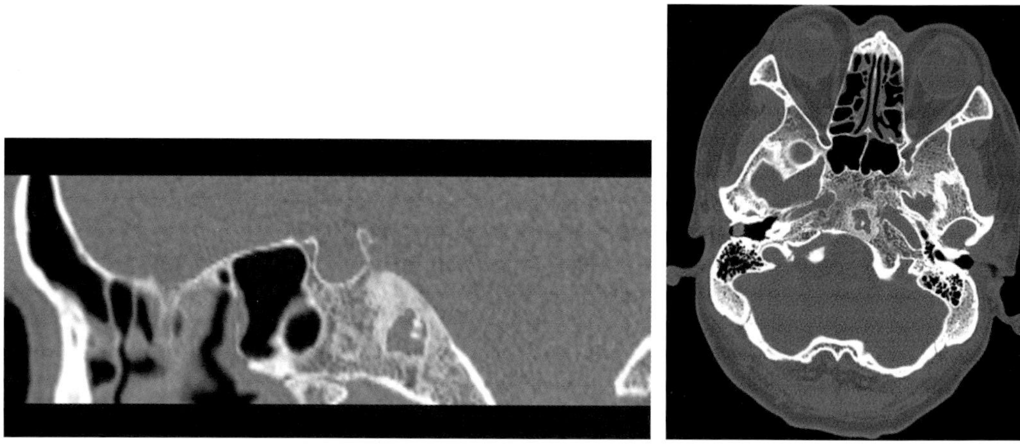

图 7-4-5　内生软骨瘤
斜坡的低密度区，内伴有逗点状软化钙化，周围伴有反应性增生的骨质硬化

骨膜（皮质旁）软骨瘤

【临床表现】

骨膜或皮质旁软骨瘤是一种生长缓慢的病变，在骨膜内或骨膜下影响骨表面。好发部位有肱骨近端、股骨、胫骨和指骨。该病好发年龄为 10 ~ 30 岁，常有病变部位的疼痛、压痛以及肿胀。

【CT 表现】

该病颇具有特征性，病灶小且位于骨表面，与骨髓腔之间有间隔。当病灶增大时，常呈蝶状侵蚀下面的骨皮质，并表现为硬化边和骨膜新生骨形成的扶壁状隆起。病灶可有扇贝状或花边状的皮质、基质钙化和皮质壳。

骨软骨瘤

【临床表现】

这是一种常见的良性骨病变，占良性骨肿瘤的 45%，是骨表面的骨性突起，具有软骨帽。最常见的发生部位是长骨的干骺端，特别是在膝和肱骨近端周围最常见，下肢多于上肢，扁平骨很少被累及。该病变其本身具有生长板，在骨骼成熟时常停止生长。骨软骨瘤常无症状，但对邻近组织的压迫可产生症状。骨软骨瘤恶变为软骨肉瘤的概率非常小。

【CT 表现】

CT 表现为骨表面的骨性突起，病灶松质骨与宿主骨松质骨相连续，并可以显示类似宿主骨皮质的软骨帽（图 7-4-6）。

【鉴别诊断】

最重要的鉴别诊断是区分良性软骨瘤和骨软骨瘤恶变而外生骨疣样软骨肉瘤。骨软骨瘤恶变为软骨肉瘤的早期征象有：厚的、大块的软骨帽形成（厚度常超过 2 ~ 3 cm），有或没有钙化的软组织肿块形成，软骨帽内散在钙化，且与蒂中含有的钙化是分开的。骨软骨瘤还应与半肢性骨骺发育异常（Trevor-Fairbank 病）相鉴别，这是一种发育性病变，以不对称性的一个或多个骨骺的过度生长为特征，常发生在下肢，偶尔发生于上肢。距骨、股骨

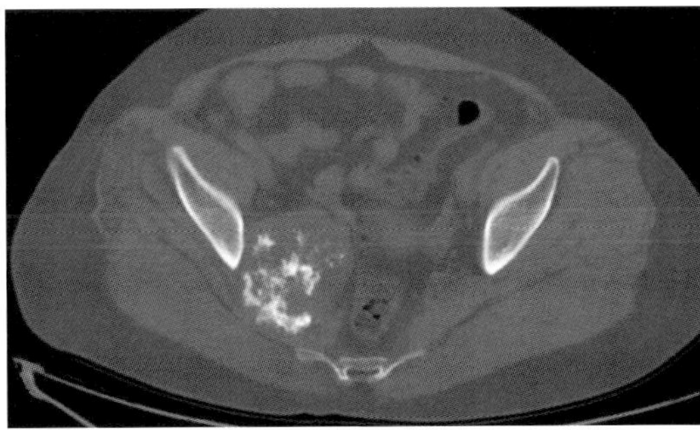

图 7-4-6　骨软骨瘤
右侧闭孔软组织肿块，内伴不规则钙化

远段和胫骨远段是最常见的好发部位，典型的病变发生于被侵及的肢体一侧，并使骨骼变形。最后，无蒂的骨软骨瘤应与骨膜软骨瘤鉴别，骨膜软骨瘤由横过的皮质将它与宿主骨分开。

成软骨细胞瘤

【临床表现】

该病的典型发生部位是在长骨的骨骺，肱骨近段、股骨远段、胫骨近段是好发部位。成骨细胞瘤的 10% 发生于手足的小骨，以跟骨、距骨最为常见。男性发病率高于女性。临床症状是非特异性的，疼痛的发生与病变靠近关节有关，肿胀较为常见。

【CT 表现】

病变常为偏心性的低密度区，有清楚且薄的硬化边，部分病灶内有小钙化灶。骨膜反应较为常见（图 7-4-7）。

【鉴别诊断】

若病灶位于骨骺部位，需要与透明细胞型软骨肉瘤、骨骺内骨脓肿、骨内腱鞘囊肿相鉴别。

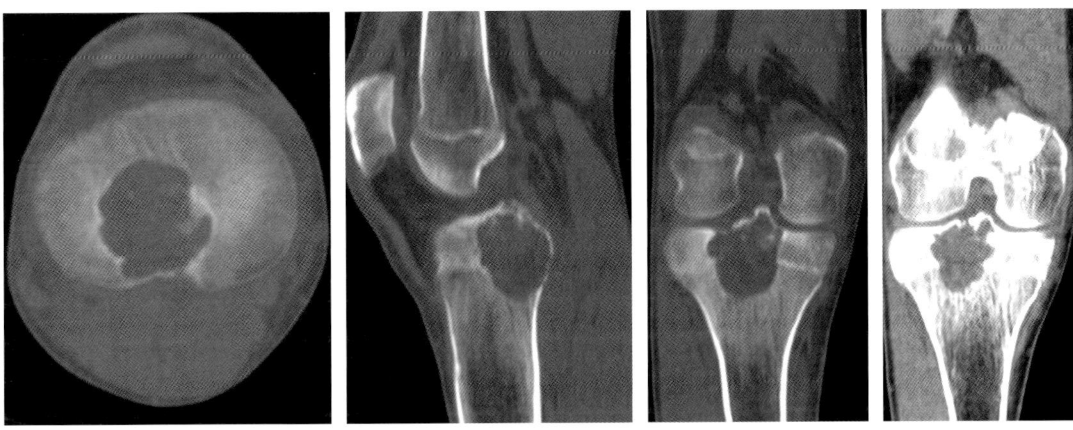

图 7-4-7　成软骨细胞瘤
胫骨近段关节面下骨质破坏区，伴邻近皮质变薄，局部皮质不连续，内部可见少许软骨样钙化

软骨黏液样纤维瘤

【临床表现】

这是一种少见的软骨肿瘤，由纤维黏液样组织和软骨组织以不同比例混合而成，主要发生在青少年和年轻人，发病率男性高于女性。该肿瘤好发于下肢骨，胫骨近端更常见。临床症状有肿块、局部疼痛和肿胀。

【CT 表现】

软骨黏液样纤维瘤表现为干骺端偏心分叶的低密度灶，从皮质向外侵蚀出或膨出，具有花边状的硬化边，偶尔病灶内有骨嵴或间隔，钙化不明显（图 7-4-8）。

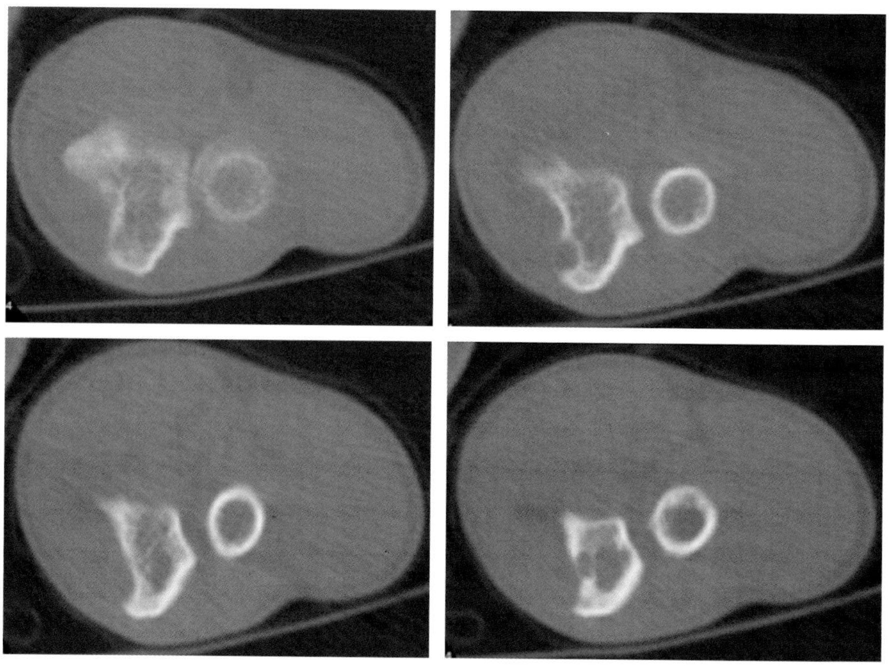

图 7-4-8　软骨黏液样纤维瘤

尺骨近段不规则骨质破坏区，边缘锐利、清晰，局部皮质变薄

【鉴别诊断】

软骨黏液样纤维瘤需与动脉瘤样骨囊肿、非骨化性纤维瘤鉴别。若病灶位于胫骨内，主要与成釉细胞瘤和骨纤维结构不良鉴别。如果病灶蔓延到关节端时，也需要与巨细胞瘤鉴别。

（二）恶性病变

软骨肉瘤

软骨肉瘤是一种恶性结缔组织肿瘤，以肿瘤细胞形成软骨基质为特点，是位居多发性骨髓瘤和骨肉瘤之后的第三位最常见的骨的原发恶性肿瘤。男性多于女性，发病高峰年龄在中老年。软骨肉瘤好发于扁骨、肢带骨和长管状骨的近段。按解剖位置分为中心型和周围型（髓内型和表面型）。中心型软骨肉瘤很少发生于原有良性病变基础上，所以被认为是原发性的软骨肉瘤；而周围型的软骨肉瘤常发生于原有的良性病变的基础上，所以称之为继发性软骨肉瘤。

【临床表现】

原发性软骨肉瘤常有隐袭性疼痛，但无肿块出现；反之，周围型的继发性软骨肉瘤可以无症状，但有很大的肿块存在。该类肿瘤的大部分是无痛的低度恶性肿瘤，倾向于局部复发，转移不常见。

【CT 表现】

患骨髓腔内单房或多房性骨质破坏，其中可见含不规则的钙化和骨化斑点，有时大量棉絮样钙化和骨化斑点，遮盖着骨质破坏区，形成一片致密影，若肿瘤穿破骨皮质，形成软组织肿块时，其中可见钙化斑点（图 7-4-9）。

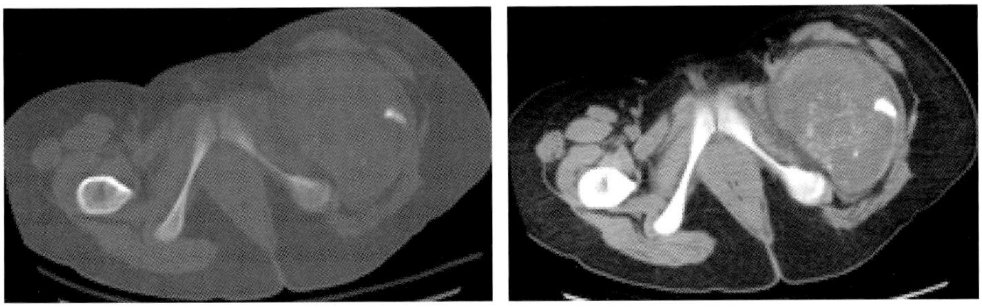

图 7-4-9　软骨肉瘤

左侧股骨颈骨质破坏，伴周围软组织肿块形成，内伴有条状及点状软骨样钙化

【鉴别诊断】

常见型的软骨肉瘤需要与内生软骨瘤鉴别。位于股骨和肱骨近段内的中心型软骨肉瘤可类似于骨坏死。透明细胞型软骨肉瘤需要与成软骨细胞瘤及巨细胞瘤鉴别。间充质性软骨肉瘤因为呈渗透状或虫蚀样的骨质破坏，需要与圆形细胞肿瘤鉴别。软组织软骨肉瘤需要与软组织骨肉瘤、骨化性肌炎、肿瘤样钙质沉着症等鉴别。

三、纤维性和纤维组织细胞瘤

（一）良性病变

纤维性皮质缺损和非骨化性纤维瘤

纤维性皮质缺损和非骨化性纤维瘤是最常见的骨纤维病变，这类病变不是真的肿瘤，而是发育性缺陷。它们起源于管状骨的原始小梁区域，且随骨骼长度的生长而向骨干移行。

【临床表现】

该类病变大多发生于儿童期和青少年期，男孩更为常见，好发于长骨，特别好发于股骨和胫骨。纤维性皮质缺损是一种小的、无症状的病变，如果病变增大，侵占了骨髓腔，则称为非骨化性纤维瘤。

【CT表现】

该类病变表现为长骨靠近生长板处局限于皮质的低密度区，有纤细的硬化边，局部骨皮质变薄（图7-4-10）。病灶若继续生长，当侵犯骨髓腔时，可以有花边样硬化边。

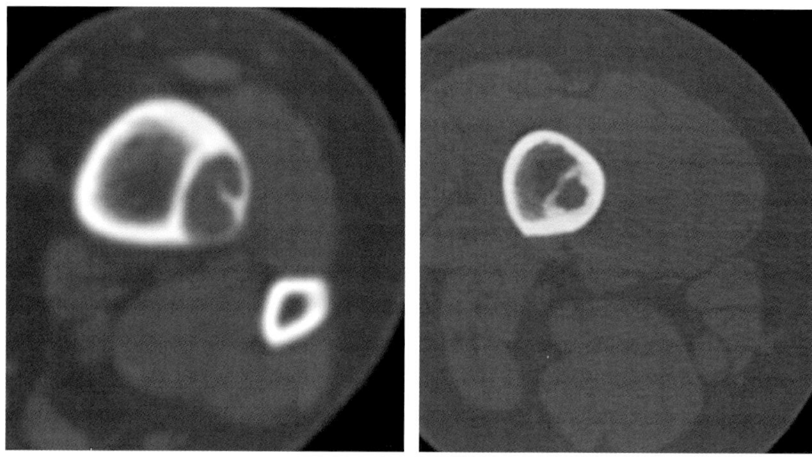

图7-4-10 纤维性皮质缺损

胫骨中段皮质内病灶，边缘清晰，未累及髓腔

【鉴别诊断】

发生于股骨远段后侧的纤维性皮质缺损需与骨膜硬纤维瘤鉴别，发生在长骨或扁平骨内的非骨化性纤维瘤需与纤维结构不良鉴别。若病灶发生于较细的骨内（如腓骨和尺骨），且占据了骨的整个横径，丧失了位置上呈偏心性的特征，可类似于单纯性骨囊肿、动脉瘤样骨囊肿或朗格汉斯细胞肉芽肿。

良性纤维组织细胞瘤

【临床表现】

该病变常有症状，发病年龄15～60岁，但常在老年患者中被诊断；常见部位是长骨的骨干或关节端、骨盆、肋骨。该病变可有局限性侵袭性表现，刮除或切除后可复发。

【CT表现】

该病的影像特征类似于非骨化性纤维瘤，但可表现出更大的侵袭性（图7-4-11）。

【鉴别诊断】

该病主要需与非骨化性纤维瘤和巨细胞瘤鉴别。虽然良性纤维组织细胞瘤更具有侵袭性表现，但与非骨化性纤维瘤的影像表现没有区别。对于非骨化性纤维瘤来说，其不典型的发生部位可能提示良性纤维组织细胞瘤。巨细胞瘤罕有反应性硬化边，而该表现是良性纤维组织细胞瘤的常见征象。

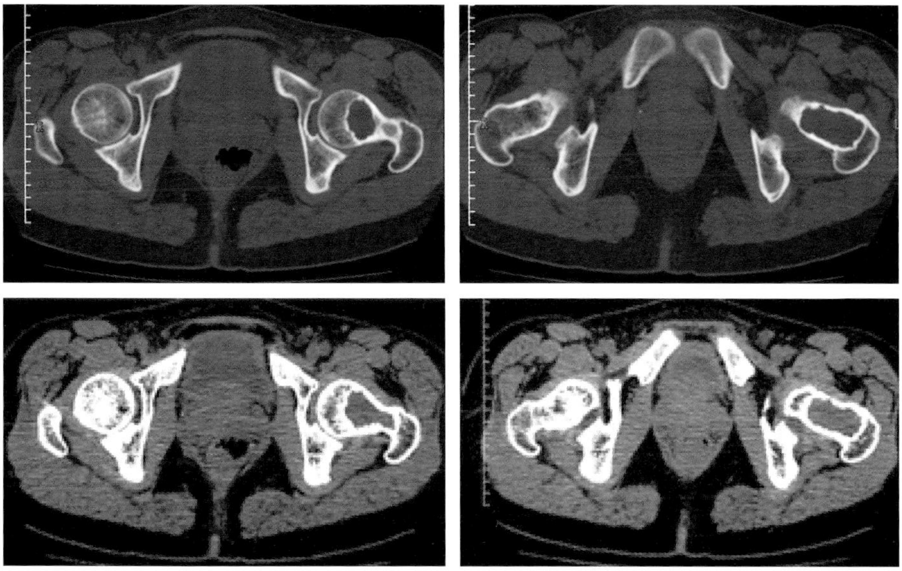

图 7-4-11　良性纤维组织细胞瘤
左侧股骨颈局限性骨质破坏区，病灶边缘伴有硬化边

骨膜硬纤维瘤

骨膜硬纤维瘤是骨膜肿瘤样纤维性增生，也称为撕脱性骨皮质不规整、股骨远端干骺端缺损、皮质硬纤维瘤、股骨内侧髁上缺损。

【临床表现】

骨膜硬纤维瘤常发生于 12～20 岁，主要在男性，大部分病变在 20 岁时自行消失。

【CT 表现】

除了上述特殊的发生部位，骨膜硬纤维瘤影像学表现类似于纤维性皮质缺损。

【鉴别诊断】

该病应与纤维性皮质缺损、骨肉瘤和骨膜软骨瘤鉴别。

纤维结构不良

纤维结构不良是一种纤维 - 骨病变，可发生于单骨或多块骨。该病以异常的含有小的、异常排列的、不成熟编织骨小梁的纤维组织代替正常的板层松质骨为特点。该异常排列的不成熟的骨小梁是由纤维性间质化生而来。

单骨性纤维结构不良

【临床表现】

单骨性纤维结构不良最常见于股骨（以股骨颈部最多）、胫骨、肋骨和颅底，病灶位于骨中心，在儿童期常不侵犯骨骺，在成人不侵犯关节端。该病常无症状，大部分是因其他原因行 X 线检查偶然发现。

【CT 表现】

该病的 CT 表现取决于骨与纤维组织的比例，病变程度越高，则密度越高；纤维组织越多，则密度较低，呈现特征性的“毛玻璃”样表现，甚至囊性表现（图 7-4-12）。该病周围可被厚的反应性硬化环包绕，而周围皮质是完整的。

【鉴别诊断】

该病需要与骨梗死鉴别。

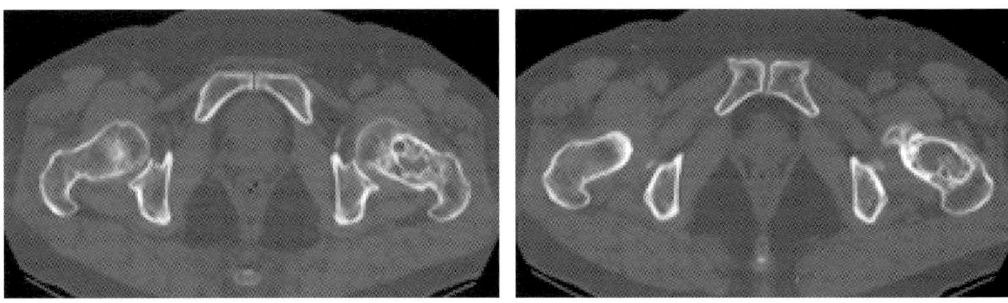

图 7-4-12　单骨性纤维结构不良

左侧股骨颈轻度膨胀性骨质密度异常区，病灶内呈低密度与毛玻璃样密度灶，边界清晰

多骨性纤维结构不良

【临床表现】

多骨性纤维结构不良好发于身体的一侧。该病好发于骨盆，其次为长骨、颅骨和肋骨，股骨近端是常见的发生部位。在骨成熟之前，多骨性纤维结构不良病灶的数目和大小都在随着骨骼的成熟而进展。骨成熟后，病灶静止。多骨性纤维结构不良的病变多有症状，大部分病例以跛行、腿痛或病理性骨折为症状。若多骨性纤维结构不良合并内分泌紊乱和皮肤色素沉着，则称为 Albright-McCune 综合征。

【CT 表现】

该病的影像表现和单骨性病变一样，病灶边界清楚，具有扇贝样花边的硬化边。病灶的密度随着替代松质骨的纤维组织中骨含量的不同而不同。病灶中可以看到伴有继发性钙化和成骨的大块软骨。

【鉴别诊断】

多骨性纤维结构不良主要应与内生软骨瘤病和 Jaffe-Campanacci 综合征（神经纤维瘤病伴多发性非骨化性纤维瘤）相鉴别。

骨纤维结构不良

骨纤维结构不良以前称为骨化性纤维瘤，是一种少见病，好发于胫骨。该类病变的特点是有纤维结缔组织，有被成骨细胞围绕的不成熟的非板层骨构成的小梁。

【临床表现】

病灶位于胫骨的近端或中段 1/3，并且常在前侧的皮质，80% 以上的患者有不同程度的前侧弓形隆起。当病变位于腓骨时，常累及骨干的远端 1/3。该病变好发于儿童期，60% 以上的患者年龄小于 5 岁。骨纤维结构不良常无症状，偶尔因胫骨的膨大和弓形隆起而被临床发现。

【CT 表现】

该类病变非常类似非骨化性纤维瘤和纤维结构不良，表现为有分叶状硬化边的低密度区，常局限于骨皮质，较大病灶可破坏皮质骨并侵及髓腔（图 7-4-13）。

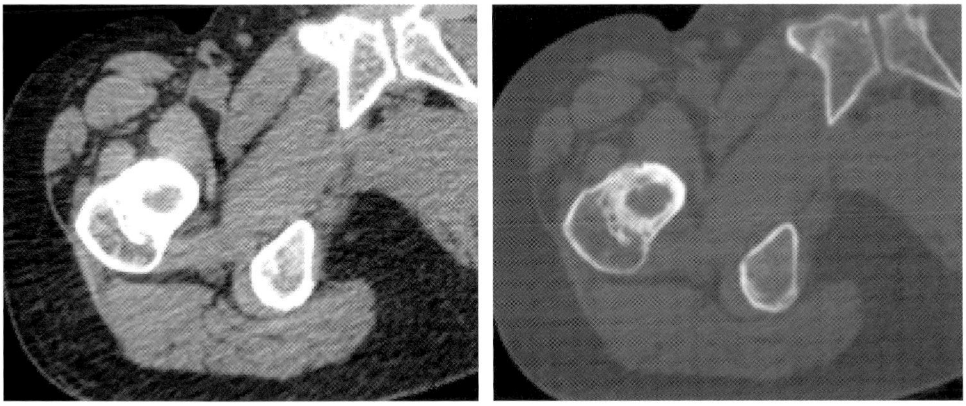

图 7-4-13 骨纤维结构不良

右侧股骨小粗隆骨质密度异常区，周围可见较宽的骨质硬化带

【鉴别诊断】

该病主要应与纤维结构不良和非骨化性纤维瘤鉴别。如果病灶局限于皮质，并伴有胫骨前侧弓形隆起，非常有可能是骨纤维结构不良。反之，特别是在年龄大的儿童和青春期，如果病灶蔓延到髓腔并有硬化边，则非骨化性纤维瘤的可能性大。如果病灶是中心性的，并且皮质变薄，没有皮质内的多个小泡样表现，则纤维结构不良可能性大。最后，该病变需与成釉细胞瘤鉴别。成釉细胞瘤更为广泛，更具有侵袭性，并且成釉细胞瘤的患者年龄比骨纤维结构不良更大。

硬纤维瘤

【临床表现】

硬纤维瘤与腹壁的硬纤维瘤密切相关，以瘤细胞形成丰富的胶原纤维为特点，具有局部侵袭性。该病常发生于 40 岁以下的个体中，约有一半的病例发生在 11 ~ 20 岁，无性别差异。该病发病过程常是隐匿的，它的临床症状和征象无特异性。长骨（肱骨、股骨、胫骨）、下颌骨、骨盆是最好发的部位。在长骨中，病变位于骨干，骨骺不受侵犯，但可蔓延进干骺端；如果生长板闭合，甚至可以蔓延到骨的关节端。

【CT 表现】

该病的 CT 表现没有特征性。一般来说，硬纤维瘤表现为具有膨胀性的低密度区，常有清晰锐利的边缘，但无硬化边。75% 的患者病灶内可有间隔或小梁形成。因其侵犯的程度不同，可以以骨破坏和软组织侵犯为特点，因而类似于恶性肿瘤。

【鉴别诊断】

硬纤维瘤需要与单纯性骨囊肿、动脉瘤样骨囊肿、纤维结构不良、软骨黏液性纤维瘤、巨细胞瘤、纤维肉瘤、恶性纤维组织细胞瘤和软骨肉瘤鉴别。

（二）恶性病变

纤维肉瘤和恶性纤维组织细胞瘤

纤维肉瘤和恶性纤维组织细胞瘤（malignant fibrohistiocytoma，MFH）是放射学表现和组织学特征类似的恶性纤维性肿瘤。

【临床表现】

纤维肉瘤和 MFH 好发年龄段为 21 ~ 60 岁，好发部位是股骨、肱骨、胫骨和骨盆。常见症状是疼痛和局部肿胀。

【CT 表现】

两者病变在 CT 上密度与肌肉密度类似，表现为偏心的溶骨性、虫蚀状的骨质破坏区，边缘没有反应性硬化边（图 7-4-14）。有人认为纤维肉瘤的特征征象是病灶内残留的小的死骨样的皮质骨和松质骨小梁。

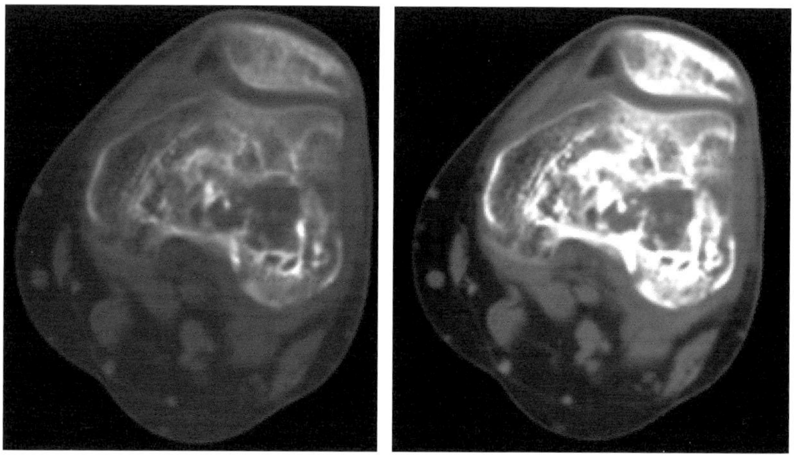

图 7-4-14　恶性纤维组织细胞瘤

胫骨近段的骨质破坏，累及局部皮质，边界不清晰，内部密度不均匀，病灶内伴有骨质硬化

【鉴别诊断】

该类疾病需与纯粹性溶骨性病变且无边缘硬化者鉴别，包括巨细胞瘤、淋巴瘤、单发性骨髓瘤、转移瘤和甲状旁腺功能亢进的棕色瘤。

四、圆形细胞病变

（一）良性病变

朗格汉斯细胞组织细胞增生症

朗格汉斯细胞组织细胞增生症可为单发病灶，也可为多发病灶，最常见于儿童期，5 ~ 10 岁是发病的高峰年龄，男性稍多于女性。最常见的发病部位是头颅、肋骨、骨盆、脊柱和长骨，骨骺病灶相对少见。

【临床表现】

临床表现有局部疼痛、压痛、肿胀，或靠近骨骼病灶有软组织肿块、发热、红细胞沉降率加快、白细胞增多。

【CT 表现】

在头颅，因病变对颅骨内外板的侵犯程度不一致，所以呈现典型的斜角状溶骨性病灶，部分病灶中心可见到小的硬化灶（图 7-4-15）。

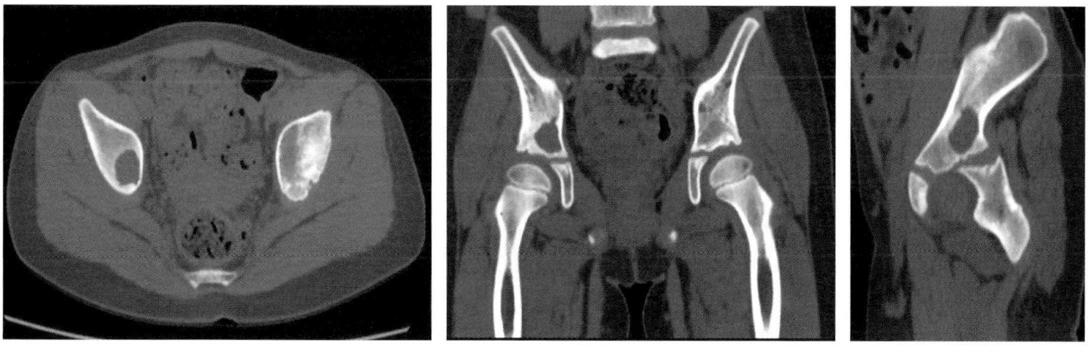

图 7-4-15　朗格汉斯细胞组织增生症

右侧髋臼的边界清晰、锐利的骨质破坏区，不伴有硬化边及软组织肿块

【鉴别诊断】

朗格汉斯细胞组织细胞增生症的鉴别诊断依赖于病变在骨骼上的部位、累及范围、病变的时期和患者的年龄。长骨或扁平骨的单发病灶，主要需与尤因肉瘤和骨髓炎鉴别。如果长管状骨内的单发朗格汉斯肉芽肿病灶不产生骨膜反应，需与单纯性骨囊肿鉴别。在儿童和年轻人中，颅骨的单发病灶需与骨髓炎、血管瘤和纤维结构不良鉴别；在年龄较大的患者中，需要与佩吉特病的溶骨期、骨髓瘤和转移瘤鉴别。

（二）恶性病变

尤因肉瘤

【临床表现】

尤因肉瘤主要发生于年轻人中，最常见于 11～20 岁，约 90% 的病例发生于 20 岁之前，男性好发。尤因肉瘤的临床表现有局部疼痛性肿块和全身症状，如发热、不适、白细胞增多、红细胞沉降率加快。该病好发于长骨骨干、肋骨和扁平骨，骨骺部位少见。

【CT 表现】

该病病灶表现为边界不清的骨质破坏区，伴有层状骨膜新生骨，有大的软组织肿块（图 7-4-16）。

【鉴别诊断】

尤因肉瘤需要与骨髓炎和朗格汉斯细胞肉芽肿、骨肉瘤、淋巴瘤鉴别。

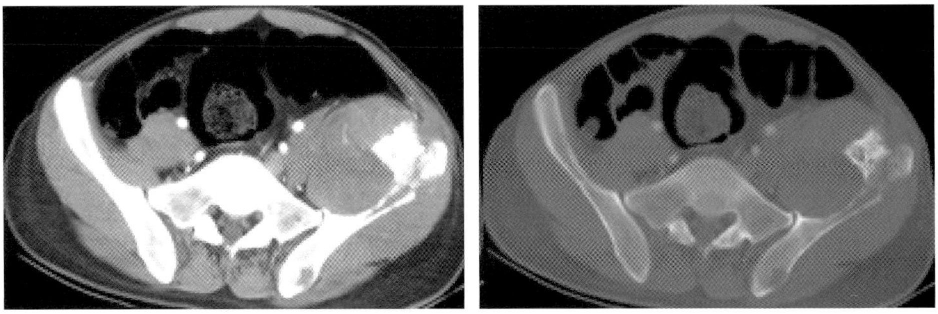

图 7-4-16 尤因肉瘤

左侧髂骨多发的骨质破坏，局部形成软组织肿块，局部伴有肿瘤骨形成

恶性淋巴瘤

非霍奇金淋巴瘤发生于 11～70 岁，常发生于年轻人和老年人，发病高峰年龄为 35～45 岁。患者可有疼痛、肿胀、发热。好发于长骨、骨盆、肋骨和椎体。非霍奇金淋巴瘤倾向于累及骨的大部分，且常位于骨干，表现为大片状或细小渗透样的溶骨性骨质破坏区。

骨的原发性霍奇金淋巴瘤极少见，且常发生于脊柱，以胸椎和上腰椎最好发。所以当脊柱病变活检提示淋巴瘤时，应考虑到霍奇金病的可能。该病的症状是疼痛，偶尔可有软组织肿块。大部分病例累及脊柱和其他有丰富红骨髓的骨骼，如肋骨、骨盆、股骨。病灶常呈硬化性或混合性。

【CT 表现】

恶性淋巴瘤的 CT 表现变化多端，该病倾向于累及病变骨的大部分，呈大的地图状滑骨性破坏区，也可呈虫噬状或细小渗透状累及骨髓腔，少有骨膜新生骨形成和软组织肿块，有时可有象牙骨改变，多见于椎骨及扁平骨（图 7-4-17）。

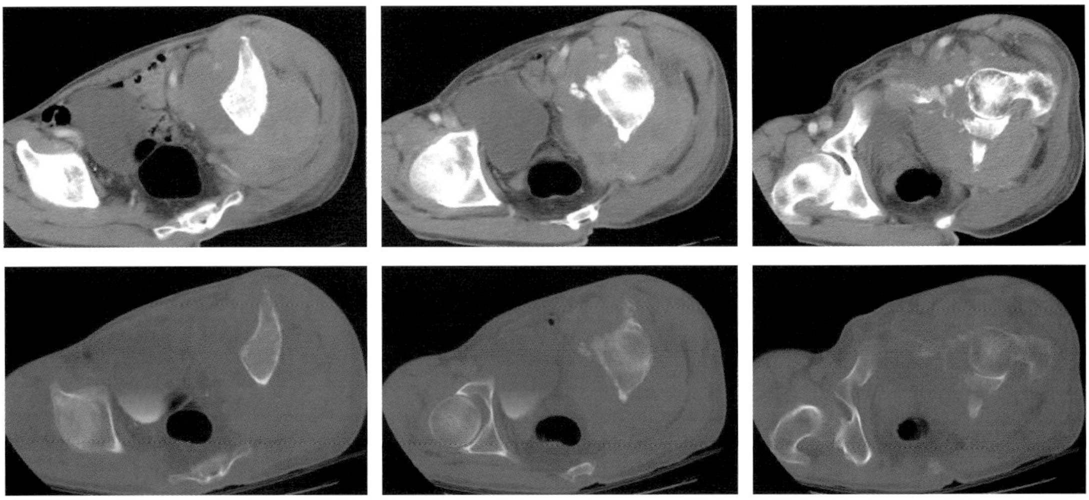

图 7-4-17 恶性淋巴瘤

左侧髋臼周围软组织肿块，伴有髋臼、耻骨左侧股骨头和股骨颈的骨质破坏

【鉴别诊断】

该病需要与其他原发性肿瘤鉴别。淋巴瘤多发生在婴幼儿和儿童，需要与转移性神经母细胞瘤鉴别。若发生于 5 ~ 25 岁，需要与尤因肉瘤和骨肉瘤鉴别。如果硬化病灶蔓延入骨的关节端，需要考虑鉴别的疾病为佩吉特病。年龄超过 40 ~ 50 岁时，需要与转移癌、浆细胞瘤鉴别。

多发性骨髓瘤

【临床表现】

骨髓瘤常发生于 40 岁以上，最常见于 50 ~ 70 岁，很少发生于年轻人中。男性多于女性。骨髓瘤主要发生于含有红骨髓的骨内，因此中轴骨受侵最常见。患者有轻度和短暂的疼痛，并且白天重，负重和活动后加重。此外，还有不适、疲劳、体重减轻、发热、骨痛等症状。

【CT 表现】

骨髓瘤主要表现为患骨的多发的、小的骨质破坏区（图 7-4-18）。

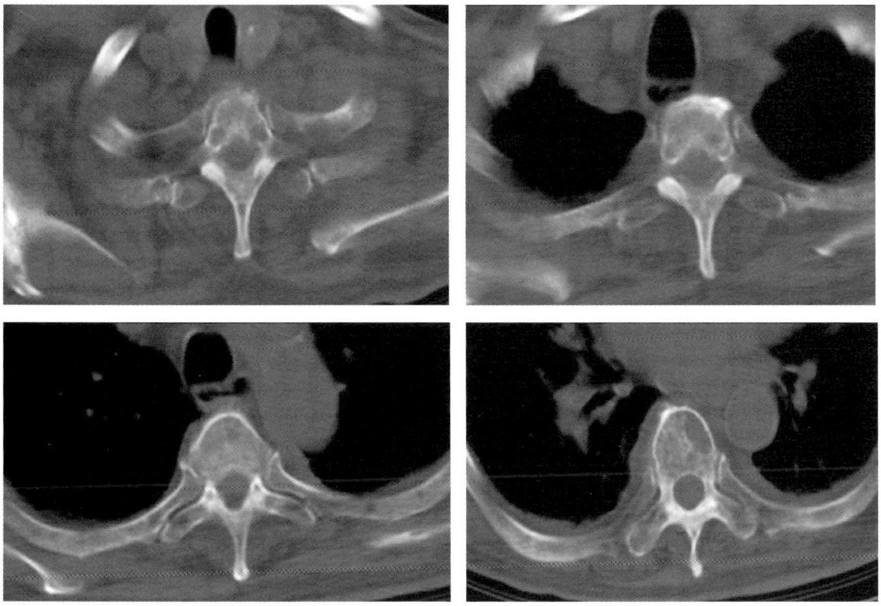

图 7-4-18　多发性骨髓瘤
多发胸椎及肋骨的骨质破坏

【鉴别诊断】

当患者年龄大于 40 或 50 岁，在多块骨骼上出现多个溶骨性病灶，需要与转移瘤和严重的骨质疏松症鉴别。在年轻患者中，应与甲状旁腺功能亢进的棕色瘤和戈谢病鉴别。

五、脉管性病变

骨内血管瘤

【临床表现】

骨内血管瘤的患者大部分在40岁以后才有表现。大部分患者无症状，女性发病率是男性的2倍。最常发生的部位是椎体（特别是胸段）和颅骨，长骨和短管状骨的血管瘤少见。大部分骨内血管瘤无症状，属偶然发现。当病灶膨胀，可对周围组织产生压迫，随之出现症状。

【CT表现】

在椎体内，血管瘤表现为多点状，代表加固了的骨小梁的横断面（图7-4-19）。

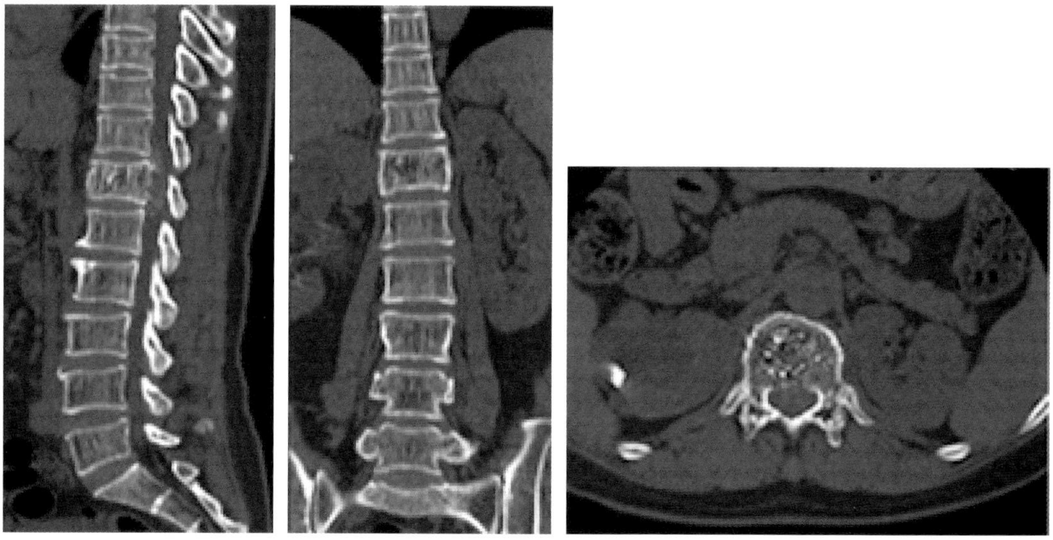

图7-4-19　骨内血管瘤

第12胸椎椎体纵行骨小梁增粗，呈栅栏样改变

【鉴别诊断】

短管状骨内的单发性血管瘤，如在掌骨、跖骨内，可呈膨胀性表现，类似于动脉瘤样骨囊肿。在长管状骨中，特别是当病灶以透光为主时，主要类似纤维结构不良。在椎体中的血管瘤，需要与佩吉特病、骨髓瘤和转移瘤相鉴别。

淋巴管瘤和淋巴管瘤病

【临床表现】

该病无性别差异和遗传倾向。大部分是软组织病变，侵及骨骼者少见，常发生于胫骨和肱骨的骨干与干骺端。该病常在出生时被发现，或至少在2岁以内被发现。病灶可以单发，也可以多发，多发时称为淋巴管瘤病。

【CT 表现】

CT 可发现该病变相对容易侵犯皮质，而不易侵及髓腔，表现为多发性的、膨胀的溶骨性病变。

【鉴别诊断】

该病需要与浆细胞瘤、纤维肉瘤、转移瘤、神经母细胞瘤、血管瘤、朗格汉斯组织细胞增生症、多骨性纤维结构不良鉴别。

六、其他类型的骨肿瘤和肿瘤样病变

（一）良性病变

巨细胞瘤

【临床表现】

巨细胞瘤（giant cell tumor，GCT）是一种有局部侵袭性的肿瘤。GCT 几乎均发生在骨骼成熟之后，即生长板闭合以后。发病年龄在 20～40 岁，女性多于男性。至少 60% 的病例发生于长骨，几乎所有的病灶扩展到关节端。最常见的发病部位是股骨远端、胫骨近端、桡骨远端、肱骨近端、肱骨远端和骶骨。最常见的症状有疼痛、局部肿胀和压痛。许多患者邻近关节活动受限，少有病理性骨折。

【CT 表现】

GCT 的 CT 表现是偏心、膨胀的、纯粹性的骨质破坏区，无边缘硬化，但边界清楚。病灶内常有骨性间隔或假性骨间隔存在。常无骨膜反应（图 7-4-20）。

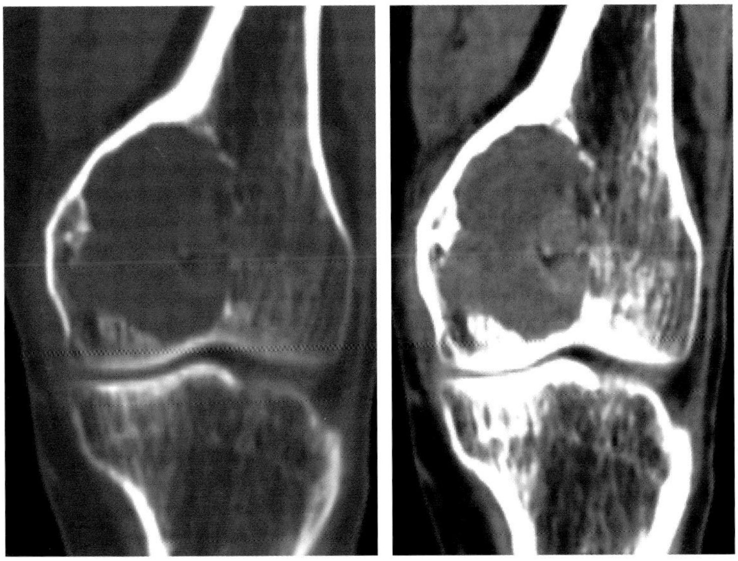

图 7-4-20　巨细胞瘤

股骨远段的骨质破坏区，边界清晰，不伴有骨膜反应及软组织肿块

【鉴别诊断】

GCT 需要与动脉瘤样骨囊肿、良性纤维组织细胞瘤、甲状旁腺功能亢进的棕色瘤、大的骨内腱鞘囊肿、软骨肉瘤、纤维肉瘤、恶性纤维组织细胞瘤鉴别。

单纯骨囊肿

【临床表现】

单纯性骨囊肿（simple bone cyst，SBC）是原因不明的肿瘤样病变，归因于一种局部的骨生长紊乱。单纯性骨囊肿好发于男性，常在 1 ~ 20 岁被发现。大多数的 SBC 位于肱骨和股骨的近段骨干内。临床症状有疼痛、肿胀、邻近关节的僵硬。病理性骨折是最常见的并发症。

【CT 表现】

SBC 表现为中心性边界清楚的低密度病变，有硬化边。病灶位于长骨的干骺端或骨干，可靠近或远离软骨生长板，累及骨骺的情况少见（图 7-4-21）。

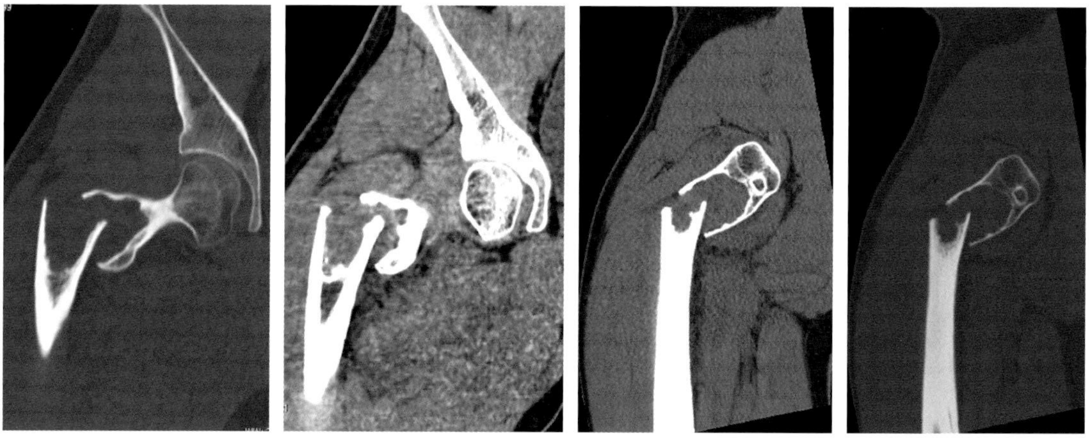

图 7-4-21　单纯性骨囊肿

右侧股骨粗隆间的骨质破坏区，轻度呈膨胀性改变，边界清晰，伴有硬化边，并可见病理性骨折

【鉴别诊断】

SBC 主要需要鉴别的是动脉瘤样骨囊肿、纤维结构不良、非骨化性纤维瘤、甲状旁腺功能亢进的棕色瘤。

动脉瘤性骨囊肿

【临床表现】

动脉瘤性骨囊肿（aneurysmal bone cyst，ABC）主要见于儿童期，大多数的病例发生于 20 岁以下。长骨的干骺端是好发部位，骨干、扁平骨、短管状骨、脊柱也可以发生。当脊柱受侵时，病灶常位于附件。位于长管状骨内时，最常见的症状是病变部位疼痛和局部肿胀。位于脊柱的病灶常因相邻的结构受压或病理性骨折所致。

【CT 表现】

ABC 呈多囊、偏心、膨胀性骨质破坏区，常有硬化边，部分病灶可有嵴或间隔形成，也可见液 - 液平面，这种液 - 液平面代表了囊腔内红细胞与血清的沉降（图 7-4-22）。

【鉴别诊断】

ABC 需要与单纯性骨囊肿和软骨黏液性纤维瘤鉴别。

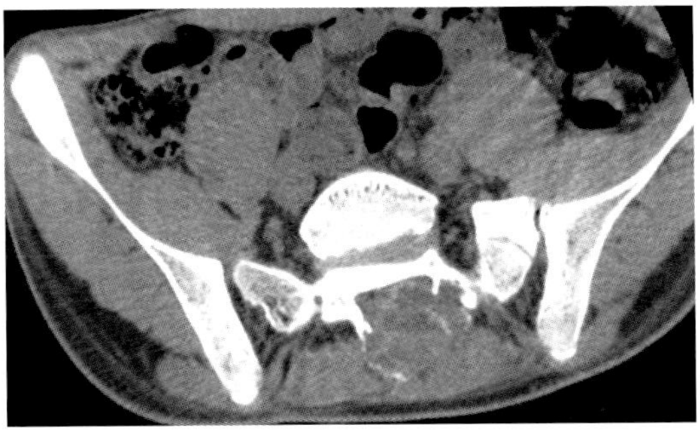

图 7-4-22　动脉瘤性骨囊肿
骶椎附件的骨质破坏区，边界尚清晰，呈膨胀性改变，病灶内见骨性间隔及液 - 液平面

骨内脂肪瘤

【临床表现】

骨内脂肪瘤男女发病率无差异，可发生在 5 ~ 75 岁。患者常无症状，因其他原因而被发现。骨内脂肪瘤最常发生于股骨转子间、转子内，其次是跟骨、髂骨、胫骨近段和骶骨。

【CT 表现】

骨内脂肪瘤表现为非侵袭性的低密度病灶，有清晰锐利的边界，伴皮质的斑驳和膨胀，特别是位于细小的骨骼内，如腓骨和肋骨内时，后两种表现更为明显。大多数患者病灶中可以出现中心钙化和骨化，代表脂肪坏死。

【鉴别诊断】

该病需要与髓性骨梗死鉴别。

（二）恶性病变

长骨的成釉细胞瘤

【临床表现】

成釉细胞瘤多发生于 20 ~ 60 岁，男女无差异，90% 在胫骨，少数发生在肱骨和尺骨。该病变局限于胫骨的中段或远段 1/3，主要侵及前侧皮质。约 2/3 的病例有外伤史。常见症状是局部肿胀和病变骨的增大。

【CT 表现】

成釉细胞瘤表现为边界清晰、大小不等的溶骨性病灶，病灶被硬化骨质分隔开，部分病灶的皮质呈锯齿样破坏（图 7-4-23）。

【鉴别诊断】

该病的鉴别诊断主要包括纤维结构不良、骨纤维结构不良和骨髓炎。

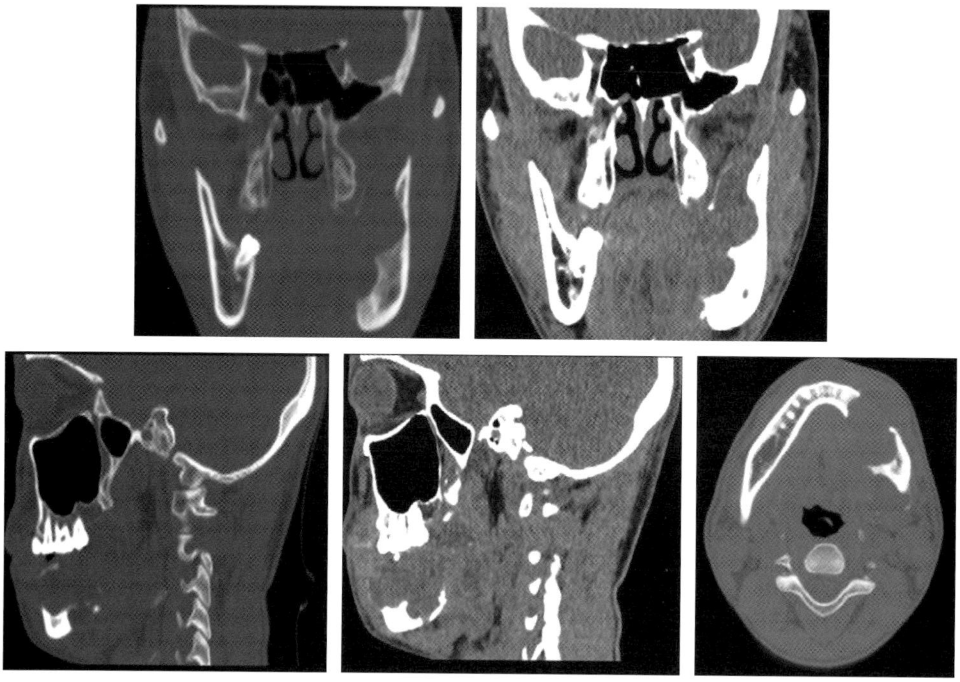

图 7-4-23 成釉细胞瘤
下颌骨左侧的骨质破坏区，边界清晰，较为锐利

七、转移瘤

骨转移瘤是最常见的骨肿瘤，特别是在老年患者中更常见。转移瘤常累及中轴骨（颅骨、脊柱和骨盆），还有四肢骨的近节。大部分转移病灶见于椎骨、肋骨、骨盆、颅骨、股骨和肱骨。

【临床表现】

绝大部分转移瘤无症状，当有症状时，以疼痛最常见。经过病灶的病理性骨折少见。临床常表现为体重减轻、贫血、发热、红细胞沉降率加快，实验室检查示血清钙和碱性磷酸酶水平常较高。

【CT 表现】

转移瘤 CT 表现可以类似于任何一种良性或恶性病变，无特异性表现。转移性病变以骨吸收和骨形成共存为特点，当骨质溶解占优势时，病灶表现为溶骨性；当骨形成占优势时，则表现为硬化性（图 7-4-24、7-4-25）。

【鉴别诊断】

单发的溶骨性转移瘤需要与巨细胞瘤、骨内腱鞘囊肿鉴别，还应与一些恶性肿瘤和一些良性病变鉴别，如纤维肉瘤、恶性纤维组织细胞瘤、淋巴瘤、浆细胞瘤、血管瘤、棕色瘤。多发的溶骨性转移瘤需要与多发性的骨髓瘤、棕色瘤鉴别。单发成骨性转移瘤应与骨岛鉴别；发生于锁骨胸骨端的病灶，需要与致密性骨炎鉴别。部分转移瘤有丰富的放射状的骨膜反应，则需要与骨肉瘤鉴别。多发的成骨性转移瘤应与骨斑点症、硬化性骨髓瘤、硬化性血管瘤病鉴别。

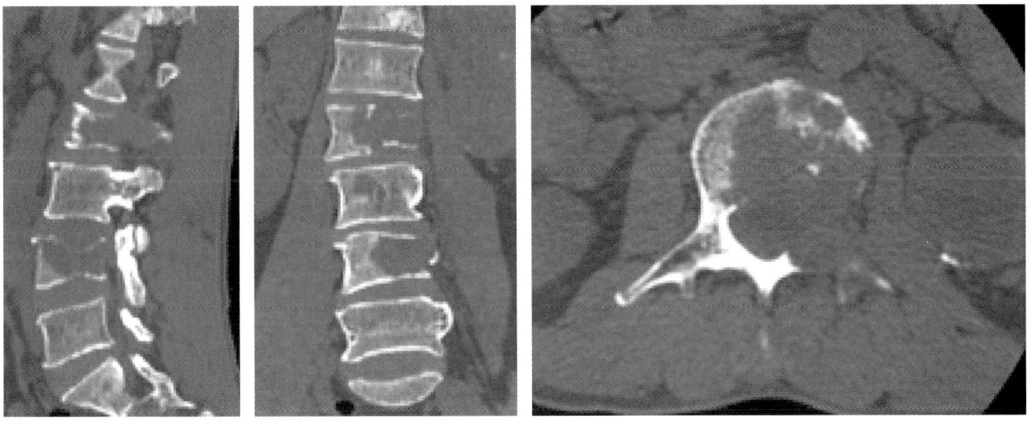

图 7-4-24　骨转移瘤
多个腰椎椎体及附件的溶骨性骨质破坏，椎间盘不受累

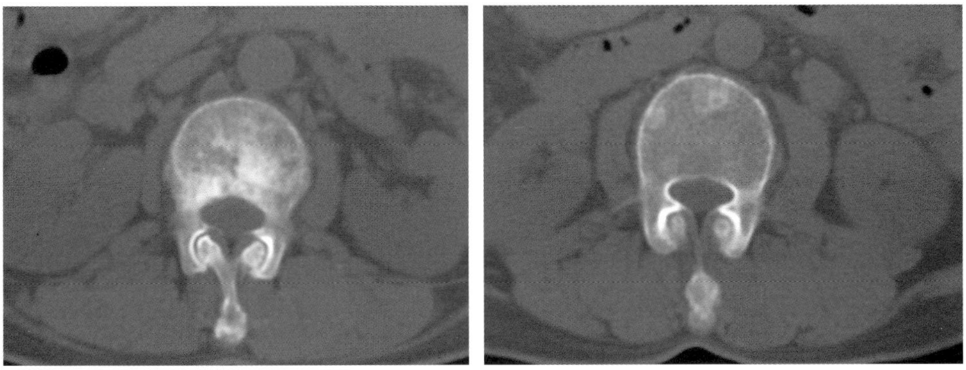

图 7-4-25　骨转移瘤
椎体多发成骨性骨质破坏灶

参考文献

1. Bond JR. Differential diagnosis of tumors and tumor-like lesions of bones and joints. Lippincott-Raven, 1999, 74 (4): 437.
2. Huvos AG. Ewing's sarcoma. Bone tumors. Diagnosis, treatment and prognosis. Philadelphia: Saunders, 1991, 523-552.
3. 王仁法. 骨关节疑难病例影像诊断解析. 北京: 人民卫生出版社, 2009.
4. Greenfield GB, Arrington JA. Imaging of bone tumors: a multimodality approach Radiology, 1995,196(2):546.
5. Fechner RE, Mills SE. Tumors of the bones and joints. Rockviue: Amer Registry of Pathology, 1993.
6. Favara BE. Langerhans' cell histiocytosis pathobiology and pathogenesis. Semin Oncol, 1991, 18(1): 3-7.
7. Campanacci M. Bone and soft tissue tumors: clinical features, imaging, pathology and treatment Berlin:Springer Science & Business Media, 2013.
8. Campanacci M. Bone and soft tissue tumors. Berlin: Springer, 2013.